partner massage

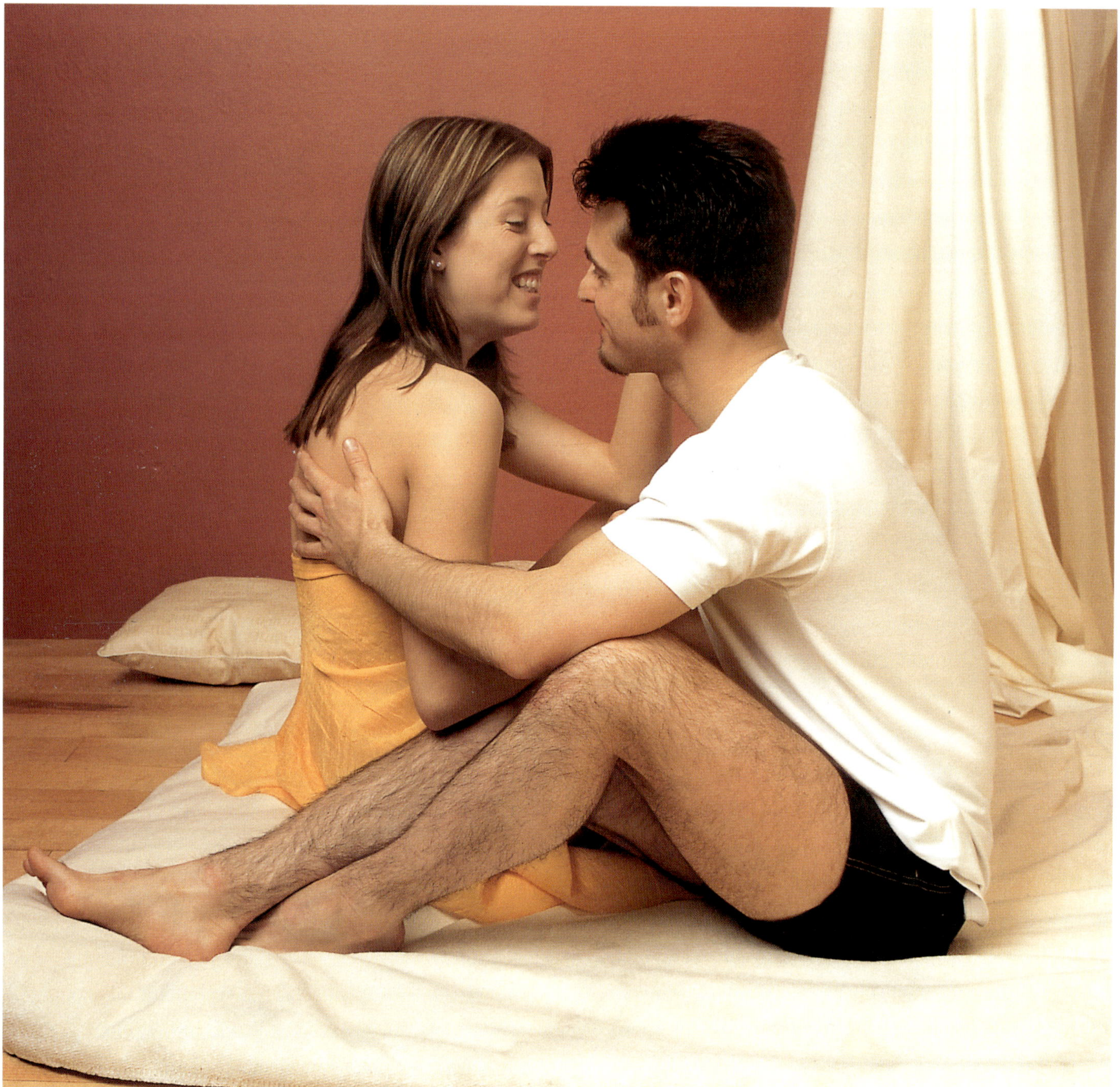

Denise Whichello Brown

partner massage

Von der heilenden Kraft der Zärtlichkeit

BELLAVISTA

Der Inhalt dieses Buches wurde von Verlag und Autor mit aller Sorgfalt zusammengestellt. Eine Garantie kann jedoch nicht übernommen werden. Der Autor, der Verlag und seine Beauftragten schließen eine Haftung für etwaige Personen-, Sach- und Vermögensschäden aus.

Titel der Originalausgabe: Sensual Massage – A practical introduction
Übertragung aus dem Englischen: Susanne Kattenbeck

Druck und Bindung: Star Standard Industries (Pte) Ltd
Printed in Singapore

ISBN 3-89893-988-X

Inhalt

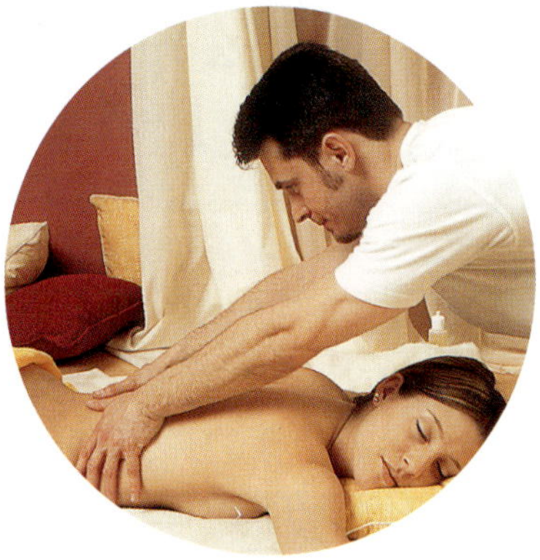

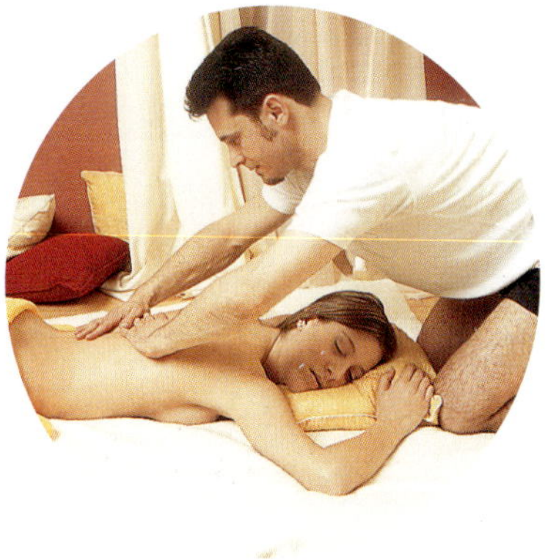

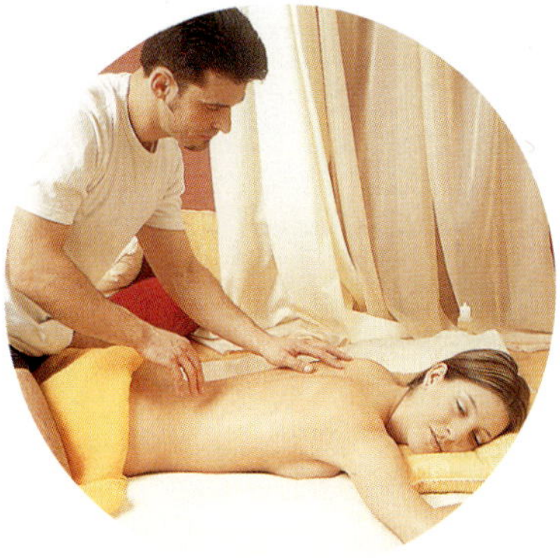

Einführung

Die Geschichte der Partnermassage

Seit Jahrtausenden genießen Liebespaare in aller Welt die Freuden der sinnlichen Partnermassage, die in allen Kulturen verbreitet ist. Gerade in der heutigen Zeit, in der Hektik und Stress oftmals den Alltag bestimmen, kann diese Form der Massage ein wunderbarer Weg sein, Liebe auszudrücken und Zärtlichkeiten auszutauschen.

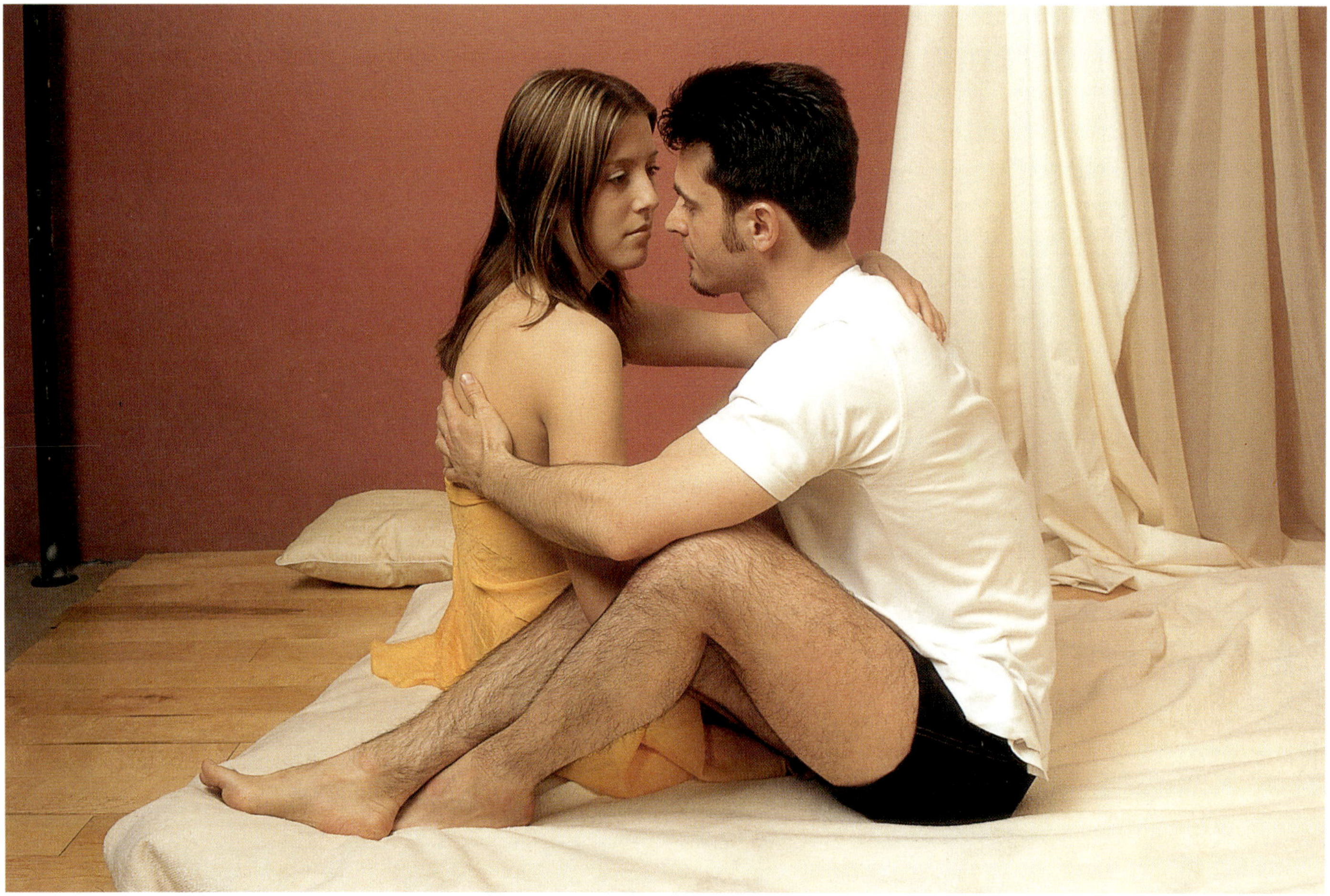

Seit Jahrtausenden genießen Liebespaare in aller Welt die Freuden der sinnlichen Partnermassage.

Im Kamasutra, dem indischen Lehrbuch der Erotik, wird zum Beispiel beschrieben, wie wohltuend die sinnliche Partnermassage sein kann, bei der nicht nur Berührungen eine Rolle spielen, sondern auch verführerische Öle und Parfüme zum Einsatz kommen, um das sinnliche Vergnügen vollkommen zu machen.
In Ägypten war diese Form der Massage weit verbreitet. Die Priester waren erfahren in Liebesangelegenheiten und die ägyptischen Frauen verstanden es, Parfüme geschickt aufzutragen, um ihre sexuelle Anziehung zu steigern.
In Griechenland galt die Göttin Aphrodite als Verkörperung von Liebe, Schönheit und Sexualität. Von ihrem Namen leitet sich die Bezeichnung „Aphrodisiakum" ab und vom Namen ihres Sohns Eros die Bezeichnung „Erotik".
Den griechischen Göttern Aphrodite und Eros wurden schon bald die bei den Römern verehrten Götter Venus und ihr Sohn Cupido gleichgesetzt. Das Wasser in den öffentlichen Badeanstalten, die von vielen Römern regelmäßig besucht wurden, reicherte man mit Rosenwasser an und man rieb sich mit duftenden Ölen ein.
Joséphine, die Gemahlin Napoleons I., schwärmte für Öle und wandte sie verschwenderisch an, um ihren Gatten zu verführen. Viele aromatische Ölmischungen vervollkommneten ihre leidenschaftlichen Nächte.
Schon vor Jahrtausenden gehörten anregende Düfte zur sinnlichen Partnermassage, um das sexuelle Verlangen zu steigern, und auch in der Gegenwart hat sich daran nichts geändert.

WICHTIG:

Dieses Buch dient nicht zur Behandlung von Krankheiten, die den Einsatz eines Arztes erfordern. Die Informationen sind nicht dazu geeignet Krankheiten zu diagnostizieren oder zu behandeln und die Richtlinien in diesem Buch müssen genau befolgt werden.
Es ist von größter Wichtigkeit, dass ätherische Öle niemals eingenommen werden und alle Nebenwirkungen, die die genannten Öle hervorrufen können, müssen stets beachtet werden.

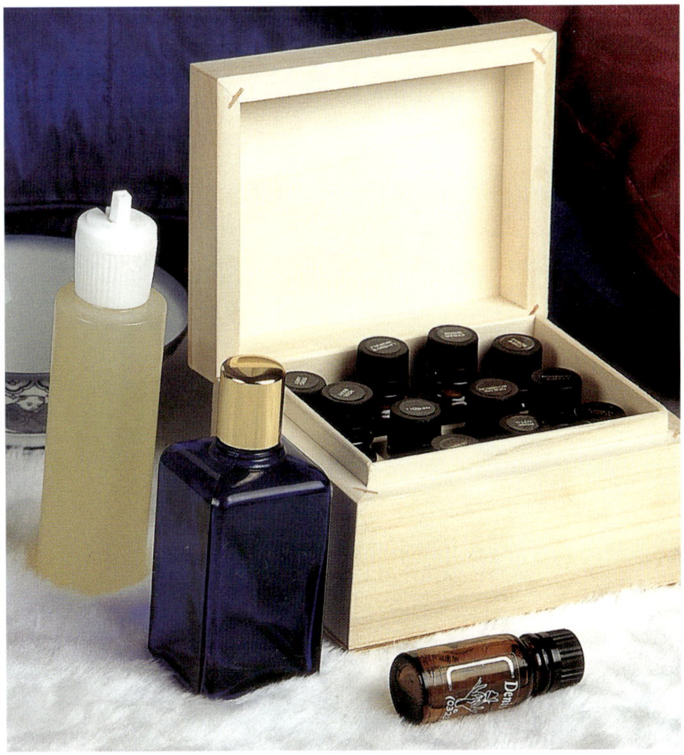

Ätherische Öle machen eine sinnliche Partnermassage noch angenehmer.

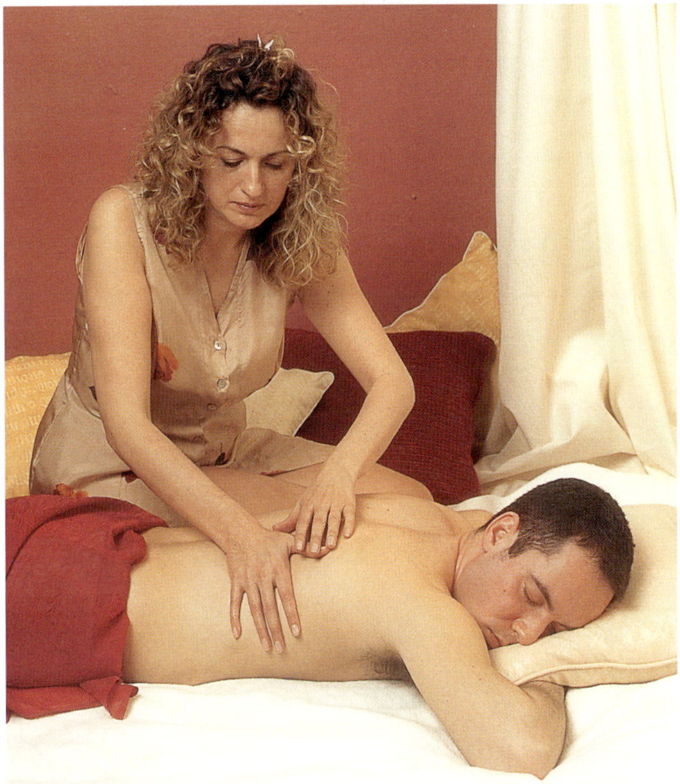

Die sinnliche Partnermassage ist nicht nur angenehm, sie fördert auch die Gesundheit und das allgemeine Wohlbefinden.

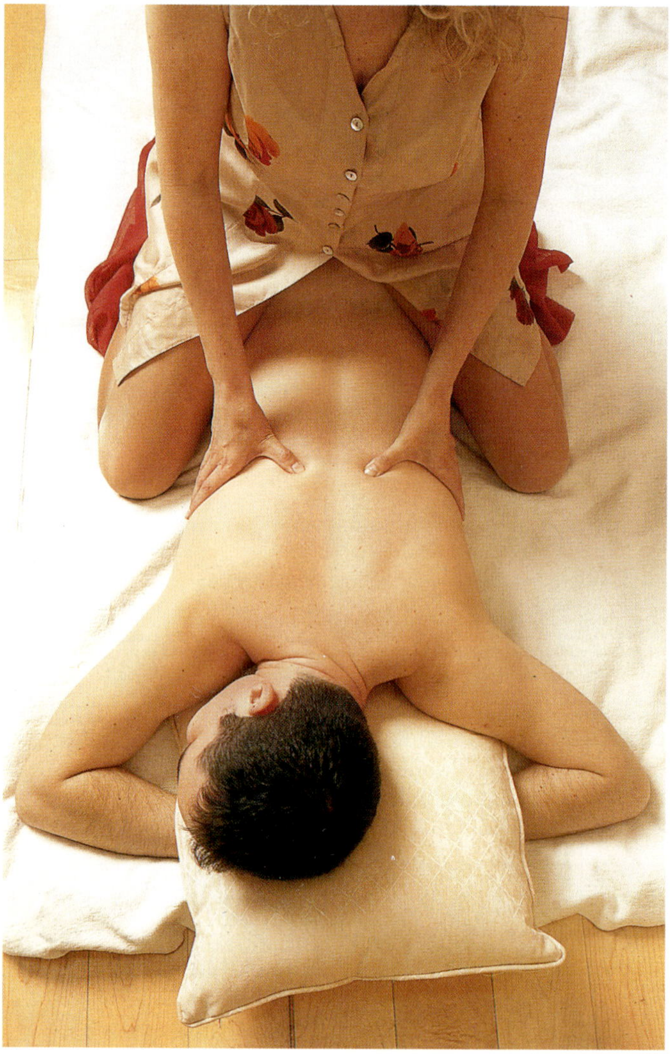

Sinnliche Partnermassage kann ein anregendes Vorspiel sein. Aber auch ohne sexuelle Vereinigung kann diese Form der Massage eine bedeutsame Erfahrung sein, denn die zärtlichen Berührungen bringen Sie Ihrem Partner näher.

DIE WIRKUNG DER PARTNERMASSAGE

Die wohltuende Wirkung der sinnlichen Partnermassage ist seit langem bekannt. Sie ist nicht nur eine unvorstellbar angenehme Erfahrung, sondern stärkt auch das Immunsystem, verbessert die Gesundheit und hilft, Krankheiten vorzubeugen.
Massage stimuliert das Lymphgefäßsystem, sodass Toxine aus dem Körper geschwemmt werden. Sie unterstützt die Verdauung, hilft bei Verstopfung und Reizkolon, regt die Durchblutung an und unterstützt Therapien bei Atemwegerkrankungen sowie bei bronchialen Erkrankungen. Massage lockert die Muskulatur, löst Nacken- und Schulterverspannungen und lindert Rückenschmerzen. Sie beruhigt die Nerven und baut Stress und Spannungen, die der Alltag mit sich bringt, ab.
Die sinnliche Partnermassage kann eine neue Dimension in das Sexualleben bringen, denn die intimen Berührungen empfindet sowohl derjenige, der massiert, als auch der, der die Massage empfängt, als wohltuend.
Mit diesem Buch können Sie neue aufregende Techniken erlernen, die Ihre Beziehung beleben. Sie werden entdecken, welch wunderbare Möglichkeiten es gibt, um Ihren Partner zu stimulieren und wie Sie mithilfe eigener exklusiver Ölmischungen die Intensität der Massage steigern können.

Und nun genießen Sie die sinnlichen Freuden, die vor Ihnen liegen.

Vorbereitungen

Die richtige Atmosphäre

Eine romantische, sinnliche Atmosphäre ist für die Partnermassage unerlässlich. Sorgen Sie dafür, dass Sie von niemandem gestört werden. Hängen Sie das Telefon aus, schalten Sie die Klingel ab und ziehen Sie sich mit Ihrem Partner in einen ruhigen Raum zurück. Wenn Sie möchten, können Sie auch leise Musik auflegen, die Sie beide gerne hören.

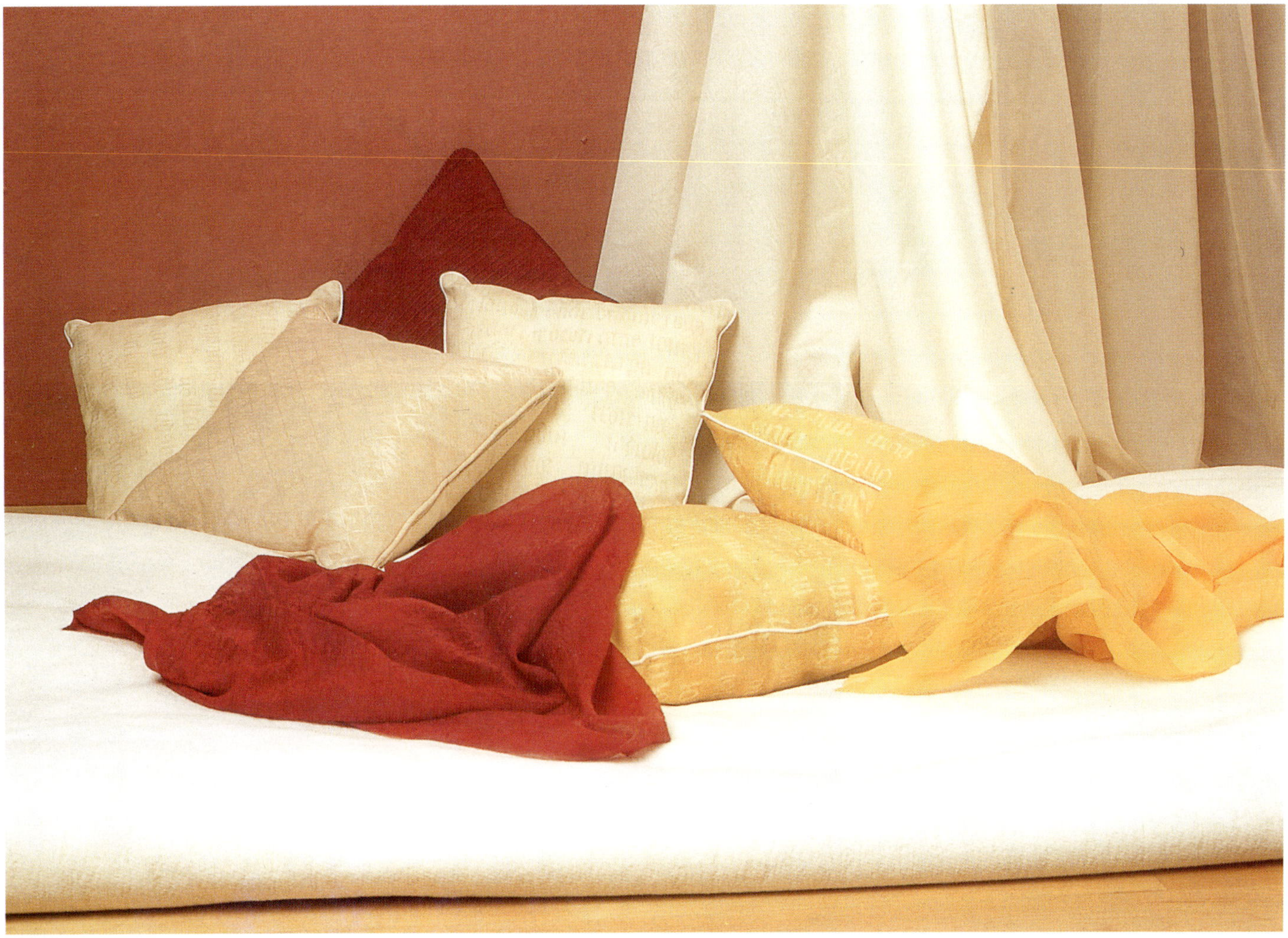

Eine einladende Umgebung steigert den Genuss der sinnlichen Partnermassage.

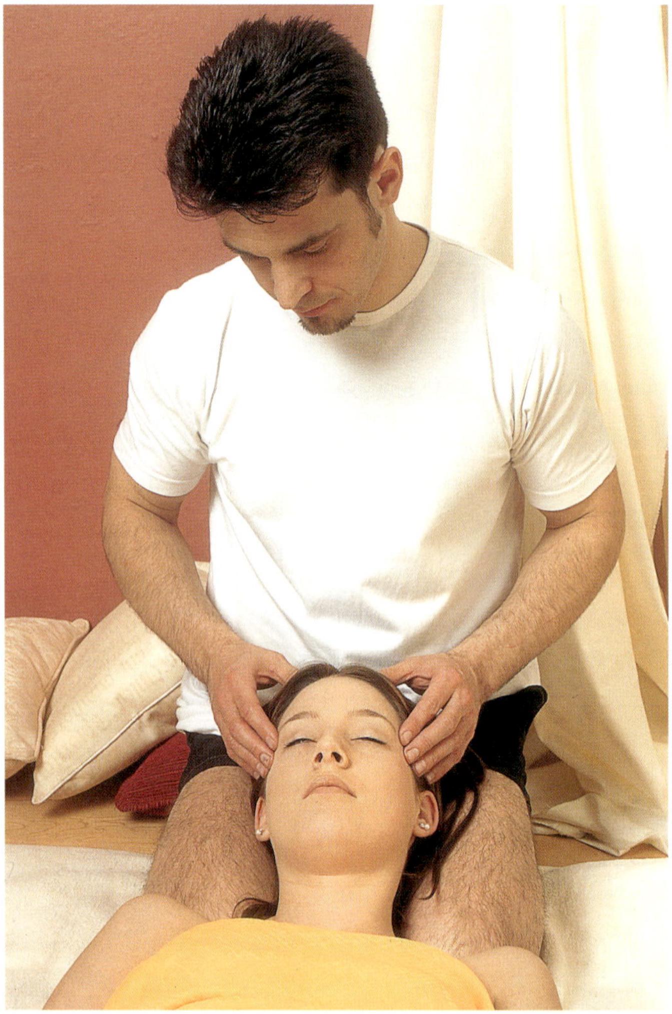

Achten Sie darauf, dass Ihr Partner nicht friert und dass er entspannt ist. Legen Sie Decken und Kissen bereit und denken Sie daran, dass Sie während der Massage den Kontakt zu Ihrem Partner nicht verlieren dürfen.

Die Raumtemperatur

Heizen Sie den Raum, in dem Sie die Massage durchführen gut, damit er angenehm warm ist und einladend wirkt. Ein Feuer in einem offenen Kamin kann besonders romantisch sein. Wenn Ihnen und Ihrem Partner kalt ist, können Sie nicht richtig entspannen. Sie müssen auch bedenken, dass die Körpertemperatur während der Massage sinkt. Legen Sie deshalb Decken und Handtücher bereit, um die Körperpartien abzudecken, die gerade nicht massiert werden. Sie benötigen außerdem Kissen, um zum Beispiel Kopf, Knie und Füße Ihres Partners zu stützen.

Ihr Massageöl sollte stets in greifbarer Nähe stehen, damit Sie die Massage nicht unterbrechen müssen und den Kontakt zu Ihrem Partner nicht verlieren.

Die Beleuchtung

Je sanfter das Licht ist, desto besser können Sie sich aufeinander konzentrieren. Dämpfen Sie das Licht oder schalten Sie die Beleuchtung ganz aus. Zünden Sie Kerzen zum Beispiel Teelichter an, um eine perfekte Atmosphäre zu schaffen. Wenn Sie farbige Kerzen verwenden, achten Sie auf deren Wirkung. Rosafarbene Kerzen steigern die Romantik und die Liebenswürdigkeit, rote Kerzen fördern die Leidenschaft und violette Kerzen verbreiten eine mystische Atmosphäre.

Teelichter tragen zu einer romantischen Atmosphäre bei.

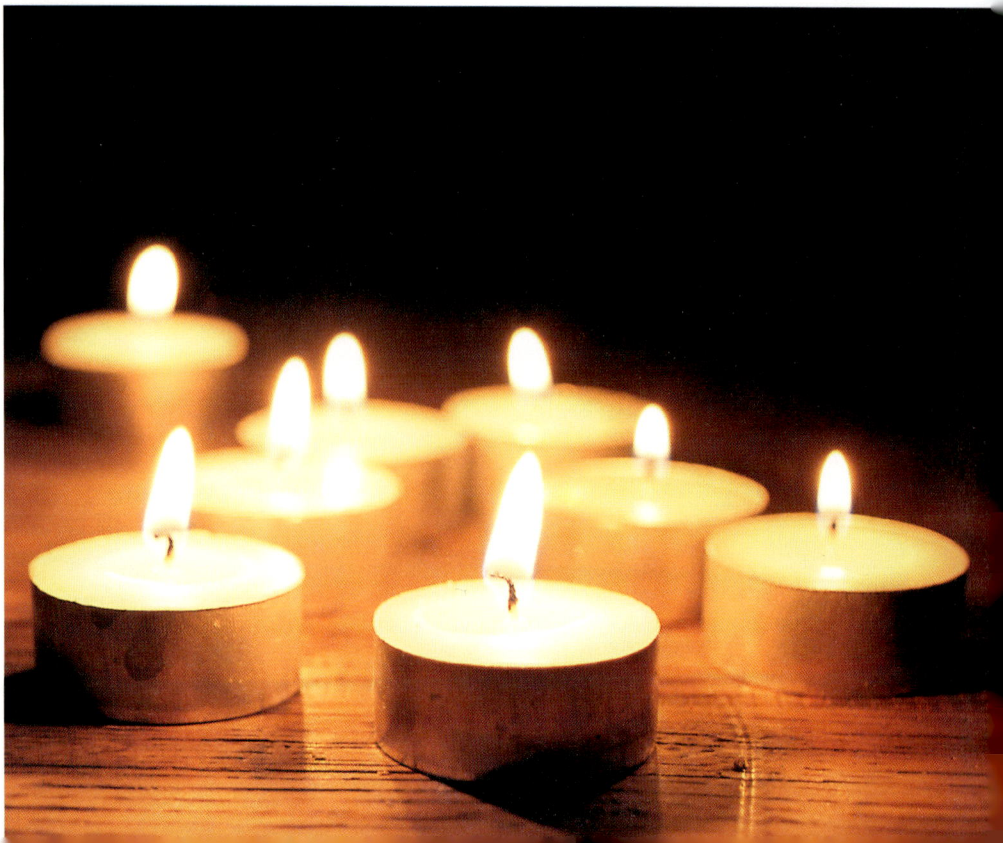

DÜFTE

Verbreiten Sie mit Räucherstäbchen oder ätherischen Ölen einen angenehmen Duft im Massageraum. Eine Duftlampe ist hierfür bestens geeignet. Geben Sie etwas Wasser in die Schale der Lampe und fügen Sie einige Tropfen eines ätherischen Öls hinzu. Entzünden Sie das Teelicht und genießen Sie den wundervollen Duft, der den Raum erfüllt. Sie erzielen den gleichen Effekt, wenn Sie eine kleine Schale mit warmem Wasser auf ein Stövchen stellen und einige Tropfen eines ätherischen Öls zufügen. Wählen Sie nach Ihrem Geschmack eines der ätherischen Öle, die auf Seite 18 bis 32 beschrieben sind oder probieren Sie eine der folgenden Mischungen aus:

2 Tropfen Rosenöl
2 Tropfen Sandelholzöl

ODER

2 Tropfen Bergamottöl
2 Tropfen Neroliöl

ODER

2 Tropfen Jasminöl
2 Tropfen Geraniumöl

ODER

2 Tropfen Ylang-Ylangöl
2 Tropfen Rosenholzöl

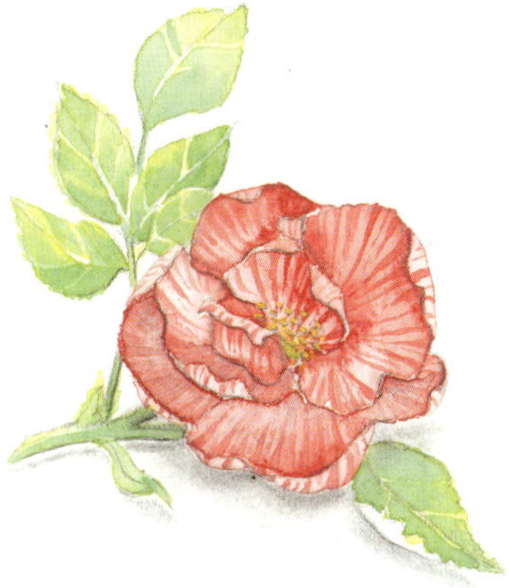

Ätherische Öle verströmen einen betörenden Duft.

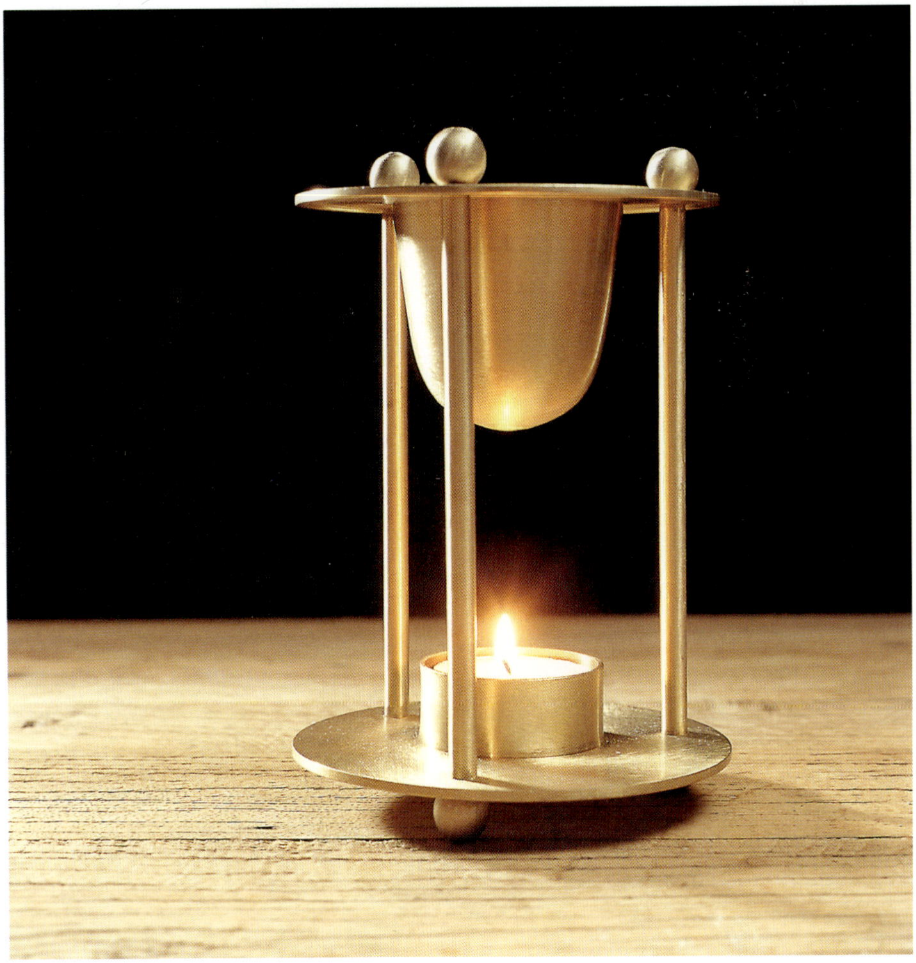

Sie können auch Handtücher, Kissen, Decken oder Bettbezüge parfümieren. Hierzu bieten sich folgende Möglichkeiten:

- Füllen Sie Leitungswasser in einen Wasserzerstäuber, fügen Sie zehn Tropfen eines ätherischen Öls hinzu und besprühen Sie Handtücher und Kissen leicht damit.
- Träufeln Sie einige Tropfen eines ätherischen Öls auf Wattebausche und legen Sie diese in Ihre Kissenbezüge oder unter Handtücher und Bettlaken.
- Geben Sie einige Tropfen eines ätherischen Öls in den letzten Waschgang, wenn Sie Handtücher und Bettbezüge waschen.

Geeignete Öle sind Weihrauch, Jasmin, Neroli, Patschuli, Rose, Sandelholz und Ylang-Ylang, denn sie haben eine aphrodisierende Wirkung und ihr Duft bleibt lange Zeit erhalten.

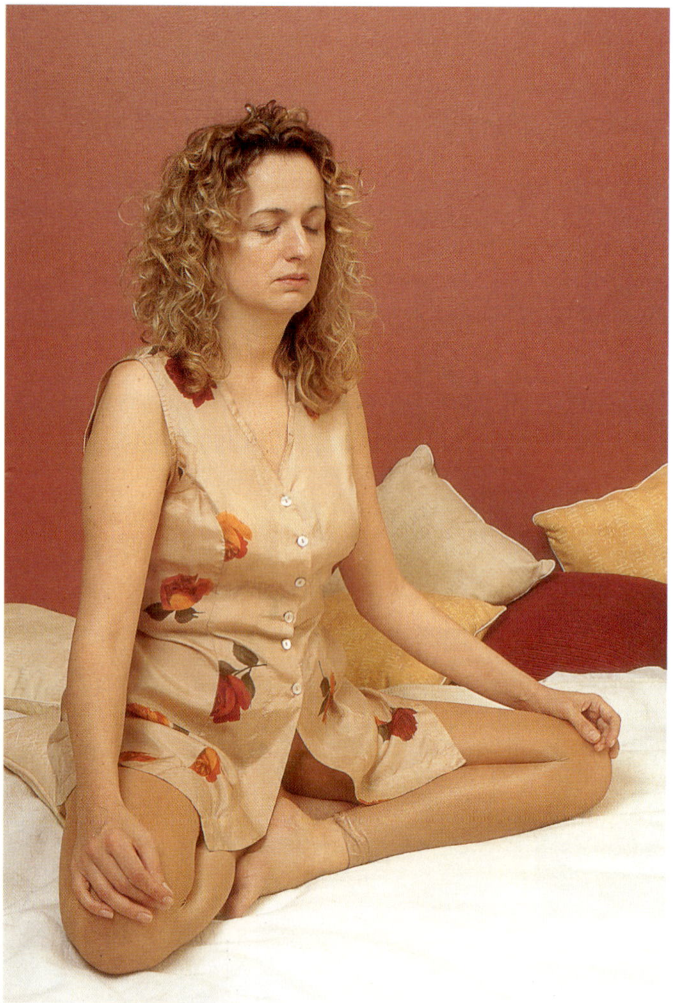

Machen Sie sich von allen Gedanken und Gefühlen frei und entspannen Sie vollkommen, bevor Sie mit der Massage beginnen.

Persönliche Vorbereitung

Tragen Sie bequeme leichte Kleidung, damit Sie sich uneingeschränkt bewegen können. Am besten eignet sich ein kurzärmliges Oberteil, da es Ihnen während der Behandlung sehr warm wird.

Ziehen Sie Schuhe und Strümpfe aus und legen Sie Ihren Schmuck ab, denn Sie könnten Ihren Partner mit Ringen, Armbändern, einer Uhr oder Ketten verletzen.

Schneiden Sie Ihre Fingernägel so kurz wie möglich, um zu vermeiden, dass Sie Ihren Partner kratzen. Waschen Sie Ihre Hände vor der Behandlung stets gründlich und prüfen Sie, ob Ihre Fingernägel sauber sind.

Ihr Partner sollte sich soweit entkleiden, dass Sie beide sich wohl fühlen. Wenn er möchte kann er sich aller Kleidung entledigen.

Wenn Sie nervös, müde oder depressiv sind, übertragen Sie diese Gefühle auf Ihren Partner. Entspannen Sie deshalb vor der Massage und konzentrieren Sie sich auf sich selbst. Legen Sie sich hierzu hin oder setzen Sie sich mit geradem Rücken auf den Boden. Atmen Sie mehrmals tief aus dem Bauch, damit Sie jegliche Anspannung lösen. Machen Sie sich von allen Gedanken frei, damit die heilende Energie ungehindert durch Ihre Hände fließen kann.

Bleiben Sie einige Minuten in dieser Haltung, bis Sie völlig entspannt sind, und fühlen Sie, wie die Anspannung beim Ausatmen aus Ihrem Körper fließt.

Die Unterlage

Ihr Partner kann sich auf ein Bett oder auf einer gut gepolsterten Unterlage auf den Fußboden legen. Breiten Sie ein Federbett, einige Decken oder einen Schlafsack auf dem Boden aus oder verwenden Sie eine Matratze als Unterlage. Halten Sie genügend Kissen bereit, damit Ihr Partner bequem liegt und während der Massage vollkommen entspannen kann.

Wenn Ihr Partner auf dem Rücken liegt, stützen Sie seinen Kopf und die Knie mit einem Kissen, um für eine bequeme und entspannte Haltung zu sorgen. Wenn Ihr Partner auf dem Bauch liegt, können Sie ein Kissen unter seine Schultern, den Bauch und die Fußknöchel legen, damit die Wirbelsäule entlastet wird.

Sie selbst sollten sich auf ein Kissen knien, damit Sie Ihre Knie nicht aufschürfen.

Sorgen Sie dafür, dass Ihr Partner bequem liegt, um ihm die Massage so angenehm wie möglich zu machen.

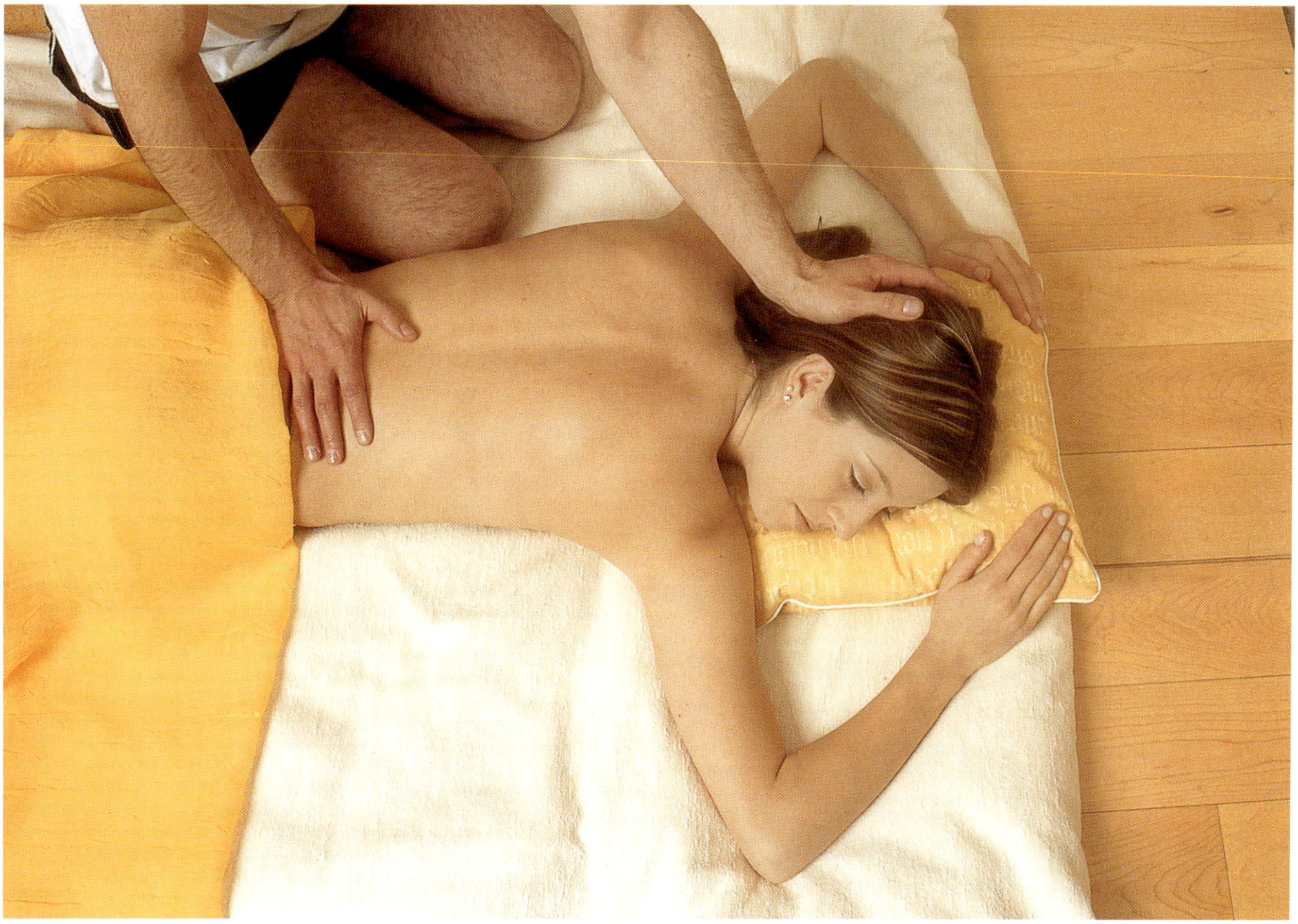

SITUATIONEN, DIE EINE MASSAGE AUSSCHLIESSEN ODER NUR BEDINGT ZULASSEN

Es gibt einige Situationen, in denen eine Massage niemals angewendet werden darf beziehungsweise besondere Vorsicht erfordert. Wenn Sie sich nicht sicher sind, ziehen Sie unbedingt den Rat eines Arztes hinzu.

- Fieber und erhöhte Temperatur. Verzichten Sie auf eine Massage.
- Ansteckende Hautkrankheiten wie Krätze oder Scherpilzflechte. Verzichten Sie auf eine Massage. Akne, Schuppenflechte und Ekzeme sind nicht ansteckend.
- Hautausschlag, offene Schnitte und Wunden. Massieren Sie lediglich um die betroffenen Bereiche.
- Prellungen. Massieren Sie nur um die Prellung, nicht direkt darüber.
- Krampfadern. Massieren Sie Krampfadern niemals direkt, um weitere Entzündungen und Schmerzen zu vermeiden.
- Narben. Massieren Sie frisch verheilte Narben nicht, älteres Narbengewebe können Sie behandeln.
- Venenentzündung. Wenn eine Venenentzündung vorliegt, dürfen Sie keinesfalls massieren, denn ein Blutgerinnsel könnte in Bewegung geraten und zu ernsthaften Gesundheitsschäden führen.
- Schwangerschaft. Massieren Sie während einer Schwangerschaft im Bauchbereich nur sehr sanft.
- Knoten und Verdickungen. Lassen Sie diese vor der Massage von einem Arzt untersuchen.

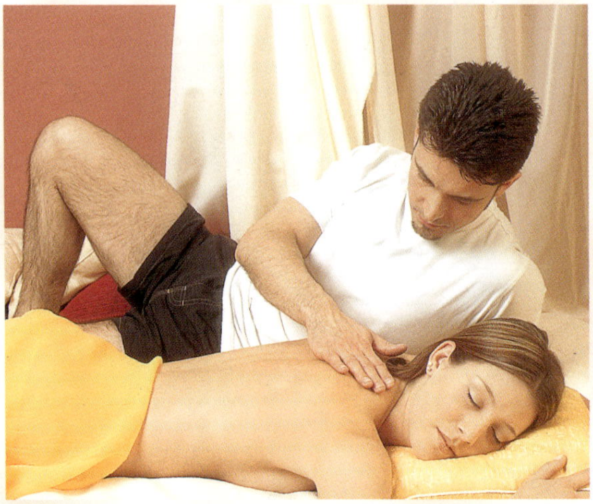

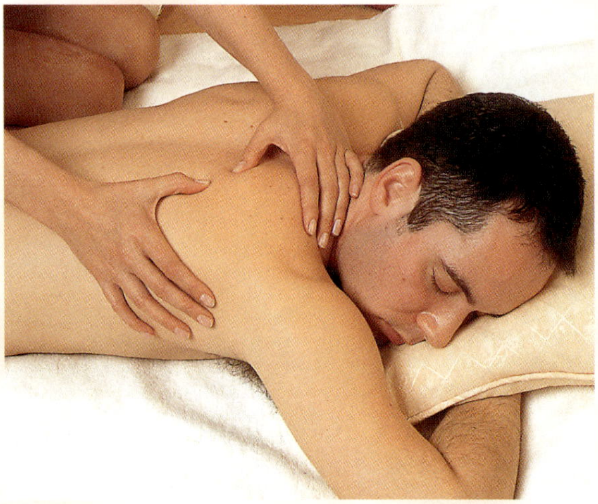

Basisöle

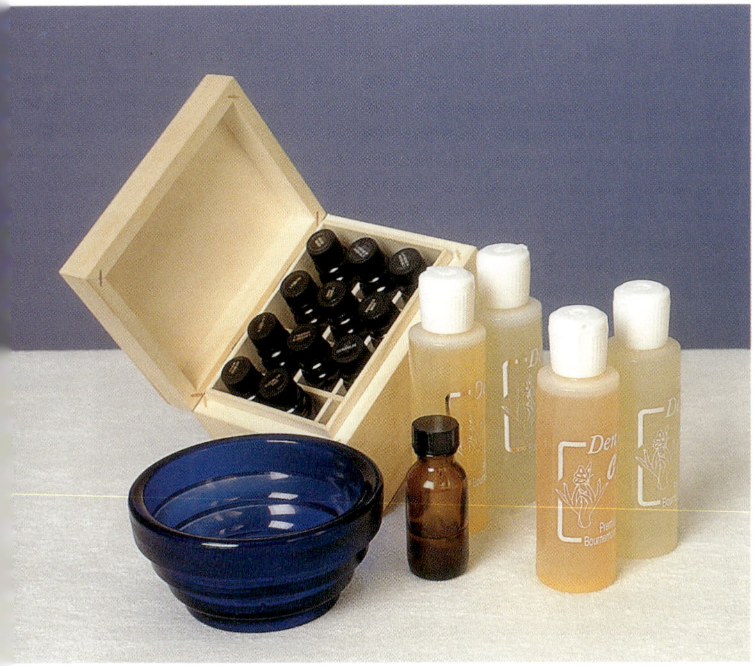

Trägeröle können mit ätherischen Ölen gemischt werden, um die Wirkung der Massage zu verstärken.

Es ist wichtig, dass Sie bei der Massage ein Gleitmittel verwenden, damit die Hände sanft über die Haut streichen. Ohne ein solches Mittel ist die Massage unangenehm und verursacht Hautreizungen, vor allem, wenn Ihr Partner stark behaart ist.
Ein qualitativ hochwertiges Nuss- oder Samenöl ist empfehlenswert. Es sollte kaltgepresst, naturbelassen und ohne chemische Zusätze sein. Solche Basisöle (auch Trägeröle genannt) beinhalten Vitamine, Mineralstoffe und Fettsäuren, sie ziehen rasch ein und pflegen die Haut. Mineralöle wie Babyöl sollten Sie nicht verwenden, da sie schlecht einziehen, stark fetten, keine Nährstoffe enthalten und die Poren verstopfen. Auf Sesam- oder Walnussöl sollten Sie aufgrund des intensiven Geruchs verzichten.
Leichte Öle wie Mandel-, Traubenkern-, Sonnenblumen- oder Sojaöl werden bevorzugt verwendet, da sie von der Haut rasch aufgenommen werden und sich für jeden Hauttyp eignen. Aprikosenkern- und Pfirsichkernöl sind ebenso für jeden Hauttyp einsetzbar, allerdings etwas teurer. Wenn Sie möchten, können Sie auch ein reichhaltigeres Öl wie Jojoba- oder Avocadoöl mit einem leichten Basisöl mischen. Diese Öle sind zwar zu schwer und klebrig, um sie pur zu verwenden, doch in Verbindung mit leichteren Basisölen verbessern sie die Aufnahmebereitschaft der Haut und pflegen sie gleichzeitig.
Weizenkeimöl wird meist ebenfalls in kleinen Mengen zur Ölmischung gegeben, um deren Haltbarkeit zu verlängern.
Im Folgenden finden Sie eine Reihe von Basisölen, die eine Massage vereinfachen. Sie können pur verwendet oder mit ätherischen Ölen gemischt werden.

Mandelöl

Mandelöl wird von der Haut rasch aufgenommen und ist weder zu dick noch klebrig. Außerdem verströmt es keinen intensiven Duft.
Inhaltsstoffe: Vitamine, Mineralien und Fettsäuren.
Anwendung: Mandelöl eignet sich für jeden Hauttyp und tut trockener, sensibler und entzündeter Haut ebenso gut wie frühzeitig alternder Haut.

Süßes Mandelöl ist als Basisöl hervorragend geeignet.

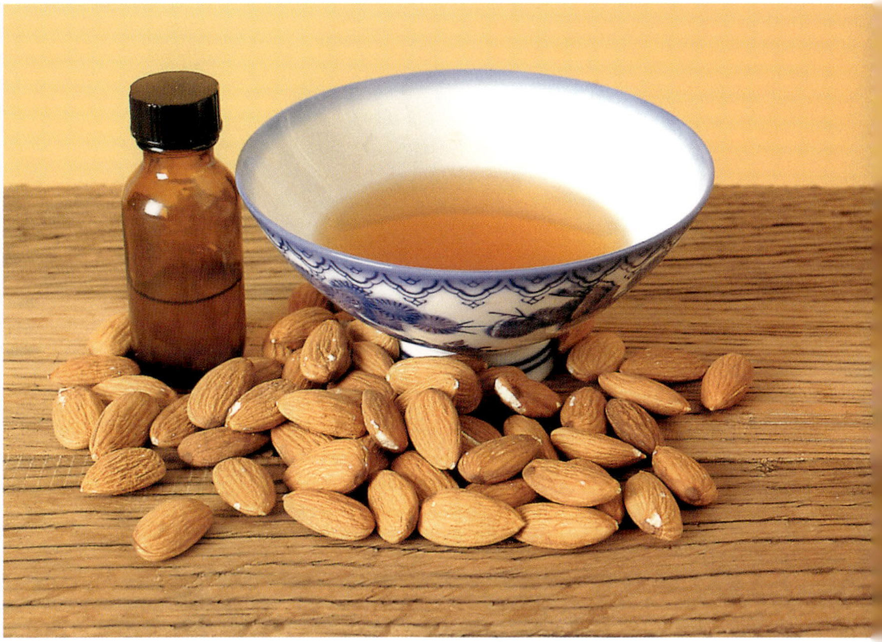

Aprikosenkernöl

Dieses hellgelbe Öl ist dem Mandelöl sehr ähnlich. Es ist allerdings etwas teurer.
Inhaltsstoffe: Vitamine, Mineralien und Fettsäuren.
Anwendung: Aprikosenkernöl eignet sich für jeden Hauttyp und tut vor allem trockener und sensibler Haut gut, da es eine regenerierende Wirkung hat.

Die Basisöle, die im Folgenden beschrieben werden, sind sehr reichhaltig und sollten nur in kleinen Mengen (etwa zu 10 %) mit anderen Trägerölen gemischt werden.

Jojobaöl

Dieses dicke gelbe Öl ist zwar teuer, aber höchst wirkungsvoll.
Inhaltsstoffe: Proteine, Mineralien und Vitamine.
Anwendung: Jojobaöl eignet sich für jeden Hauttyp und hilft vor allem bei Hautkrankheiten wie Ekzemen und Schuppenflechte.

Avocadoöl

Avocadoöl ist zähflüssig und zieht gut ein. Beim Kauf von Avocadoöl sollten Sie vor allem auf die Farbe des Öls achten. Es muss dunkelgrün sein, sonst ist es nicht naturbelassen.
Inhaltsstoffe: Proteine, Vitamine, Lezithin und Fettsäuren.
Anwendung: Avocadoöl eignet sich für trockene und reife Haut.

Kaufen Sie nur dunkelgrünes Avocadoöl, niemals gelbes, denn dieses Öl ist nicht naturbelassen.

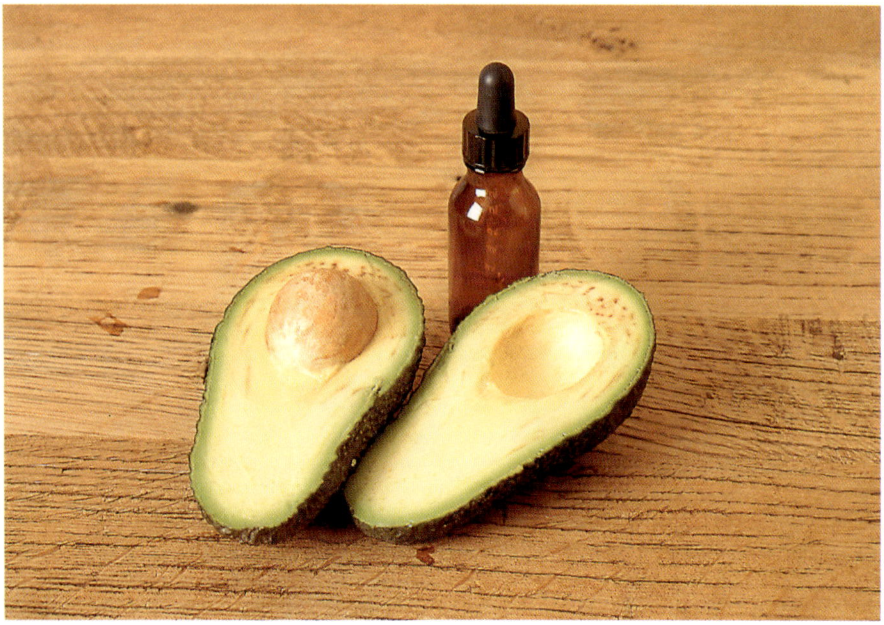

Weizenkeimöl

Dieses nährstoffreiche orangebraune Öl verströmt einen intensiven Geruch.
Inhaltsstoffe: Vitamine, Proteine und Mineralien.
Anwendung: Weizenkeimöl hat eine konservierende Wirkung. Aufgrund seines hohen Vitamin-E-Gehalts ist es besonders wertvoll für reife und trockene Haut.

Mischen Sie Ihr Trägeröl mit ätherischen Ölen, um die Wirkung der Massage zu verstärken.

Aufgrund seines hohen Vitamin-E-Gehalts ist Weizenkeimöl besonders wertvoll für reife und trockene Haut.

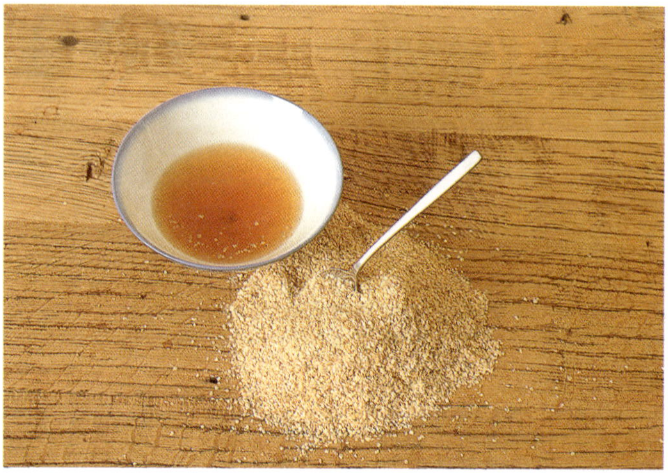

Checkliste

Was Sie für die sinnliche Partnermassage benötigen:

- Einen gut beheizten Raum.
- Gedämpftes Licht oder Kerzen.
- Eine bequeme Unterlage zum Beispiel ein Federbett, einen Schlafsack oder eine Matratze.
- Eine Duftlampe.
- Decken oder Handtücher.
- Kissen.
- Trägeröle und ätherische Öle.
- Eine kleine Schale oder eine kleine Tropfflasche für das Massageöl.

Ätherische Öle

Ätherische Öle machen die sinnliche Partnermassage noch wirkungsvoller und steigern das sexuelle Empfinden. Die Kombination von Berührung und Duft ist äußerst anregend. Verwenden Sie ätherische Öle stets sparsam, denn sie sind hoch konzentriert, dürfen niemals direkt auf die Haut aufgetragen werden und sollten in folgendem Verhältnis mit einem Basisöl gemischt werden:

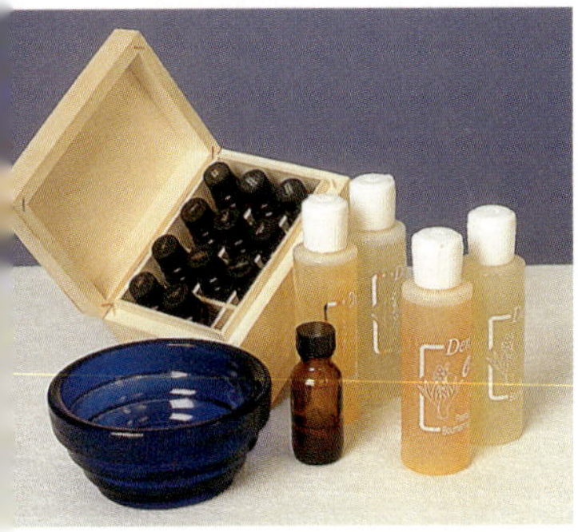

Drei Tropfen des ätherischen Öls zu 10 ml (zwei Teelöffel) des Basisöls oder vier bis fünf Tropfen des ätherischen Öls zu 15 ml (drei Teelöffel) des Basisöls oder sechs Tropfen des ätherischen Öls zu 20 ml (vier Teelöffel) des Basisöls.
Für eine Ganzkörpermassage sollten Sie nie mehr als vier Teelöffel des Trägeröls verwenden.
Widerstehen Sie der Versuchung, das ätherische Öl höher zu dosieren, denn dies könnte zu unangenehmen Hautreaktionen führen.
Wählen Sie aus den 15 ätherischen Ölen, die auf Seite 18 bis 32 beschrieben werden, zunächst eines aus und mischen Sie es mit einem Basisöl. Reiben Sie eine kleine Menge der Ölmischung auf die Hand Ihres Partners, um festzustellen, ob der Duft Ihnen beiden zusagt. Nur so können Sie den gewünschten Nutzen aus der sinnlichen Partnermassage ziehen. Wenn Sie verschiedene Duftnoten ausprobiert haben, können Sie mehrere ätherische Öle zum Basisöl geben und so Ihre persönliche Mischung kreieren.
In der Parfümindustrie werden die Essenzen in verschiedene Noten unterteilt, die Sie bei den jeweiligen Ölen wieder finden:
Basis: Öle mit dieser Note wirken lange.
Mittel: Öle mit dieser Note halten nicht ganz so lange vor.
Kopf: Öle mit dieser Note entwickeln ihre Wirkung schnell, verdunsten aber ebenso schnell.
Wenn Sie eigene Mischungen herstellen, sollten Sie Öle aus verschiedenen Kategorien verwenden, damit der Duft während der ganzen Massage erhalten bleibt.

Weitere Möglichkeiten, ätherische Öle zu nutzen

Es gibt verschiedene Möglichkeiten, die Wirkung ätherischer Öle zu nutzen. Besonders effektiv sind Vollbäder, Sitzbäder und Duftlampen.

Vollbad: Lassen Sie sich ein Bad ein und geben Sie sechs Tropfen eines unverdünnten ätherischen Öls hinein. Verteilen Sie das Öl gut und schließen Sie die Tür, damit die wertvollen Dämpfe im Raum bleiben. Legen Sie sich in die Badewanne und lassen Sie den Duft auf sich wirken. Teelichter sorgen für eine romantische Atmosphäre und vielleicht möchte Ihr Partner das Bad mit Ihnen genießen.

Sitzbad: Sitzbäder sind besonders wohltuend bei Harnblasenentzündung und Vaginalausfluss und können zur Vorbeugung von Infektionskrankheiten angewendet werden. Lassen Sie handwarmes Wasser in die Badewanne oder in ein Bidet ein und geben Sie sechs Tropfen eines ätherischen Öls hinzu. Verteilen Sie das Öl gut und nehmen Sie ein zehnminütiges Sitzbad.

Duftlampen: Sie verbreiten den Duft des ätherischen Öls im Raum und schaffen eine romantische Atmosphäre.

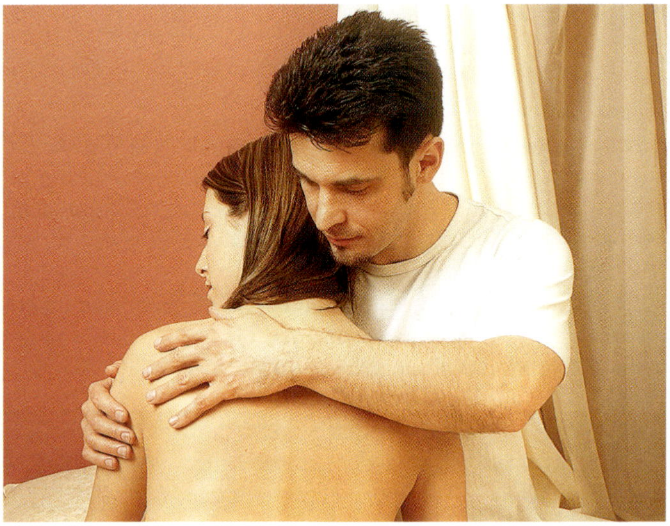

Die Kombination von Berührung und Duft hat eine unglaubliche Wirkung und unterstützt die Effektivität der sinnlichen Partnermassage.

Weihrauch

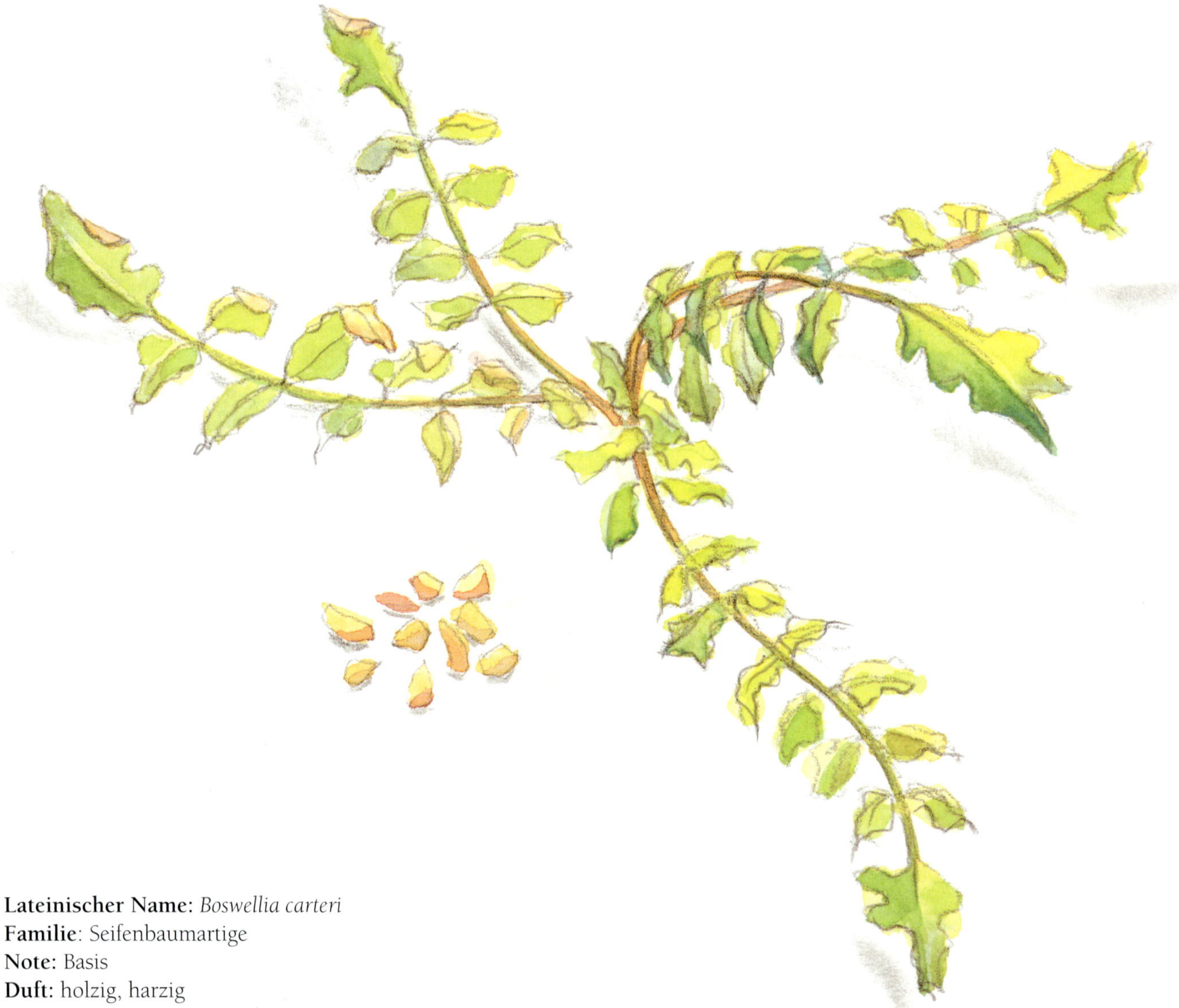

Lateinischer Name: *Boswellia carteri*
Familie: Seifenbaumartige
Note: Basis
Duft: holzig, harzig

Eigenschaften
Bereits die alten Ägypter wussten die Wirkung von Weihrauch zu schätzen. Sein Duft wirkt betörend und steigert die körperliche und geistige Liebe. Wer auf der Suche nach innerem Frieden ist, sollte die bewusstseinserweiternde Wirkung dieses ätherischen Öls nutzen.
Weihrauchöl ist ein Öl, das Veränderung und Loslösung von traumatischen Erlebnissen und von Beängstigung bewirken kann. Oft ruft das Ende einer Beziehung Gefühle wie tiefe Trauer, Schuld oder Wertlosigkeit hervor. Sie können mithilfe von Weihrauch an die Oberfläche gebracht und überwunden werden. Auch zur Belebung der Leidenschaft in einer abgekühlten Beziehung kann Weihrauchöl hilfreich sein.

Anwendung
• Bei Harnweginfektionen und Harnblasenentzündung (Zystitis) sowie bei übermäßig starker, sehr schwacher oder schmerzhafter Menstruation.
• Zur Beruhigung und Entspannung.
• Zur Linderung von Atembeschwerden.
• Zur Unterstützung des Verdauungssystems.
• Zur Erhaltung einer jugendlichen Haut. Geben Sie einige Tropfen Weihrauchöl zu Ihrer Feuchtigkeitscreme, um die Haut zu beleben und Fältchen abzubauen.

Nebenwirkungen
Keine.

YLANG-YLANG

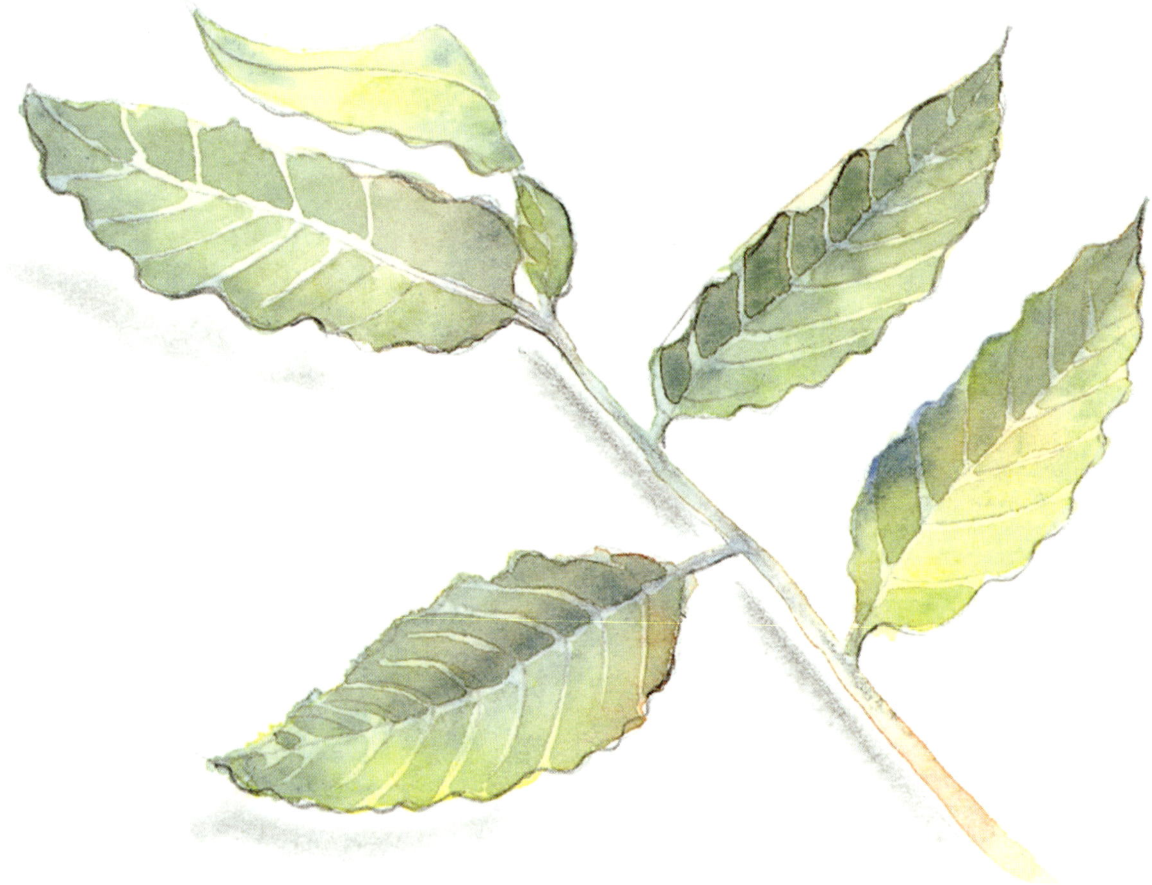

Lateinischer Name: *Canaga odorata*
Familie: Rahmapfelgewächse
Note: Basis
Duft: exotisch, blumig

Eigenschaften

Dieses ätherische Öl hilft, negative Gefühle wie Angst, Zorn und Panik abzubauen, aber auch Eifersucht und Frustration lassen sich damit bekämpfen.

Der berauschende Duft von Ylang-Ylang hat eine aphrodisierende Wirkung. In Indonesien werden dem Brautpaar Ylang-Ylangblüten auf das Bett gestreut, um Hemmungen abzubauen. Wenn Sie Ylang-Ylangöl bei der sinnlichen Partnermassage einsetzen, öffnen sich Geist und Seele vollkommen, sodass der Liebesakt zu einer tief gehenden erotischen Erfahrung wird. Menschen, die Angst vor Intimitäten haben oder bei der Liebe nervös sind, weil sie vielleicht noch keine Erfahrung oder negative Erfahrungen gemacht haben, können mithilfe von Ylang-Ylangöl beruhigt werden und vollkommen entspannen.

Auch in der Parfümindustrie ist der exotische, süße und erotisch wirkende Duft von Ylang-Ylang sehr gefragt. Verwenden Sie dieses Parfüm, um die Leidenschaft Ihres Partners zu entfachen.

Anwendung

- Ylang-Ylangöl ist für jeden Hauttyp geeignet, vor allem jedoch bei unreiner und fettiger Haut.
- Zur Anregung des Haarwuchses.

Nebenwirkungen

Hohe Konzentrationen dieses berauschenden Öls können Kopfschmerzen oder Übelkeit verursachen.

ATLASZEDER

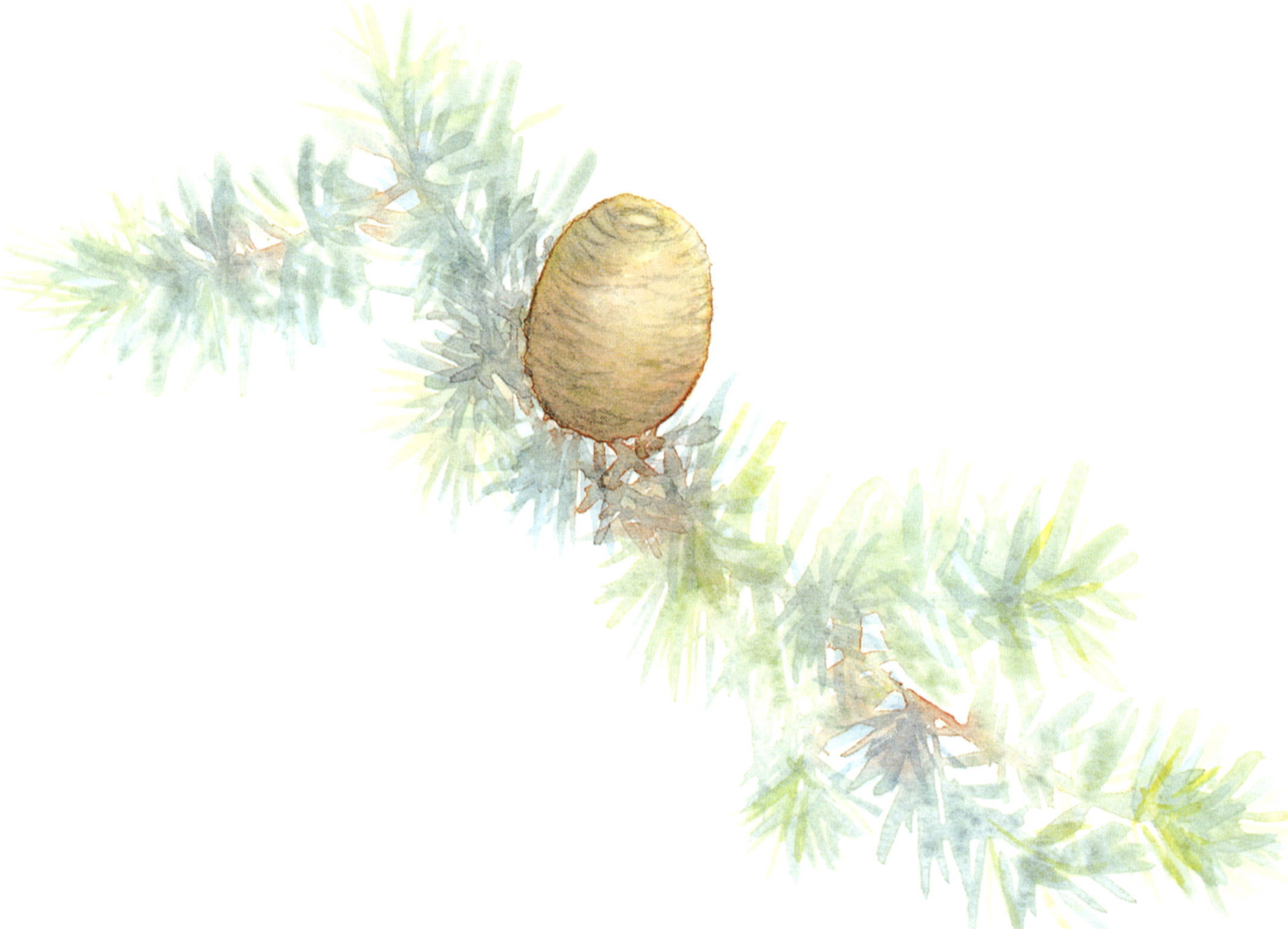

Lateinischer Name: *Cedrus atlantica*
Familie: Kieferngewächse
Note: Basis
Duft: holzig-balsamisch

Eigenschaften
Der Duft der Atlaszeder hilft Ihnen und Ihrem Partner nach einem anstrengenden Tag schnell abzuschalten und zu entspannen. Dieses sanfte und beruhigende Öl ist wohltuend bei Spannungszuständen und hilft Ärger und Frustration zu beseitigen. Ängste, die in Zusammenhang mit Sexualität auftreten, werden abgebaut.
Atlaszedernöl vertieft den Genuss des Vorspiels. Aufgrund seiner beruhigenden Wirkung fördert es Gefühle wie Zufriedenheit und Geborgenheit.

Anwendung
- Bei Erkrankungen der Harnwege.
- Zur Linderung von brennenden Schmerzen und Juckreiz im Vaginalbereich. Nehmen Sie ein etwa zehnminütiges Sitzbad, in dem Sie vier bis fünf Tropfen Atlaszedernöl verteilen.
- Bei Atemwegerkrankungen.

Nebenwirkungen
- Wenden Sie Atlaszedernöl nicht in der Schwangerschaft an.
- Vermeiden Sie Zedernöl aus dem Holz des Virginischen Wacholders *(Juniperus virginiana)*, das zu einer Sensibilisierung der Haut führen kann.

NEROLI (ORANGENBLÜTE)

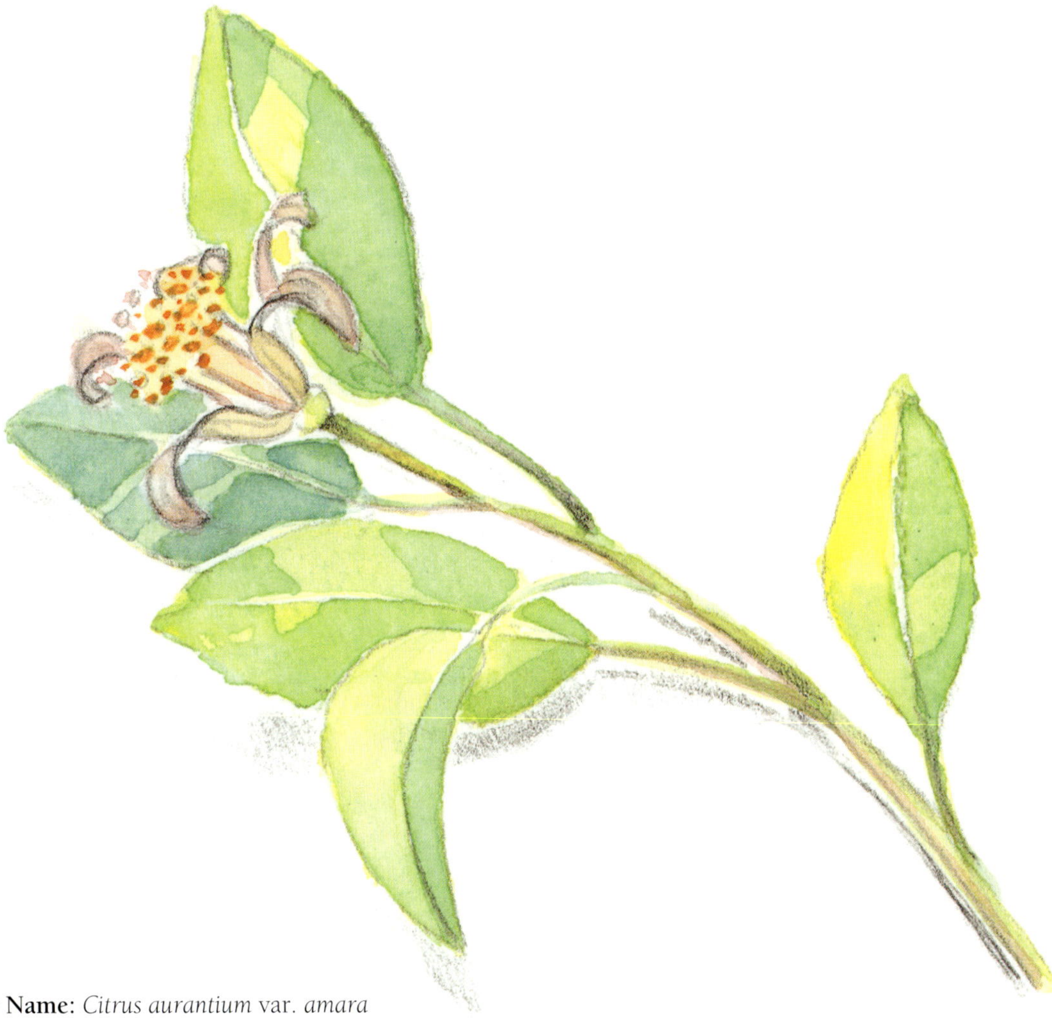

Lateinischer Name: *Citrus aurantium* var. *amara*
Familie: Rautengewächse
Note: Mittel
Duft: süß

Eigenschaften
Neroliöl ist ein beliebtes Aphrodisiakum. Jahrhundertelang wurden Orangenblüten in Brautsträuße gebunden, um die Nervosität zu lindern und der Braut die Angst vor der Hochzeitsnacht zu nehmen.
Neroliöl gilt als eines der besten Heilmittel für emotionale Störungen und dient zum Abbau von Stress und Panikattacken. Wenn jemand verliebt ist, aber gleichzeitig Angst vor Körperkontakt oder sexuellen Kontakten hat, dann ist Neroliöl die beste Wahl.
Auch bei sexuellem Missbrauch, der Frigidität und negative Gefühle wie Schuld hervorrufen kann, ist Neroliöl hilfreich. Es kann innere Blockaden abbauen, emotionale Wunden heilen und positive Gefühle wie Vertrauen wecken.
In erstklassigen Parfümerien findet man dieses Öl mit dem äußerst exquisiten Duft.

Anwendung
- Für trockene, sensible und reife Haut. Neroliöl wirkt verjüngend und beseitigt Fältchen.
- Zur Vorbeugung von Schwangerschaftsstreifen.
- Zur Reduzierung von Narben.
- Bei Nervosität und Schlaflosigkeit.
- Zur Schmerzlinderung und Beruhigung.

Nebenwirkungen
Keine.

BERGAMOTTE

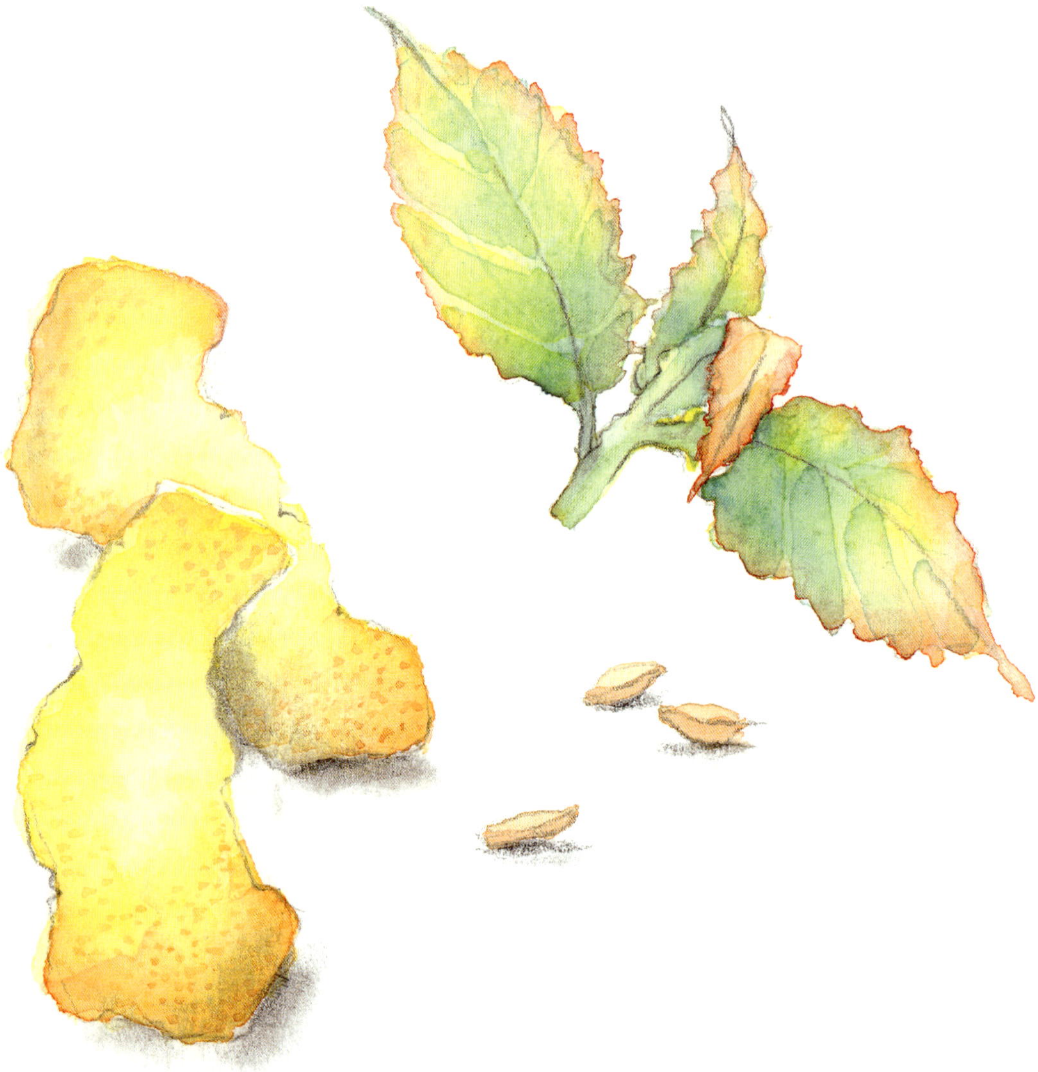

Lateinischer Name: *Citrus bergamia*
Familie: Rautengewächse
Note: Mittel
Duft: frischer Zitronenduft

Eigenschaften

Der frische Zitronenduft der Bergamotte hat eine außerordentliche Wirkung auf die Gefühle. Er befreit den Geist, lindert Depressionen, hilft, Vertrauen zu gewinnen, und stimuliert die sexuelle Lust.

Bergamottöl öffnet das Herz, heilt alte Wunden und ist ideal für Paare, bei denen einer der Partner oder beide Partner noch an den Folgen einer gescheiterten Beziehung leiden.

Auch zur Belebung der Leidenschaft in einer abgekühlten Partnerschaft kann Bergamottöl hilfreich sein.

Anwendung

- Zur Behandlung von Beschwerden im Urogenitalbereich, um zum Beispiel Harnblasenentzündung (Zystitis) zu lindern beziehungsweise vorzubeugen. Zur Behandlung von Krankheiten im Vaginalbereich und von Geschlechtskrankheiten. Nehmen Sie ein etwa zehnminütiges Sitzbad, in das Sie vier bis sechs Tropfen Bergamottöl mischen. Wiederholen Sie diese Behandlung zweimal täglich, bis die Beschwerden abklingen.
- Zum Abbau von Spannungen und Beängstigung.
- Zur Fiebersenkung.
- Zur Unterstützung der Verdauung und zur Appetitanregung.
- Bei Akne, fettiger Haut und fettigem Haar.

Nebenwirkungen

Wenden Sie Bergamottöl nicht vor einem Sonnenbad an, denn die Haut kann empfindlich auf UV-Strahlen reagieren.

Jasmin

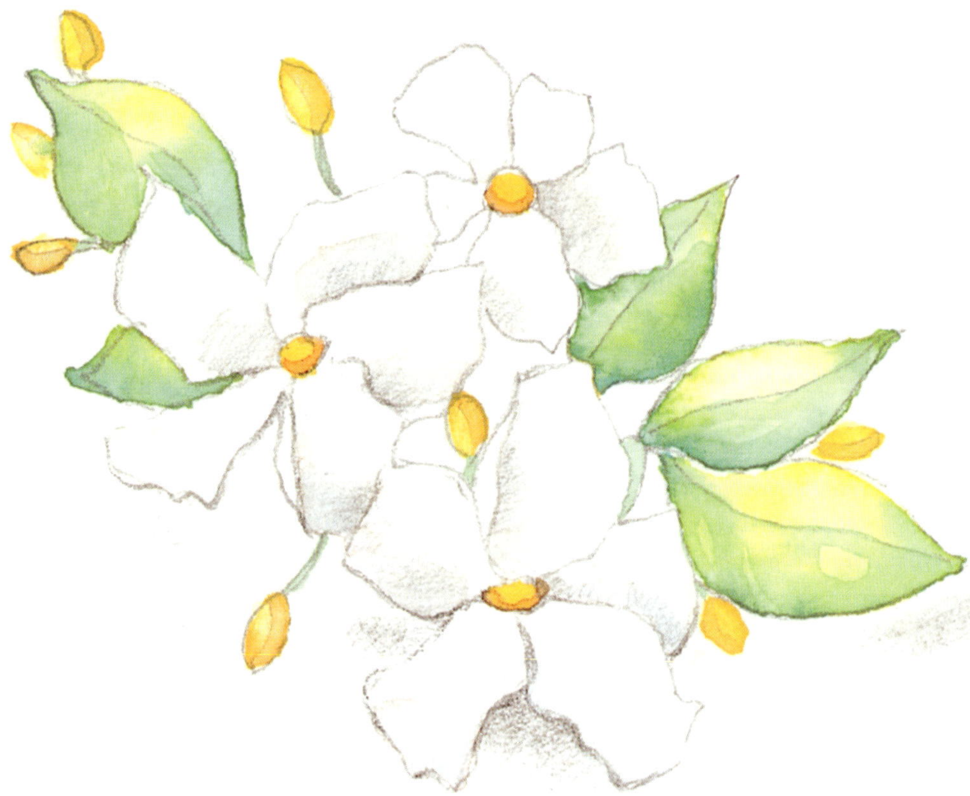

Lateinischer Name: *Jasminum officinale*
Familie: Ölbaumgewächse
Note: Basis
Duft: süß, exotisch

Eigenschaften
Jasminöl wird oft als „König der ätherischen Öle" bezeichnet. Es erweckt den Verführer in Ihnen. Wenn eine Frau Jasminöl aufträgt wirkt sie anziehend, vertrauenerweckend und wird für einen Mann unwiderstehlich. Jasminöl hilft, sexuelle Wünsche auszuleben und gilt als eines der bekanntesten Aphrodisiaka. Es bringt Kraft und Wärme in eine Partnerschaft. Außerdem kann es bei Frigidität und Impotenz hilfreich sein. Es stärkt die männlichen Sexualorgane und beugt vorzeitigen Ejakulationen vor.

Auch bei Unfruchtbarkeit kann Jasminöl helfen. Es baut nicht nur Stress und Angst (im Bezug auf die Hoffnung auf ein Baby) ab, sondern fördert auch die Samenproduktion.
Der exquisite exotische Duft des Öls stimmt optimistisch, stärkt das Vertrauen und vermittelt Glücksgefühle.

Anwendung
• Bei der Geburt. Jasminöl lindert Wehen, unterstützt die Geburt, beugt postnatalen Depressionen vor und fördert den Milchfluss.
• Zur Reduzierung von Schwangerschaftsstreifen und Narben.

Nebenwirkungen
Keine.

Myrte

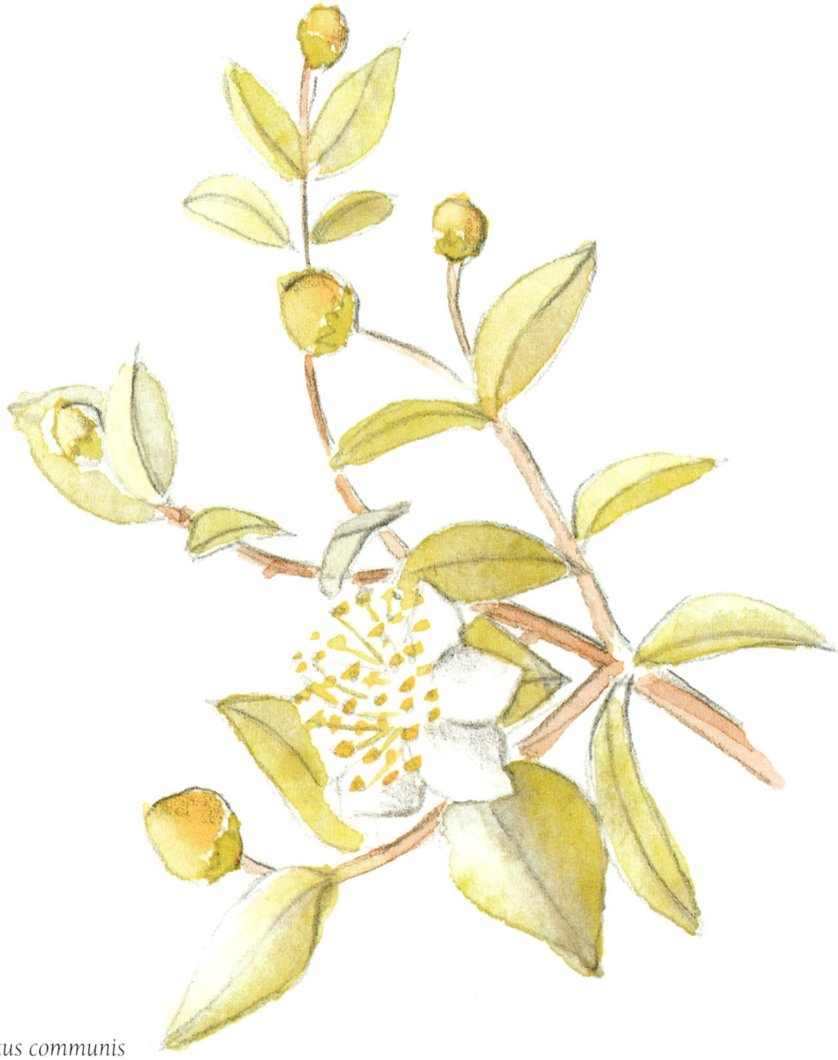

Lateinischer Name: *Myrtus communis*
Familie: Myrtengewächse
Note: Mittel
Duft: würzig

Eigenschaften
In der griechischen Mythologie ist die Myrte (auch Brautmyrte genannt) der Göttin Aphrodite geweiht, die ihren nackten Körper mit Myrtezweigen gegeißelt haben soll.
Im indischen Kamasutra wird darauf hingewiesen, dass mit Myrte die sexuelle Lust geweckt werden kann. Es scheint, dass Frauen mit diesem Öl Zugang zu der sinnlichen Liebesenergie, die ihnen innewohnt, finden. Dieses ätherische Öl hilft, sexuelle Wünsche auszudrücken und auszuleben.
Myrteöl ist aber nicht nur zum Entfachen der Leidenschaft geeignet, es hat auch eine beruhigende Wirkung, sodass negative Gefühle wie Ärger und Frustration abgebaut werden und Sie im Einklang mit sich selbst sind. Außerdem stärkt das Öl das Immunsystem und bietet Schutz vor Geschlechtskrankheiten.

Anwendung
• Zur Hautpflege. Myrteöl wirkt in einer Lotion tonisch und adstringierend.
• Bei Erkältung, Husten und Grippe zur Einreibung von Brust und Rücken.
• Zur Beruhigung können Sie sechs Tropfen Myrteöl in Ihr Badewasser mischen.

Nebenwirkungen
Keine.

Geranium

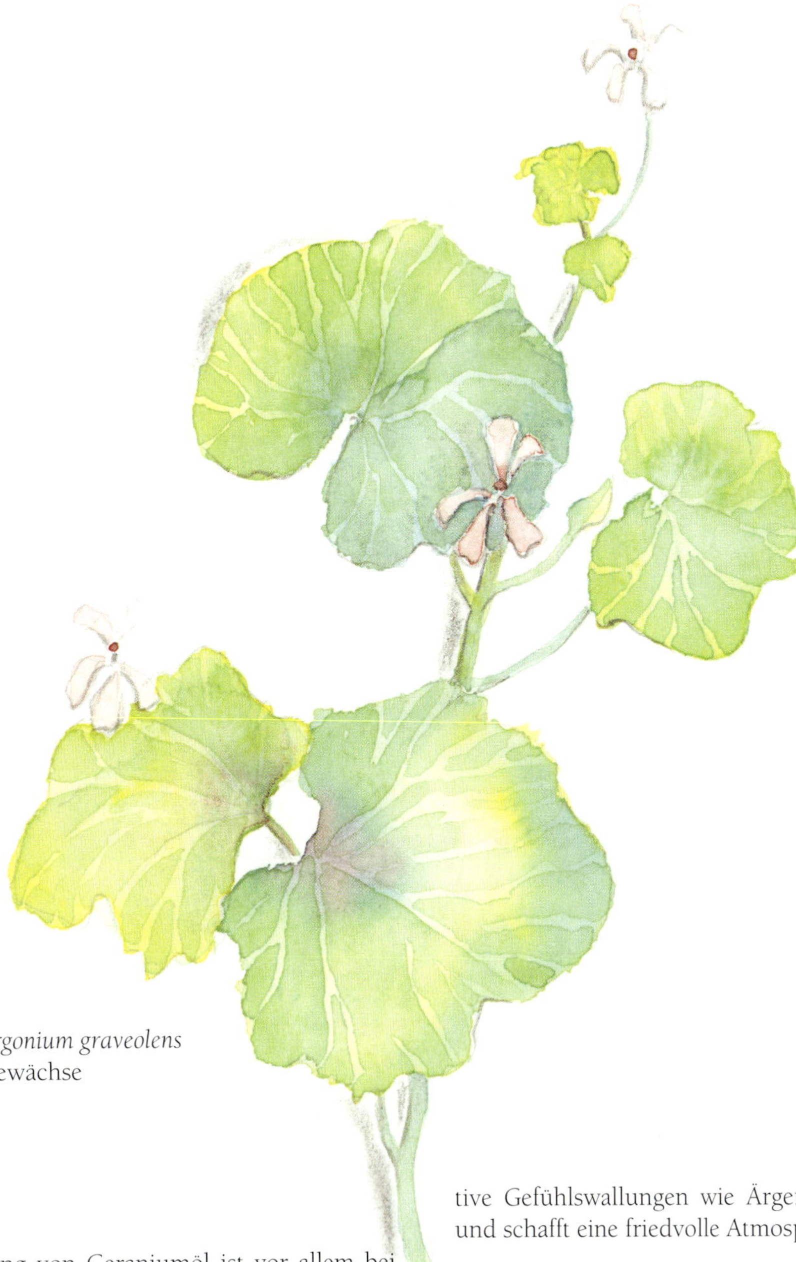

Lateinischer Name: *Pelargonium graveolens*
Familie: Storchschnabelgewächse
Note: Mittel
Duft: intensiv blumig

Eigenschaften

Die ausgleichende Wirkung von Geraniumöl ist vor allem bei Frauen sehr beliebt. Es hilft bei allen Frauenleiden, besonders bei PMS (prämenstruelles Syndrom) und Unfruchtbarkeit und befreit von Beängstigung.

In einer neuen Partnerschaft kann es Hemmungen abbauen und Wunden, die eine alte Beziehung hinterlassen hat, heilen. Mit Geraniumöl werden negative Gefühle wie Niedergeschlagenheit und Wertlosigkeit beseitigt. In Beziehungen, in denen die Partner oft streiten, kann dieses Öl harmonisierend auf beide Geschlechter wirken. Es bringt die männlichen und weiblichen Energien in Einklang und verhilft dem Paar zu einem besseren gegenseitigen Verständnis. Geraniumöl beseitigt negative Gefühlswallungen wie Ärger, Frustration und Aggression und schafft eine friedvolle Atmosphäre.

Anwendung

- Bei Krampfadern.
- Geraniumöl ist für jeden Hauttyp geeignet. Mischen Sie einige Tropfen des Öls unter Ihre Feuchtigkeitscreme, um die Haut zu vitalisieren.
- Zur Belebung des Kreislaufs.
- Zur Harmonisierung des Hormonhaushalts.
- Bei Depressionen.

Nebenwirkungen

Keine.

Schwarzer Pfeffer

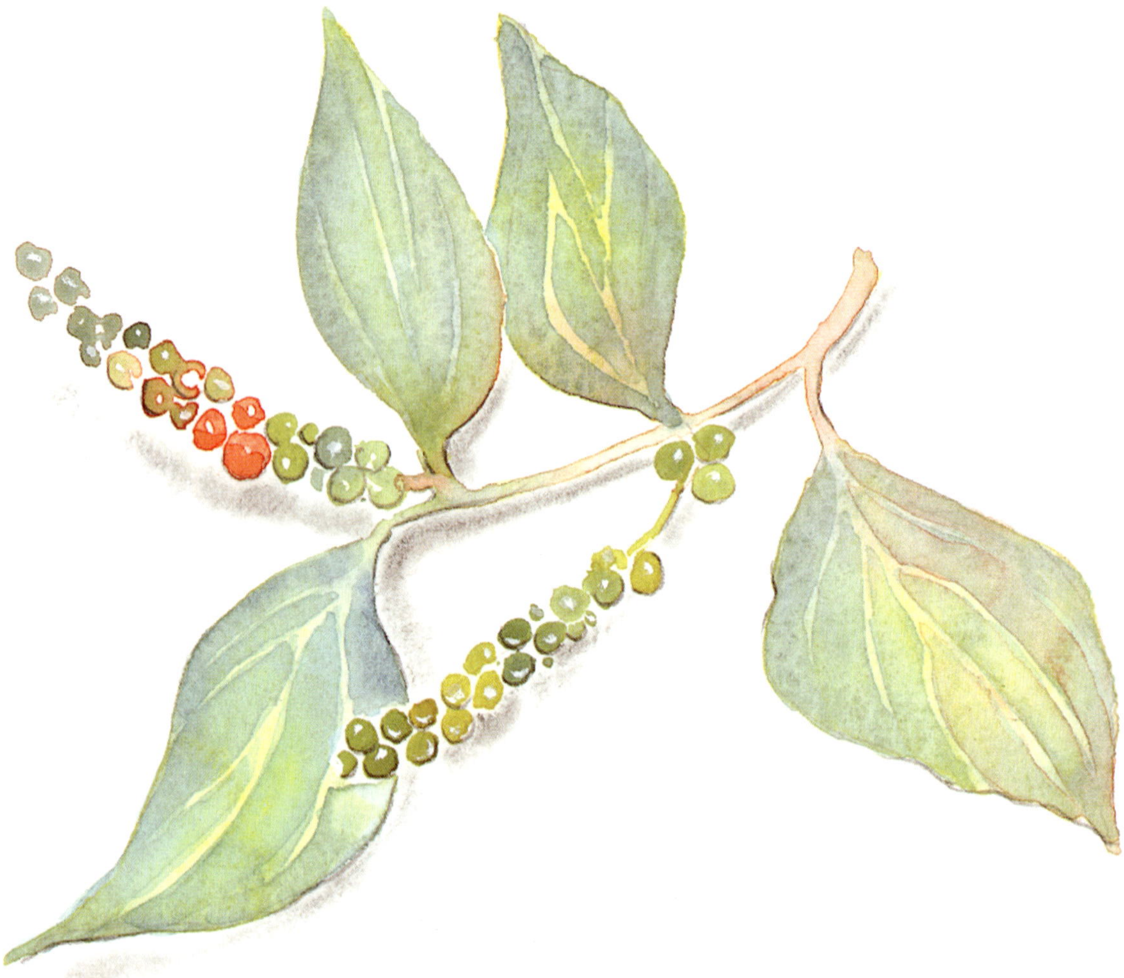

Lateinischer Name: *Piper nigrum*
Familie: Pfeffergewächse
Note: Mittel
Duft: würzig, stechend

Eigenschaften

Der würzige, beißende Geruch des Schwarzen Pfeffers steigert das sexuelle Verlangen. Pfefferöl ist ein ausgezeichnetes Aphrodisiakum und zählt zu den effektivsten ätherischen Ölen, um Impotenz zu bekämpfen, die sexuelle Energie des Mannes zu steigern und vorzeitigen Ejakulationen vorzubeugen.
Wenn eine Beziehung belebt werden soll, ist Pfefferöl genau das Richtige. Es gibt der Leidenschaft neue Würze und Lebendigkeit.

Pfefferöl wirk aber nicht nur auf sexuellem Gebiet, sondern belebt auch den Geist und vertreibt Müdigkeit.

Anwendung

- Zur Verbesserung der Durchblutung.
- Bei Muskelbeschwerden wie Verkrampfung, Zerrung.
- Bei Verdauungsstörungen wie Verstopfung. Hierbei kann eine Bauchmassage, die im Uhrzeigersinn durchgeführt wird, hilfreich sein.

Nebenwirkungen

Bei manchen Menschen kann Pfefferöl Hautreizungen hervorrufen.

Patschuli

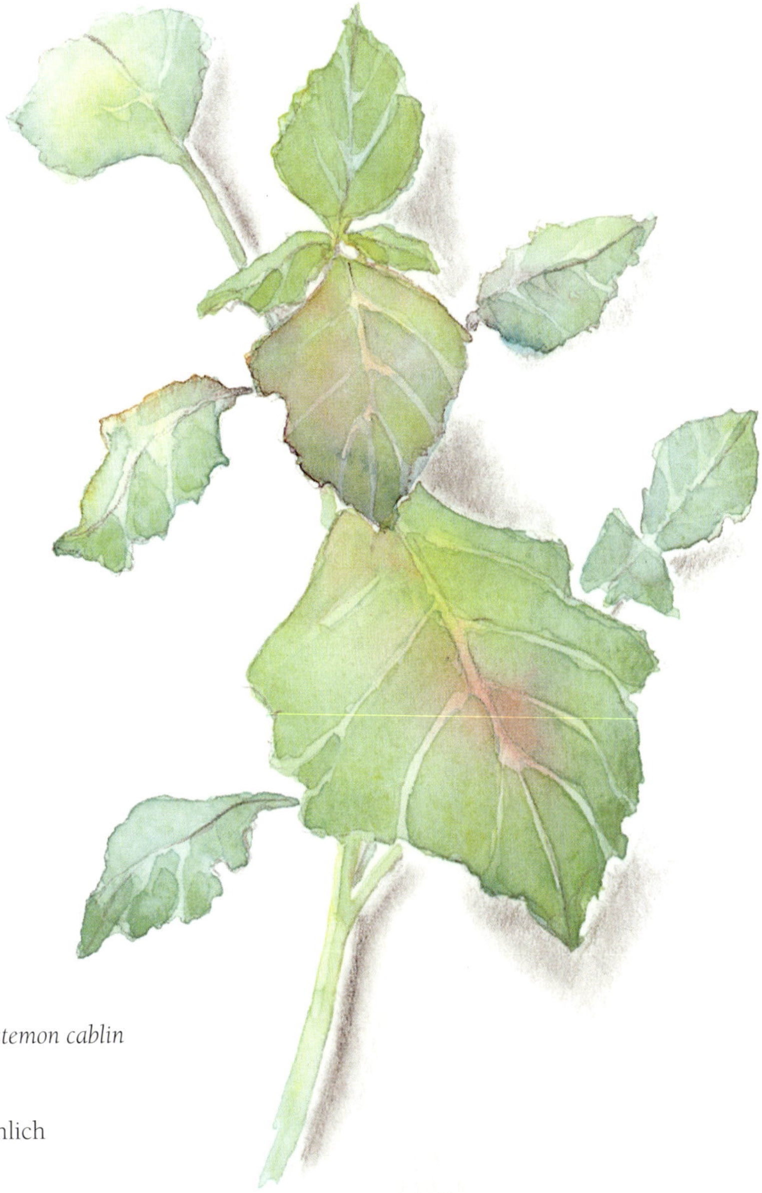

Lateinischer Name: *Pogostemon cablin*
Familie: Lippenblütler
Note: Basis
Duft: intensiv moschusähnlich

Eigenschaften

Vor allem in den 60er-Jahren, zur Zeit der Hippies, deren Motto „Love and Peace" lautete, war Patschuliöl mit seinem intensiven moschusähnlichen Duft äußerst gefragt. Aufgrund seines Aromas liebt man dieses Öl oder man hasst es, dazwischen gibt es nichts.

Patschuliöl unterstützt eine erfolgreiche Behandlung von Impotenz und Frigidität, allerdings nur, wenn man den Duft mag. Es hilft Frauen, die sexuell eher passiv sind und die noch nie einen Orgasmus hatten.

Der sinnliche Moschusduft von Patschuliöl kann eine abgekühlte Beziehung wieder in Schwung bringen. Er fördert die Kreativität der Liebenden und belebt die Leidenschaft.

Anwendung

- Zur Hautpflege vor allem bei trockener und spröder Haut, bei Pilzinfektionen, Allergien wie Ekzemen und für reife Haut.
- Bei Infektionen im Vaginalbereich ist Patschuliöl aufgrund der antiseptischen Wirkung besonders empfehlenswert. Nehmen Sie ein etwa zehnminütiges Sitzbad, in das Sie vier bis sechs Tropfen des Öls mischen.
- Zur Beruhigung bei Beängstigung und Depressionen.

Nebenwirkungen

Keine.

ROSENHOLZ

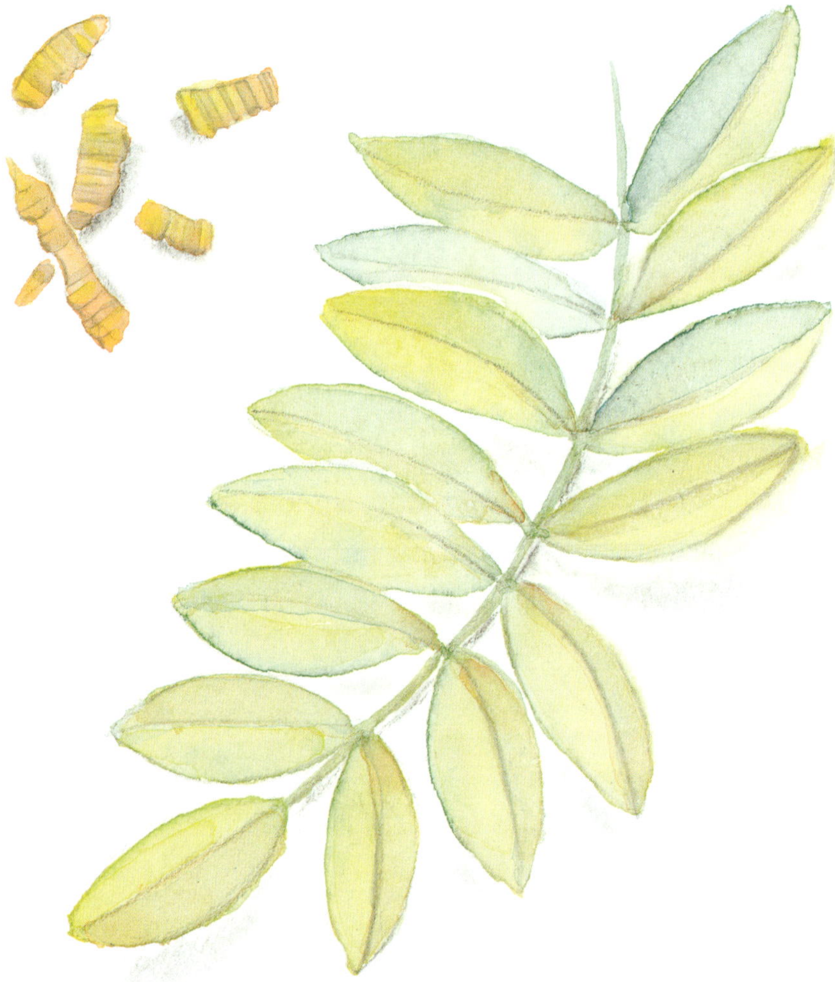

Lateinischer Name: *Aniba rosaeodora*
Familie: Lorbeergewächse
Note: Mittel
Duft: süß, holzig

Eigenschaften
Der süße, holzige Duft von Rosenholzöl beruhigt den Geist. Es wirkt wahre Wunder als Antidepressivum, gibt Auftrieb und vertreibt Lethargie und Erschöpfung. Eine sinnliche Partnermassage mit Rosenholzöl am Ende eines anstrengenden Tags hilft, abzuschalten und bringt Sie in die richtige Stimmung für eine Nacht voller Leidenschaft.
Rosenholzöl ist ein bemerkenswertes Aphrodisiakum zur Bekämpfung von Impotenz und Frigidität. Es bringt neuen Schwung in eine abgekühlte Beziehung und belebt die Sinnlichkeit. Außerdem hilft es emotionale Blockaden zu lösen, wenn einer der Partner sich gefühlsmäßig noch nicht vollständig aus einer gescheiterten Beziehung gelöst hat.

Anwendung
• Zur Stärkung des Immunsystems.
• Zur Hautpflege. Rosenholzöl ist für jeden Hauttyp geeignet und hat eine verjüngende Wirkung. Mischen Sie einige Tropfen des Öls unter Ihre Feuchtigkeitscreme, um Fältchen vorzubeugen.

Nebenwirkungen
Keine.

Rose

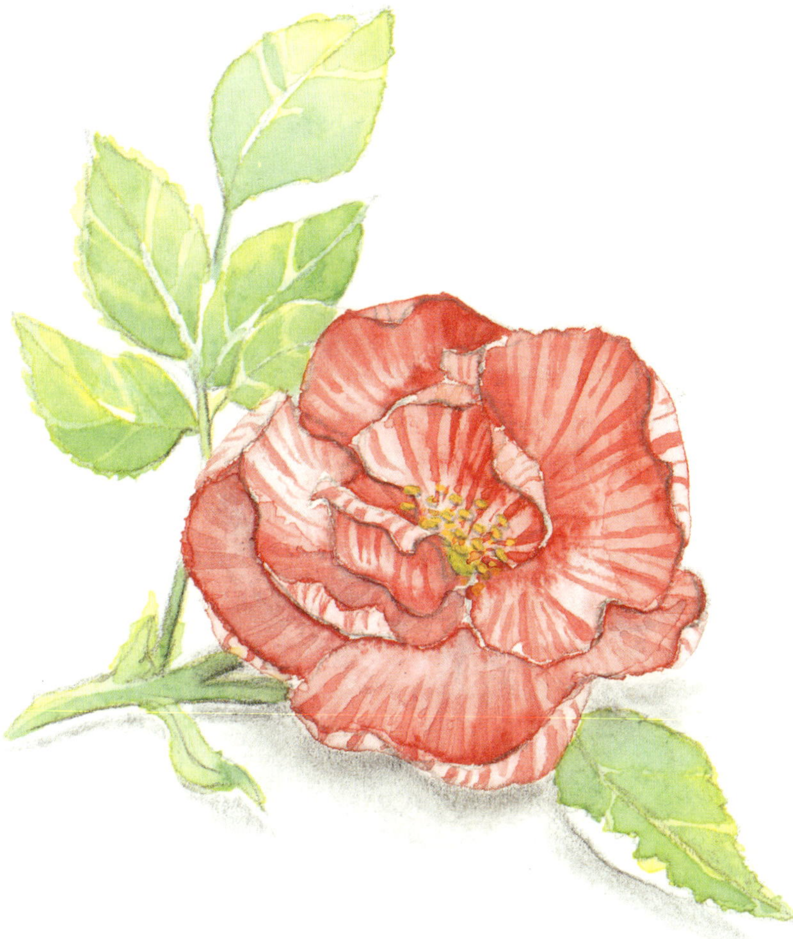

Lateinischer Name: *Rosa damascena/centifolia*
Familie: Rosengewächse
Note: Basis
Duft: süß

Eigenschaften
Die Rose ist ein Symbol der Liebesgöttin Venus. Das Öl, das man aus den Blüten dieser wundervollen Blume gewinnt, wird oft als „Königin der ätherischen Öle“ bezeichnet.
Rosenöl ist zwar sehr teuer, aber da schon geringe Mengen Wirkung zeigen, lohnt sich der Kauf. Preiswertes Rosenöl ist meist synthetisch hergestellt und zeigt keine Wirkung, Sie sollten deshalb darauf verzichten.
Vor allem auf die Gefühle wirkt Rosenöl besonders intensiv. Es löst Verbitterung und Zorn und hilft, über eine gescheiterte Beziehung hinwegzukommen. Es gibt einer Frau das Gefühl, anziehend zu wirken, stärkt das Selbstbewusstsein und wirkt verführerisch auf das andere Geschlecht. Auch bei Unfruchtbarkeit kann Rosenöl helfen. Es bereitet die Gebärmutter auf die Empfängnis vor und beim Mann steigert es die Samenproduktion.

Anwendung
• Zur Hautpflege. Rosenöl ist für jeden Hauttyp geeignet, vor allem für trockene, sensible und reife Haut.
• Bei allen Frauenleiden wie Menopause, PMS, übermäßig starker oder zu schwacher Menstruation.
• Als Antiseptikum.

Nebenwirkungen
In der Schwangerschaft sollten Sie Rosenöl nicht verwenden.

MUSKATELLERSALBEI

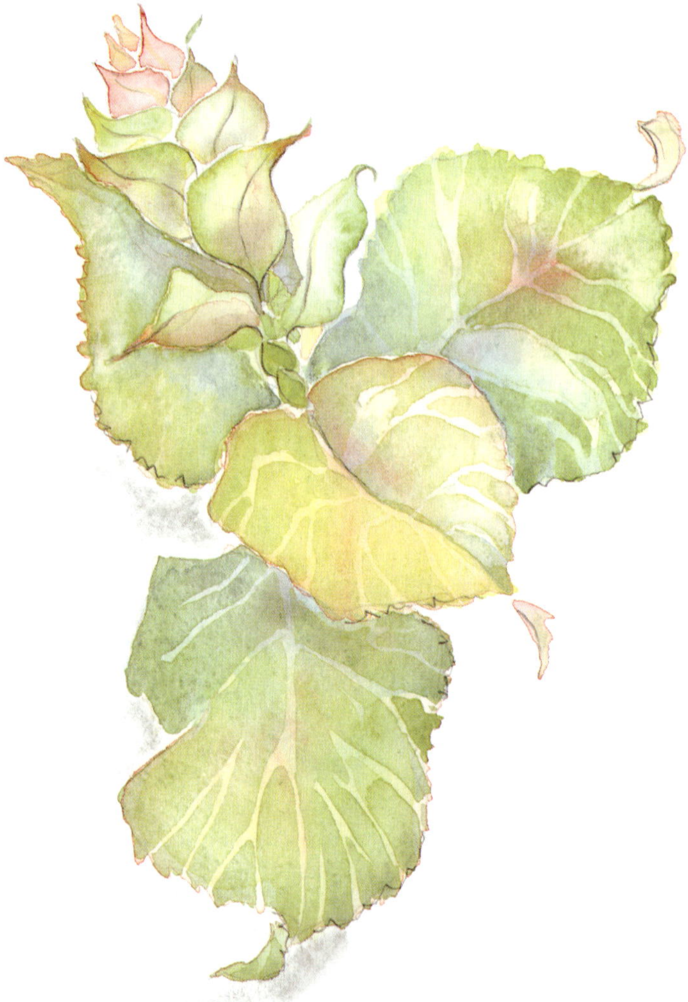

Lateinischer Name: *Salvia sclarea*
Familie: Lippenblütler
Note: Mittel
Duft: schwer, nussig

Eigenschaften

Muskatellersalbeiöl ist ein hervorragendes Aphrodisiakum, das die Libido bei Mann und Frau steigert. Sein Duft stimmt euphorisch und baut sexuelle Hemmungen ab.
Wenn ein Liebender unsicher ist und Angst oder sogar Panik vor sexuellen Kontakten hat, kann Muskatellersalbeiöl helfen, diese Blockaden abzubauen. Auch bei Unfruchtbarkeit – bei beiden Geschlechtern – kann dieses Öl hilfreich sein.
Bei Erektionsproblemen, die aufgrund von Angst und Anspannung auftreten, hilft Muskatellersalbeiöl ebenfalls.
Dieses ätherische Öl vermittelt ein Wohlgefühl, verbreitet Optimismus und hilft in schweren Zeiten. Außerdem stellt es eine Alternative zu Beruhigungsmitteln dar.

Anwendung

- Bei PMS sowie bei schmerzhafter und zu schwacher Menstruation.
- Bei Verdauungsstörungen.
- Bei Atemwegerkrankungen.

Nebenwirkungen

- Wenden Sie Muskatellersalbeiöl nicht in Verbindung mit dem Genuss von Alkohol an, dies kann Kopfschmerzen und Übelkeit verursachen, Alpträume hervorrufen und die Wirkung des Alkohols verstärken.
- Verzichten Sie bei starker Menstruation auf dieses Öl.
- Vermeiden Sie Muskatellersalbeiöl in der Schwangerschaft.

Sandelholz

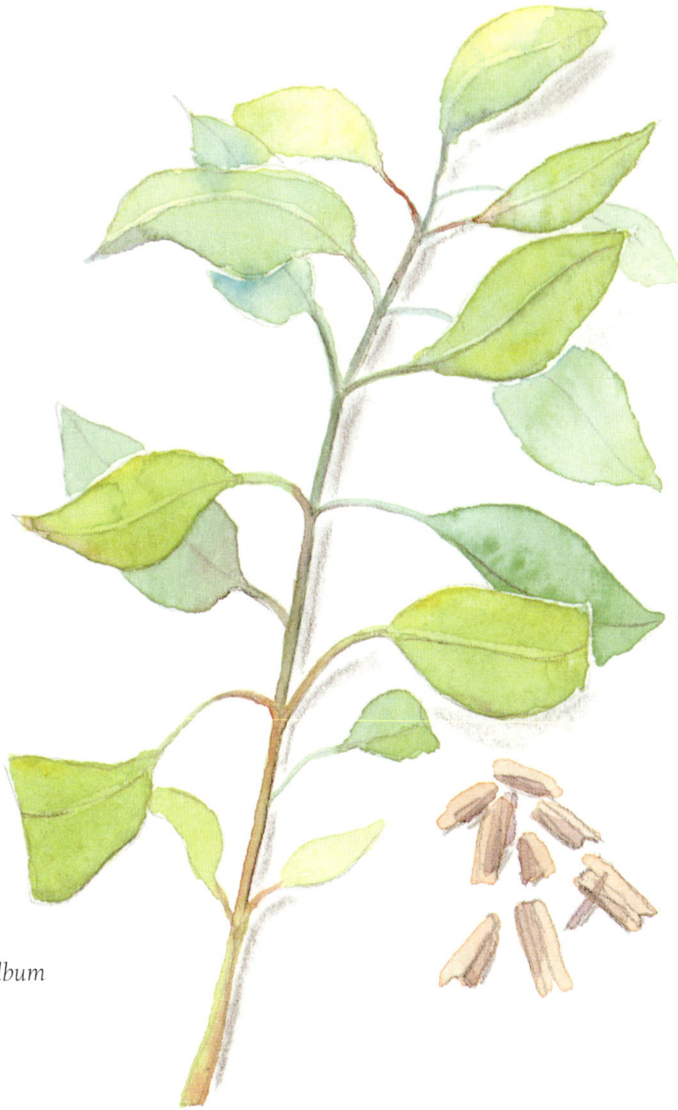

Lateinischer Name: *Santalum album*
Familie: Sandelholzgewächse
Note: Basis
Duft: süß, holzig

Eigenschaften

Seit Jahrtausenden wird Sandelholz im Orient in Form von Pasten, Ölen und Räucherstäbchen verwendet, um die sexuelle Lust zu steigern. In Indien wird Sandelholzöl in der ayurvedischen Medizin eingesetzt.

Auf beide Geschlechter wirkt der süße, holzige Duft von Sandelholz unwiderstehlich und Sie sollten bei einer sinnlichen Partnermassage nicht darauf verzichten.

Sandelholzöl hat eine entspannende Wirkung und setzt Gefühle wie Zufriedenheit und Gelöstheit frei. Wenn sich Paare oft streiten, kann dieses Öl harmonisierend wirken. Verwenden Sie es unmittelbar nach einer Auseinandersetzung mit Ihrem Partner und beobachten Sie, wie Sie beide ruhig und sanft werden.

Bei Unfruchtbarkeit und Frigidität kann Sandelholzöl aufgrund seiner äußerst beruhigenden Wirkung hilfreich sein. Es bringt neuen Schwung in das Sexualleben und hilft, vorzeitigen Ejakulationen vorzubeugen.

Anwendung

- Bei Hautproblemen. Sandelholzöl wirkt bei trockener, spröder und reifer Haut. Wenn Sie es mit einem Basisöl mischen, erhalten Sie ein hervorragendes Aftershave.
- Bei Infektionen im Urogenitalbereich. Um solchen Infektionen vorzubeugen sollten Sie täglich ein etwa zehnminütiges Sitzbad nehmen, dem Sie vier bis sechs Tropfen Sandelholzöl beimengen.

Nebenwirkungen

Keine.

Ingwer

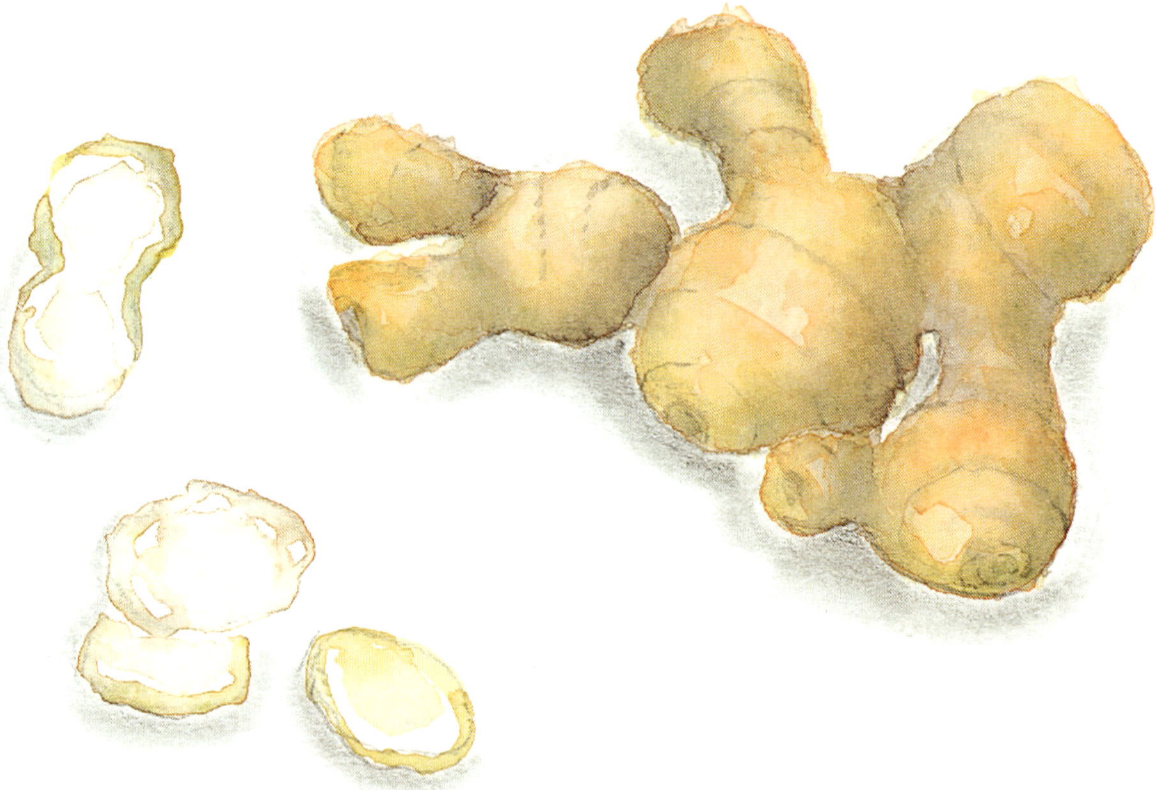

Lateinischer Name: *Zingiber officinale*
Familie: Ingwergewächse
Note: Kopf
Duft: würzig, beißend

Eigenschaften
Ingweröl verleiht dem Liebesleben Würze und Vitalität. Eine eintönig gewordene Beziehung kann mit diesem Öl wieder in Schwung gebracht werden. Es heizt erkaltete Gefühle wieder an und stimuliert die Libido.
Ingweröl kann bei Impotenz oder schwacher Erektion helfen und die sexuelle Lust steigern.
Wenn jemand aufgrund einer, in sexueller Hinsicht gescheiterten Beziehung frustriert ist, kann Ingweröl ihm neuen Mut und Selbstvertrauen geben.

Anwendung
- Zur Verbesserung der Durchblutung.
- Bei Muskelschmerzen und Steifheit in den Gelenken.
- Bei Verdauungsstörungen und Übelkeit.
- Zur Beruhigung.

Nebenwirkungen
Bei manchen Menschen kann Ingweröl Hautreizungen verursachen.

Allgemeine Massageregeln

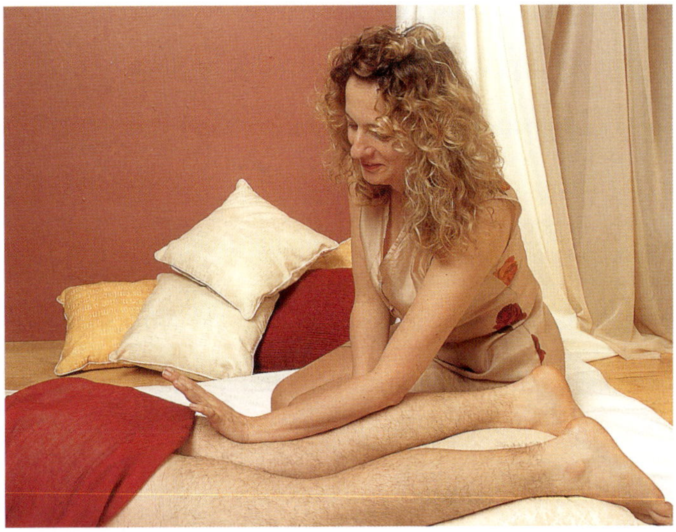

Wenn Sie mit den Grundtechniken der Massage vertraut sind, können Sie damit experimentieren.

Das wunderbare an der Massage ist, dass man die verschiedenen Grundtechniken leicht erlernen kann. Mithilfe dieser Techniken können Sie ohne Probleme eine sinnliche Ganzkörpermassage durchführen.

Das Öl auftragen

Sie sollten das Öl niemals direkt auf die Haut träufeln, denn es könnte zu kalt sein und Ihrem Partner Unbehagen bereiten. Stellen Sie das Öl vor der Massage in eine Schüssel mit heißem Wasser, um es anzuwärmen. Füllen Sie das Massageöl in eine Tropfflasche, so können Sie es am besten dosieren.

Wärmen Sie stets Ihre Hände, bevor Sie mit der Massage beginnen. Geben Sie dann einige Tropfen (die Menge sollte etwa einem halben Teelöffel entsprechen) des Massageöls auf eine Handfläche und verreiben Sie das Öl in den Händen, um es zu wärmen. Tragen Sie das Öl anschließend mit sanften Streichbewegungen auf die Haut Ihres Partners auf. Wenn Sie mehr Öl benötigen, versuchen Sie mit einer Hand den Kontakt zu Ihrem Partner zu halten. Achten Sie deshalb darauf, dass das Öl während der Massage stets in greifbarer Nähe steht, damit Sie den Kontakt zu Ihrem Partner nicht verlieren und die Kontinuität der Behandlung nicht unterbrechen.

Man neigt bei den ersten Massagen oft dazu, zu viel Gleitmittel zu verwenden. Dies ist nicht nur unangenehm für Ihren Partner, sondern verhindert auch den direkten Kontakt, was dazu führen kann, dass die Effektivität der Massage reduziert wird. Außerdem besteht die Gefahr, dass Sie beim Massieren abrutschen und Ihren Partner verletzen.

Wenn Sie feststellen, dass Sie zu viel Öl aufgetragen haben, legen Sie weiche Papiertücher auf die Haut, die das überschüssige Öl aufsaugen.

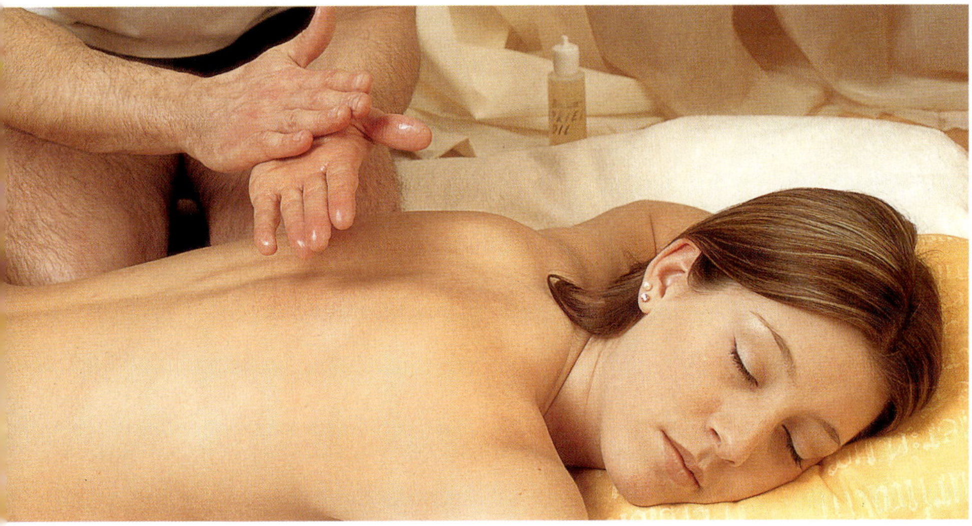

Massieren Sie niemals mit kalten Händen, denn das zerstört die Stimmung. Verreiben Sie das Öl zwischen den Händen, um es zu wärmen.

TIPPS ZUR MASSAGE

- Entspannen Sie vor der Massage vollkommen. Machen Sie sich frei von allen belastenden Gefühlen. Sie dürfen niemals massieren, wenn Sie ärgerlich, ängstlich oder erschöpft sind.
- Waschen Sie Ihre Hände, bevor Sie mit der Massage beginnen, und achten Sie darauf, dass Ihre Hände warm sind.
- Schneiden Sie Ihre Fingernägel und überprüfen Sie, ob die Nägel sauber sind.
- Nehmen Sie Ihren Schmuck ab, damit Sie Ihren Partner nicht verletzen.
- Während der Massage sollte Ihr Partner das Gefühl haben, dass Sie ihn mit gleichmäßigen, kontinuierlichen Bewegungen massieren.
- Passen Sie Ihre Hände den Körperkonturen Ihres Partners an.
- Fragen Sie Ihren Partner während der Massage, welche Bewegungen ihm angenehm sind und wenden Sie diese bevorzugt an. Unterhalten Sie sich beim Massieren möglichst wenig.
- Experimentieren Sie mit unterschiedlicher Druckintensität. Üben Sie kräftigen und dann wieder sanften Druck aus, je nachdem, was Ihr Partner bevorzugt. Achten Sie darauf, auf knochigen Bereichen niemals starken Druck auszuüben.
- Experimentieren Sie mit unterschiedlichen Rhythmen: langsam und sanft oder schnell und kräftig.
- Schließen Sie die Augen, während Sie massieren, um Ihre Sensibilität zu steigern.
- Wenn Sie mit der Massage begonnen haben, versuchen Sie, den Kontakt zu Ihrem Partner nicht mehr zu verlieren. Wenn Sie mehr Öl benötigen oder von einer Körperpartie zur anderen wechseln, achten Sie darauf, stets mit einer Hand in Kontakt mit Ihrem Partner zu bleiben.
- Achten Sie bei der Massage auf Ihre Körperhaltung. Sie dürfen sich nicht verkrampfen und sollten Ihre Schultern stets locker halten, damit die heilende Energie ungehindert durch Ihre Hände fließen kann.

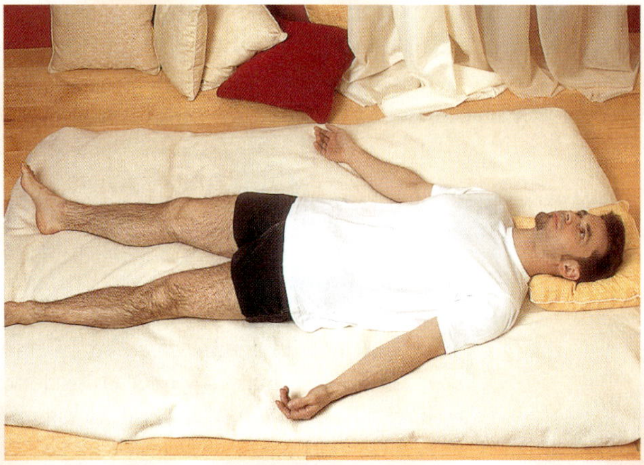

Denken Sie daran, sich auf Sie selbst zu konzentrieren, bevor Sie mit der Massage beginnen, damit jegliche Spannung aus Ihrem Körper weicht und Sie vollkommen entspannt sind.

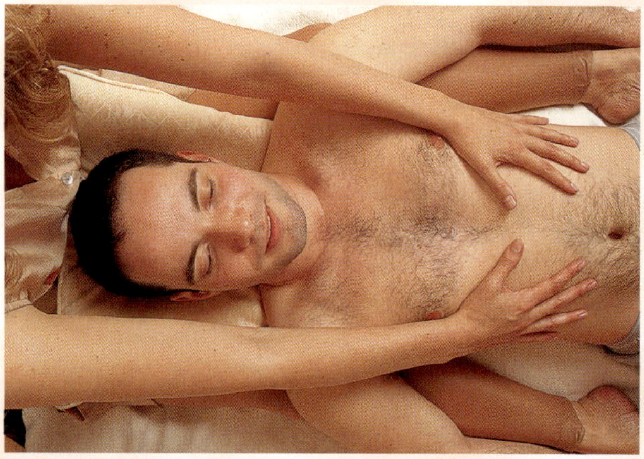

Experimentieren Sie mit verschiedenen Techniken und Haltungen, damit die Massage für Sie und Ihren Partner so angenehm wie möglich ist.

Massagetechniken

Streichung

Streichungen bilden die Grundlage der sinnlichen Partnermassage. Wenn Sie diese Technik variieren, können Sie den gesamten Körper Ihres Partners damit massieren. Verändern Sie die Druckintensität und den Rhythmus der Bewegungen, indem Sie kräftige oder sanfte, lange oder kurze, langsame oder schnelle Streichungen durchführen. Damit halten Sie das Interesse Ihres Partners aufrecht und er wird gespannt darauf sein, was als Nächstes passiert.

Streichungen sollten grundsätzlich zur Einstimmung und zum Abschluss der Massage stattfinden. Sie ermöglichen den fließenden Übergang von einer Technik zur nächsten und haben eine äußerst entspannende Wirkung. Außerdem vertiefen sie das Vertrauen zwischen Ihnen und Ihrem Partner und erhöhen den Genuss der Liebkosungen. Sobald sich die Muskulatur entspannt, die Durchblutung angeregt wird und Toxine aus dem Körper beseitigt werden, lassen Stress und Anspannung deutlich nach.

Gleiten Sie mit den Handflächen über die Haut Ihres Partners, wobei Sie Ihre Hände den Konturen seines Körpers anpassen. Üben Sie dabei gleichmäßigen Druck auf die Haut aus. Wenn Sie in die Ausgangsposition zurückkehren, reduzieren Sie den Druck deutlich.

Sobald Sie diese Grundtechnik beherrschen, können Sie eigene Streichtechniken entwickeln, die Ihnen und Ihrem Partner zusagen. Verlassen Sie sich auf Ihre Intuition und bleiben Sie stets spontan.

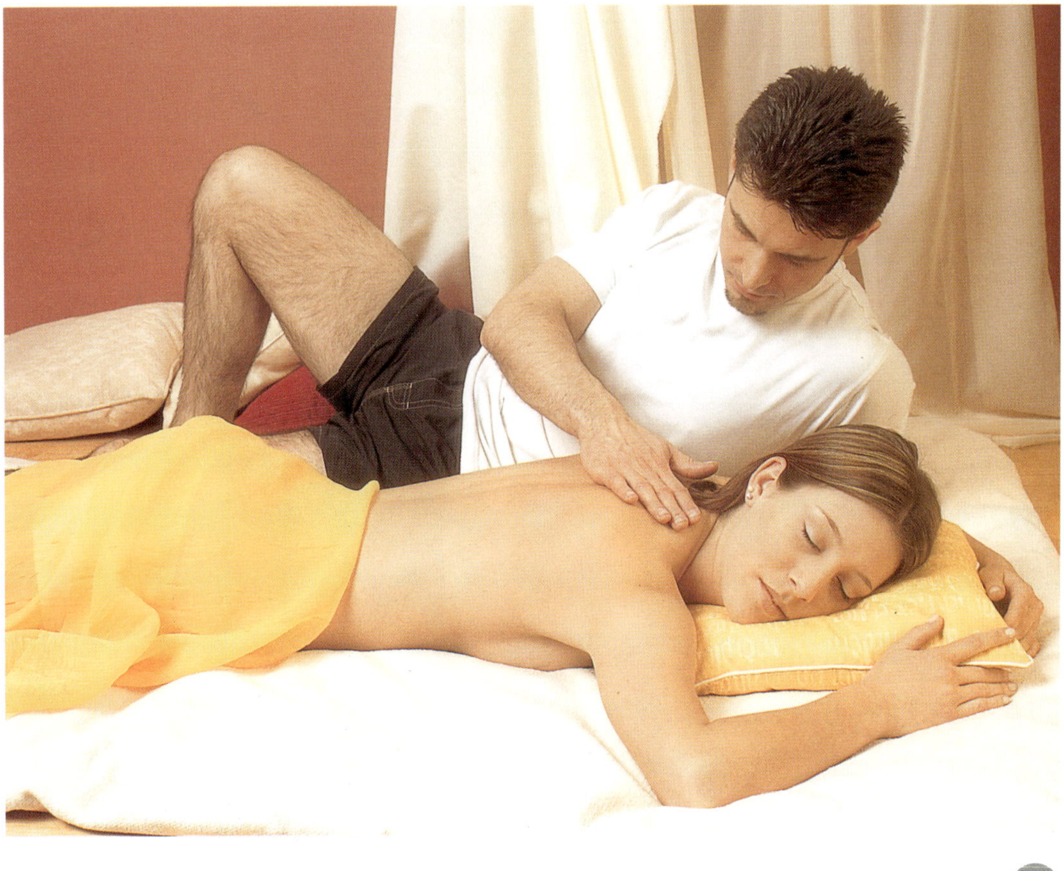

Die Streichung zählt zu den wichtigsten Techniken der sinnlichen Partnermassage. Sie werden fühlen, wie sich Ihr Partner unter der Liebkosung Ihrer Hände vollkommen entspannt.

LANGE STREICHUNG

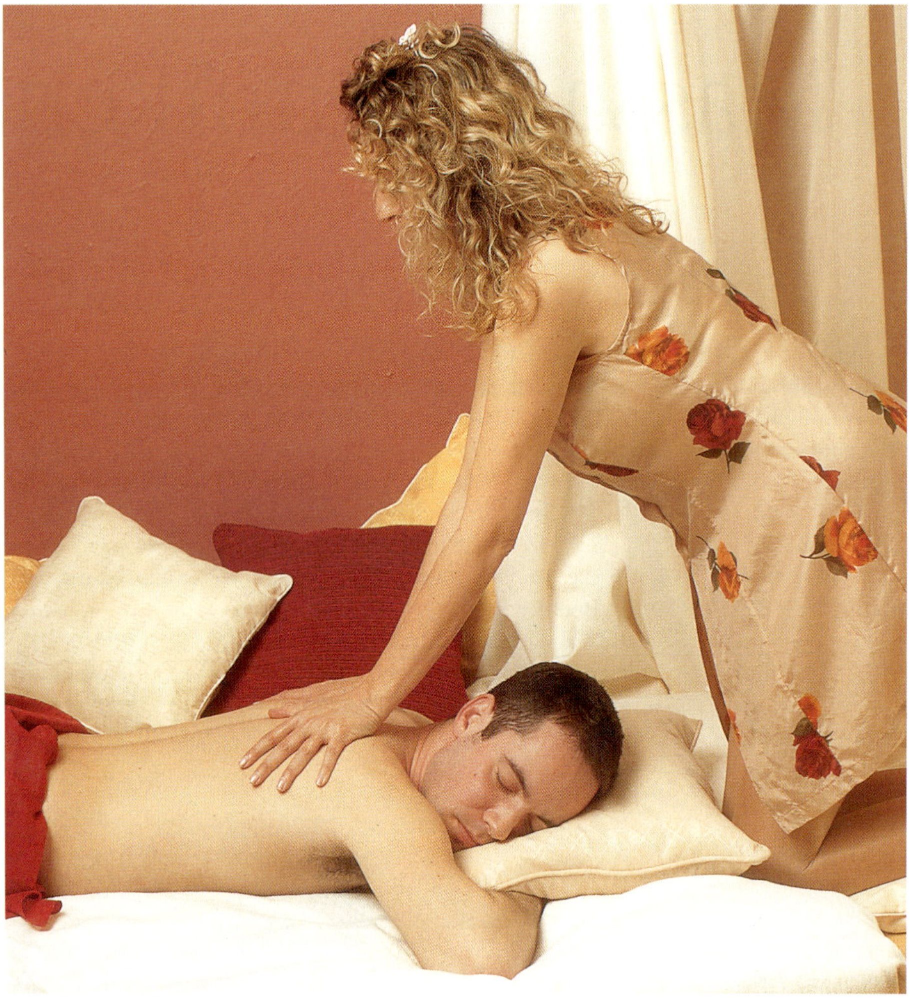

Knien Sie sich bequem vor Ihren Partner und legen Sie die Hände entspannt auf seine Schulterblätter.

1

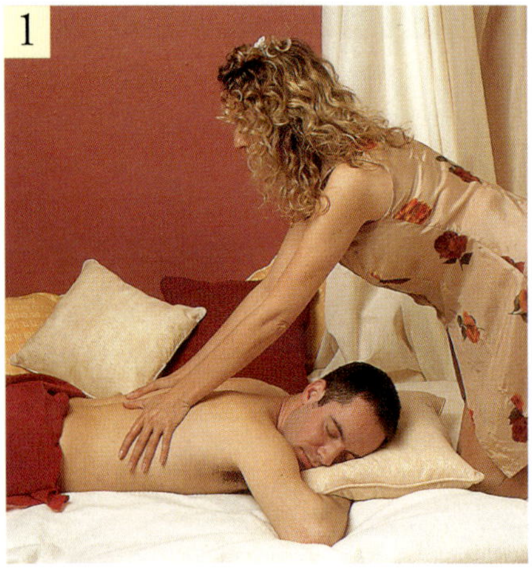

2

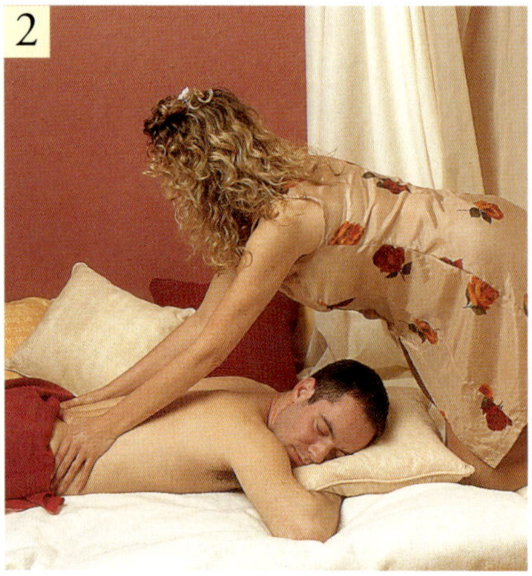

Streichen Sie über den ganzen Rücken, entlang der Wirbelsäule (Abbildung 1).

Wenn Sie den Wirbelsäulenansatz erreicht haben, nehmen Sie die Hände auseinander und streichen über den Poansatz (Abbildung 2).

Kehren Sie nun in die Ausgangsposition zurück, ohne Druck auszuüben. Achten Sie auf die Atmung Ihres Partners, ebenso wie auf die eigene Atmung, während Sie die Streichung durchführen. Sie werden vermutlich feststellen, dass Sie Ihre Atmung einander angleichen. Indem Sie gleichzeitig ein- und ausatmen, schaffen Sie eine intime Verbindung.

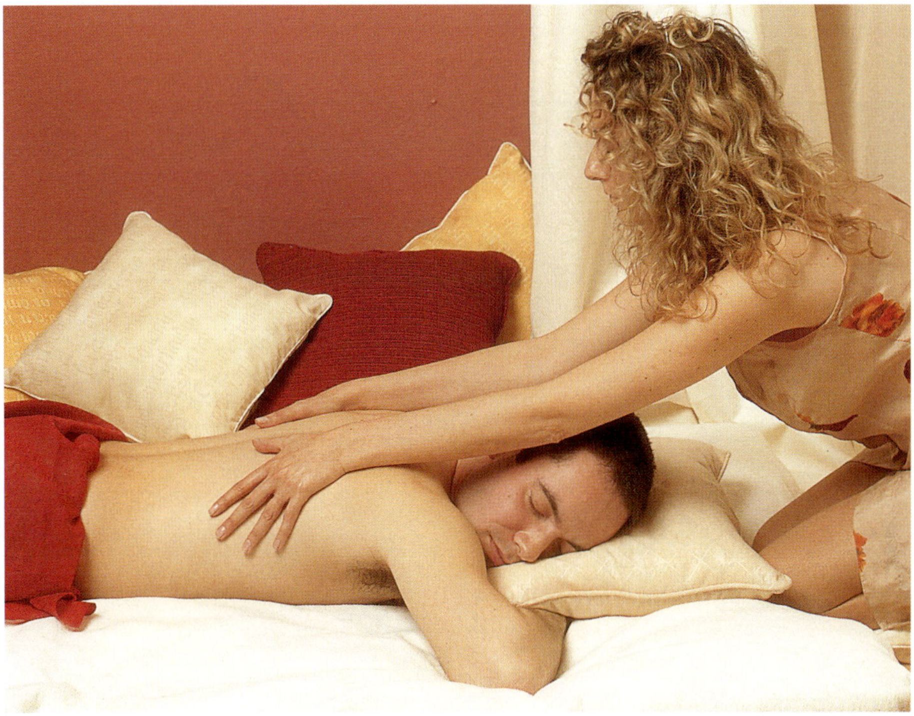

Kreisende Streichung (eine Hand folgt der anderen)

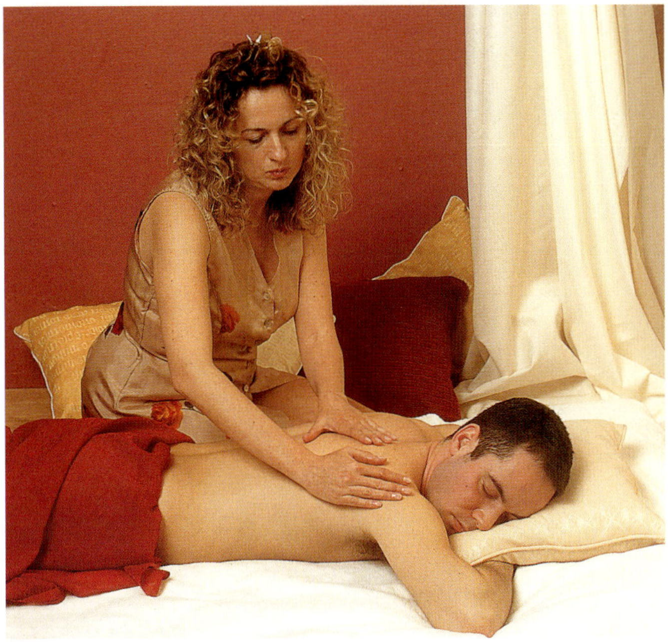

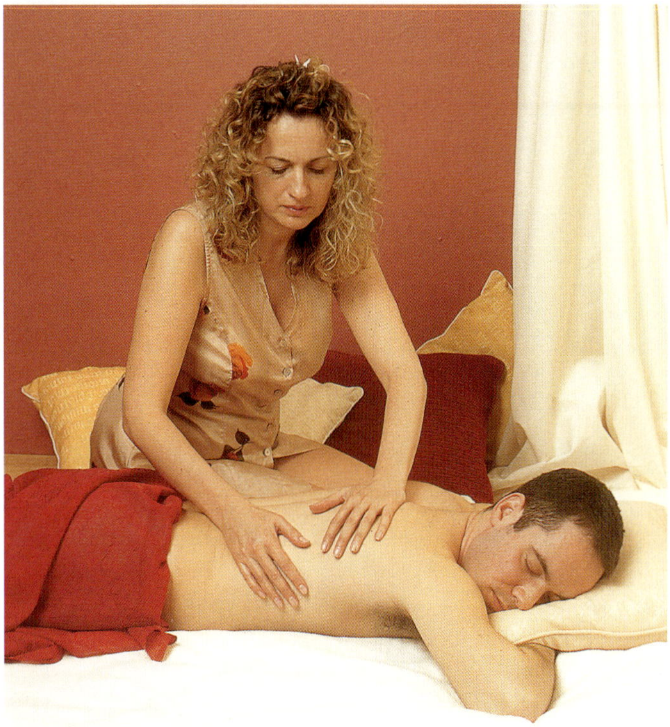

Knien Sie sich an eine Seite Ihres Partners in Höhe seines Pos und legen Sie beide Hände um das Ihnen abgewandte Schulterblatt. Streichen Sie nun in großen Kreisen vom Schulterblatt bis zum Poansatz. Während Sie die kreisenden Bewegungen durchführen, greift eine Hand über die andere.

Achten Sie beim Übergreifen darauf, dass Sie mit einer Hand stets in Kontakt mit Ihrem Partner bleiben. Wenn Sie den Poansatz erreicht haben, gleiten Sie sanft in die Ausgangsposition zurück.

Wiederholen Sie diese Technik an der anderen Seite.

KREISENDE STREICHUNG (EINE HAND LIEGT ÜBER DER ANDEREN)

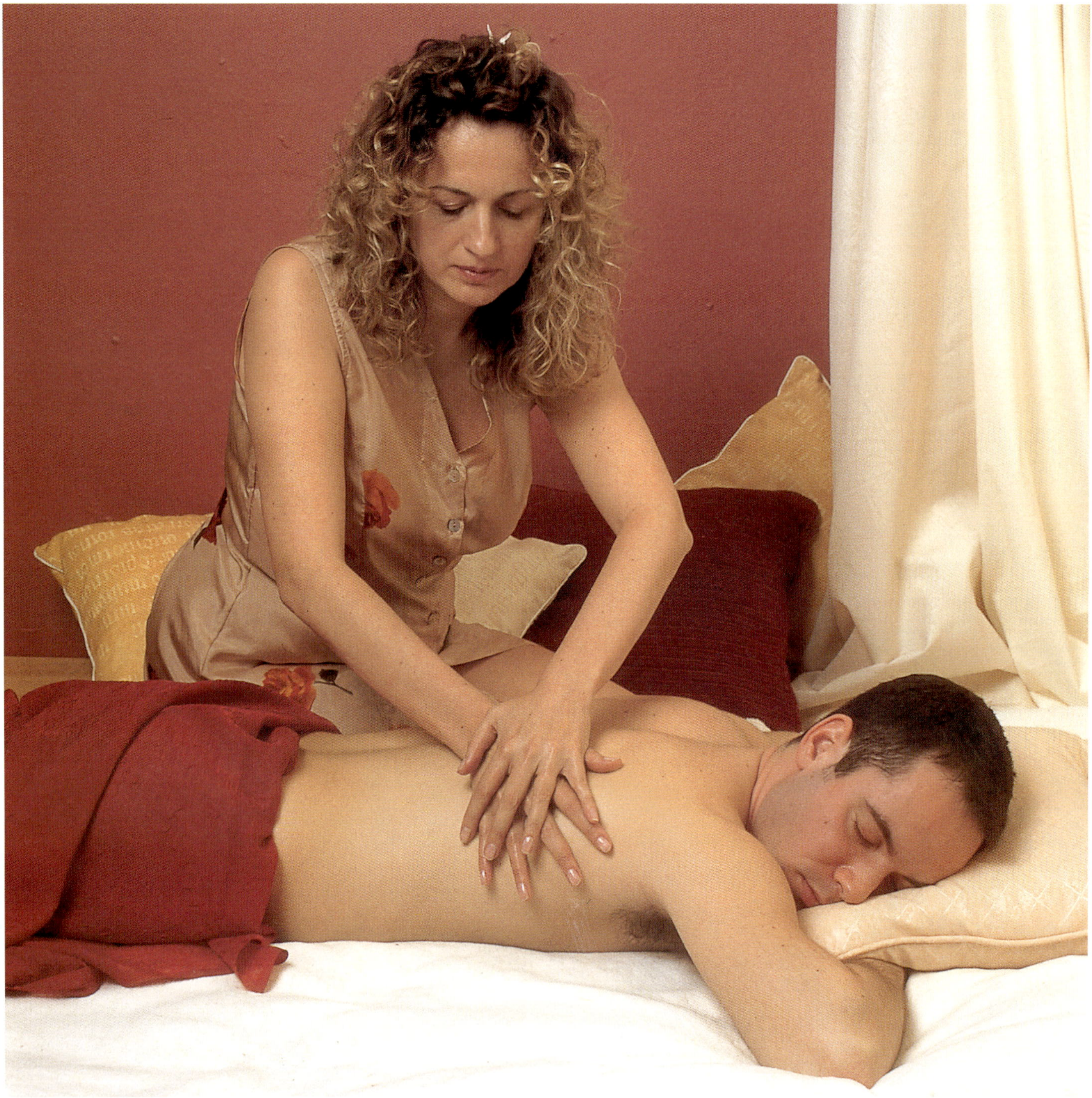

Legen Sie eine Hand über die andere auf das Ihnen abgewandte Schulterblatt und gehen Sie in kreisenden Streichungen bis zum Poansatz. Gleiten Sie anschließend in die Ausgangsposition zurück, ohne Druck auszuüben.
Wiederholen Sie diese Technik an der anderen Seite.

Streichung mit den Fingerspitzen (die Hände wechseln sich ab)

Knien Sie sich neben Ihren Partner in Höhe seines Pos. Beginnen Sie mit der Streichung an den Schulterblättern und gleiten Sie langsam und sanft nur mit den Fingerspitzen einer Hand am Rücken entlang, sodass Sie die Haut nur leicht berühren. Sobald Sie den Poansatz erreichen, nehmen Sie die Hand vorsichtig weg und wiederholen die Streichung mit der anderen Hand.

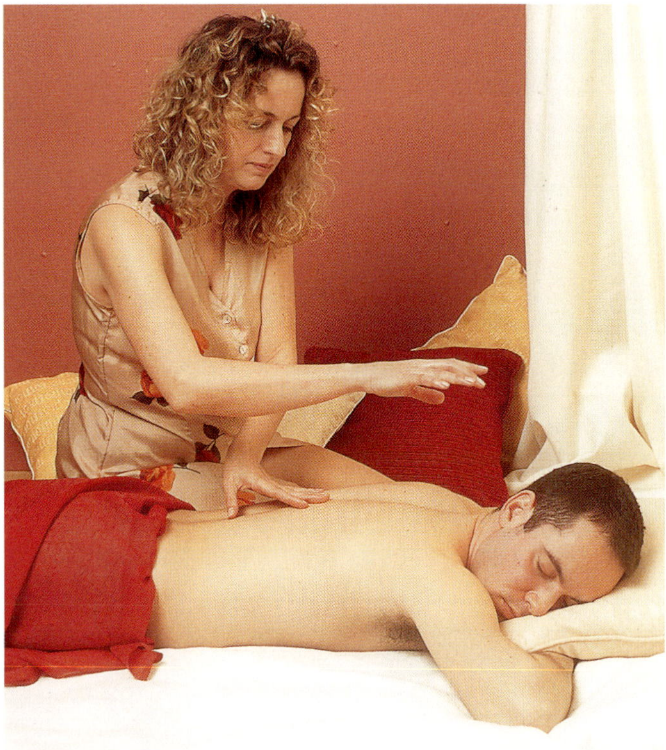

Bei einigen Streichtechniken finden Sie es vielleicht angenehmer sich rittlings auf Ihren Partner zu setzen. Dies hat außerdem den Vorteil, dass Sie ihm dann näher sind.

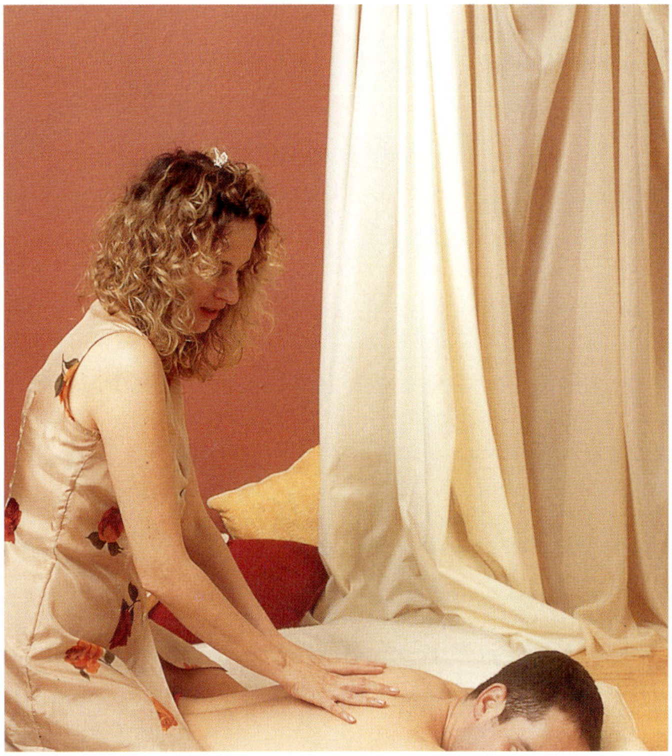

Streichung mit den Fingerspitzen (beide Hände massieren gleichzeitig)

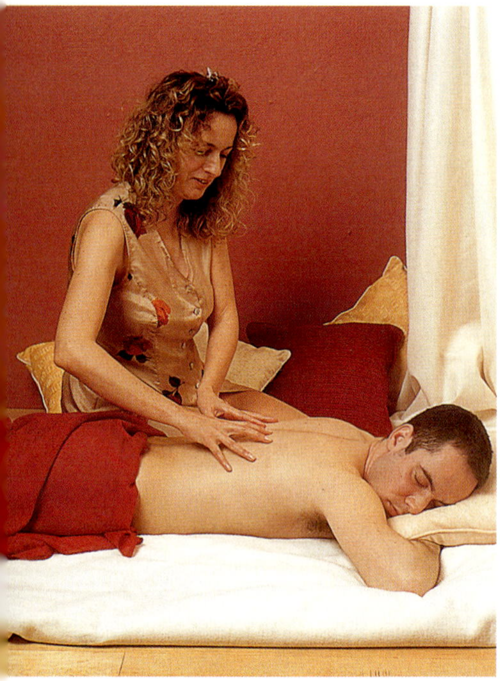

Knien Sie sich neben Ihren Partner in Höhe seines Pos. Beginnen Sie mit der Streichung an den Schulterblättern und gleiten Sie mit den Fingerspitzen beider Hände sanft entlang der Wirbelsäule bis zum Poansatz.

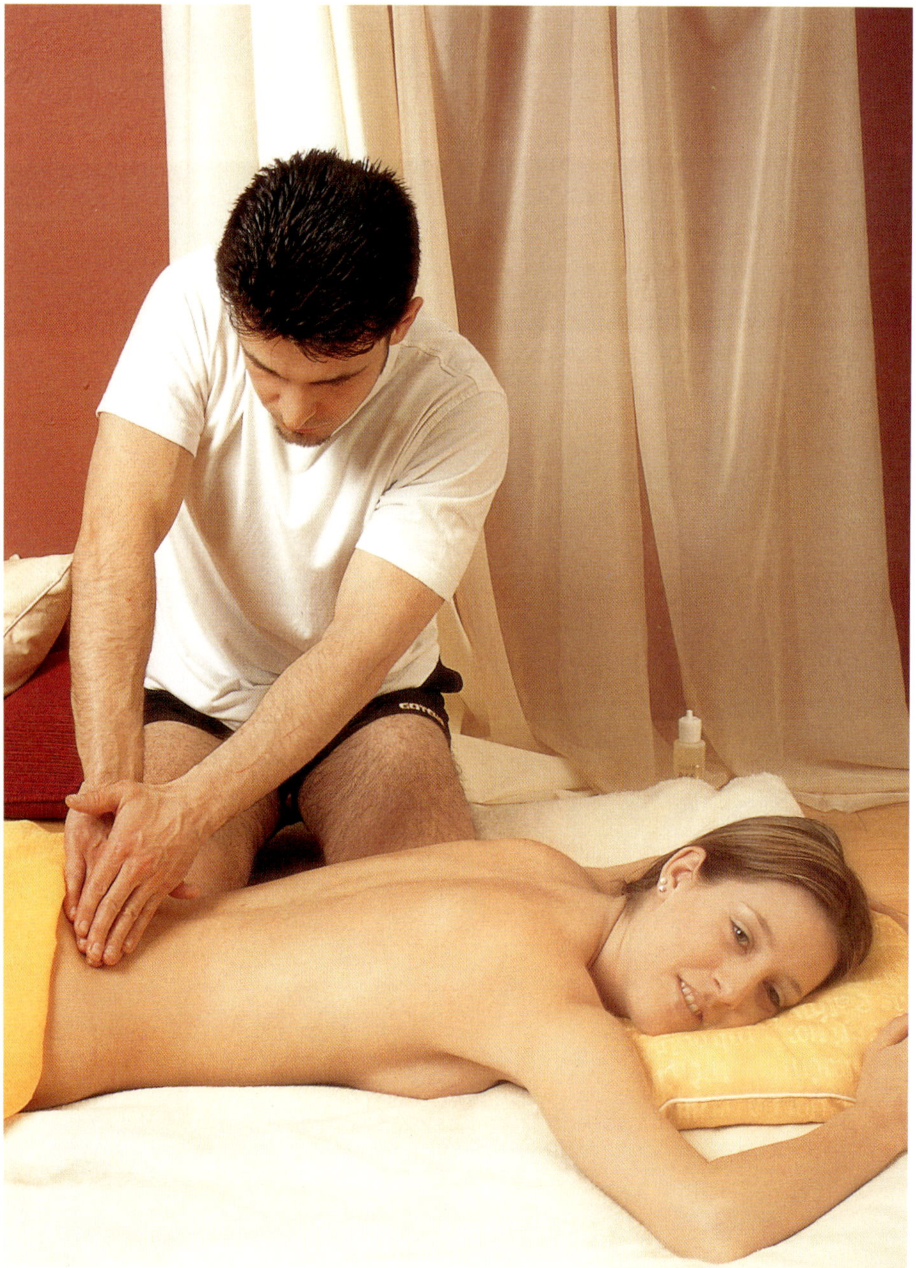

Sanfte Streichungen mit beiden Händen zählen zu den erotischsten Berührungen bei der sinnlichen Partnermassage.

STREICHUNG DER WIRBELSÄULE

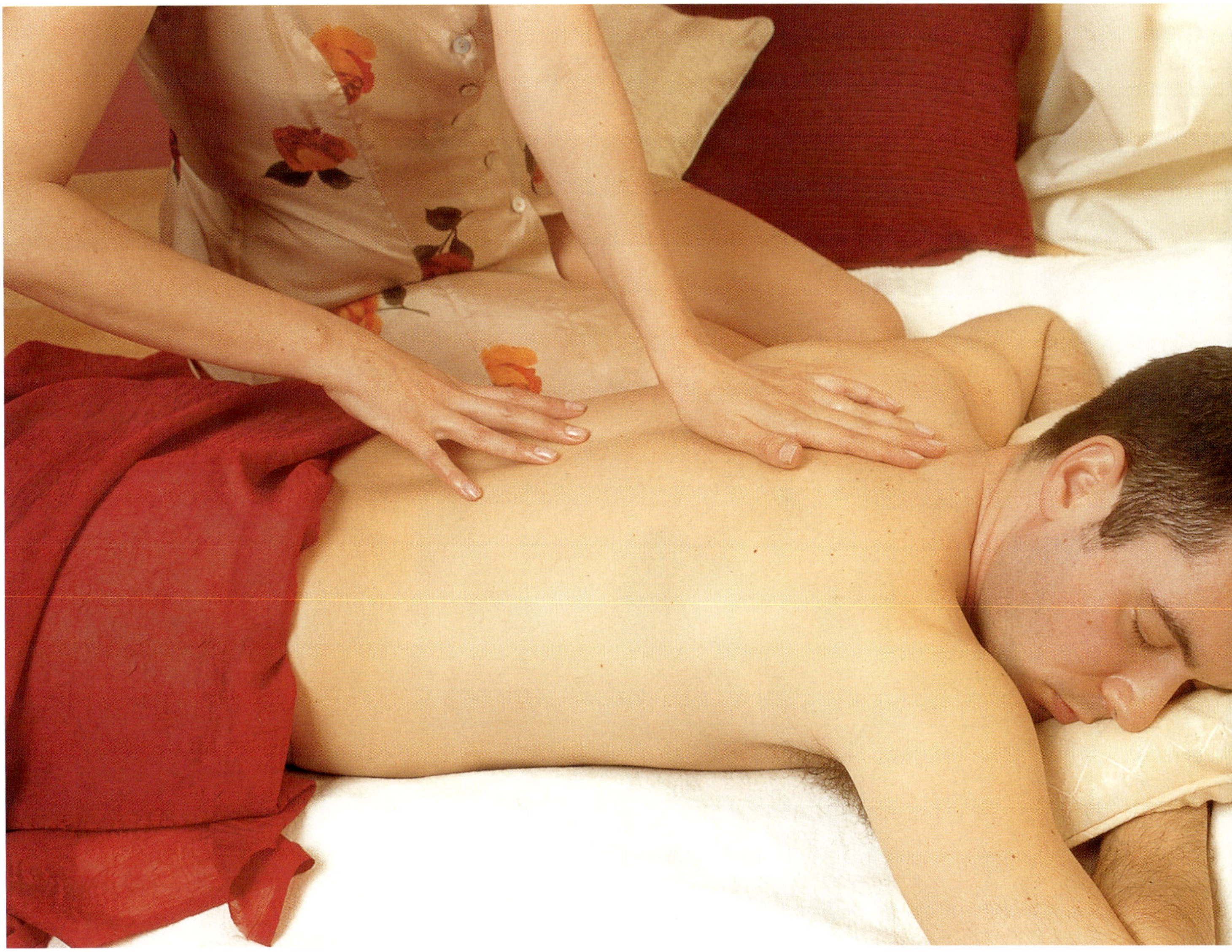

Knien Sie sich neben Ihren Partner in Höhe seines Pos und legen Sie die rechte Hand unterhalb des Nackenansatzes auf die Wirbelsäule. Streichen Sie nun mit der Handfläche und den Fingerspitzen sanft über die Wirbelsäule. Wenn Sie den Poansatz erreichen, nehmen Sie die Hand weg und beginnen gleichzeitig die Streichung mit der anderen Hand.

Wiederholen Sie diese Technik mehrmals, wobei eine Hand der anderen unmittelbar folgt. Ihr Partner sollte das Gefühl haben, dass es sich um eine kontinuierliche, fließende Bewegung handelt.

DIAGONALE STREICHUNG

1
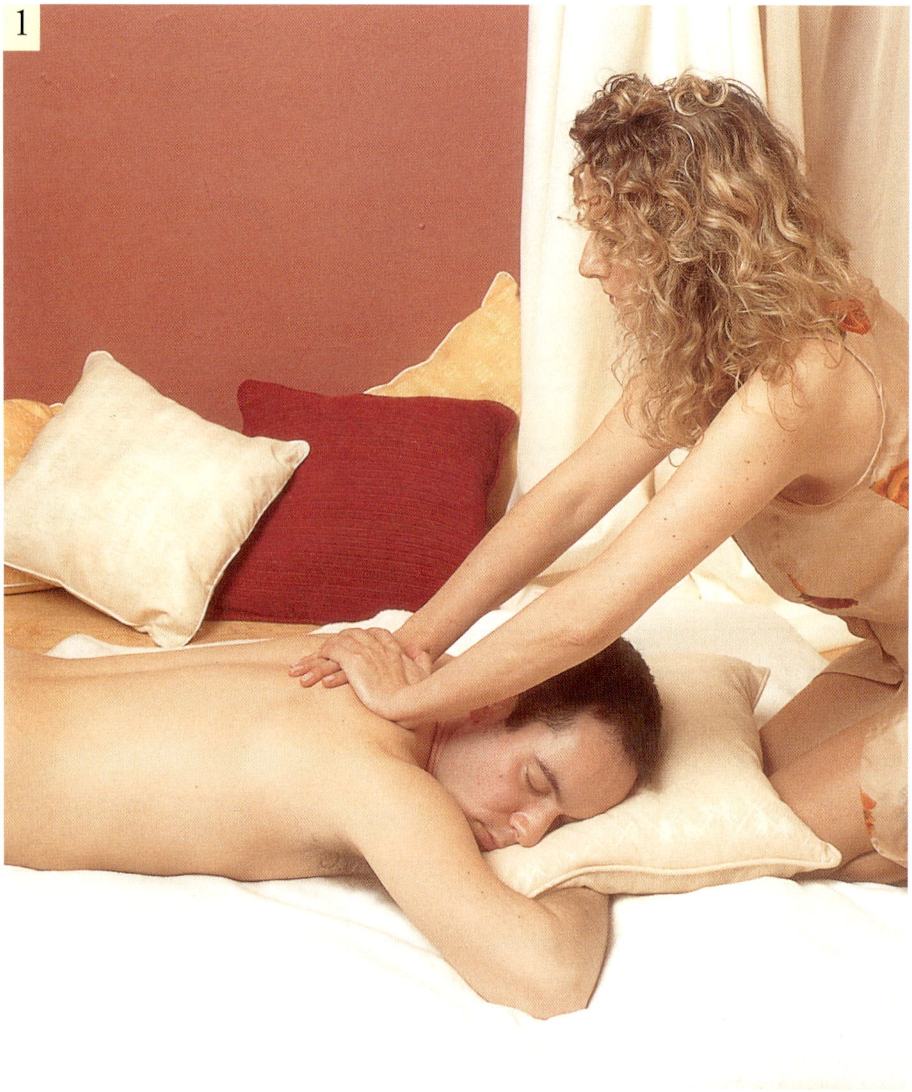

2
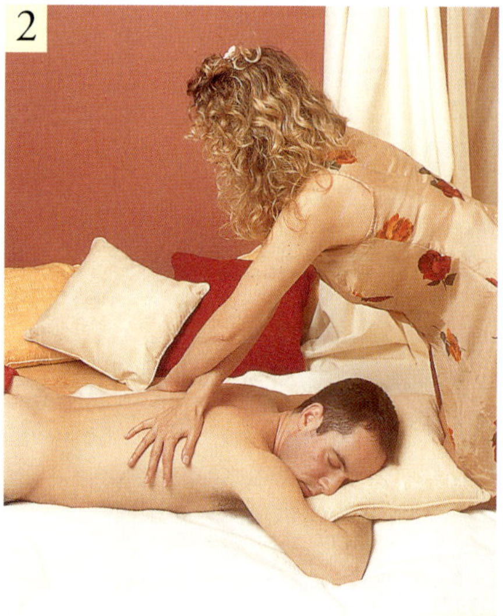

Knien Sie sich vor Ihren Partner und legen Sie die Hände übereinander, unterhalb des Nackenansatzes (Abbildung 1). Streichen Sie nun mit beiden Handflächen langsam in entgegengesetzter Richtung, sodass die Unterarme ein V bilden, wenn Sie die Seiten des Rückens erreichen (Abbildung 2).
Gleiten Sie dann langsam mit beiden Händen zurück und legen Sie sie wieder übereinander. Wiederholen Sie diese Streichtechnik, bis Sie den Poansatz erreichen. Gleiten Sie dann an den Seiten des Rückens in die Ausgangsposition zurück, ohne Druck auszuüben (Abbildung 3).

3
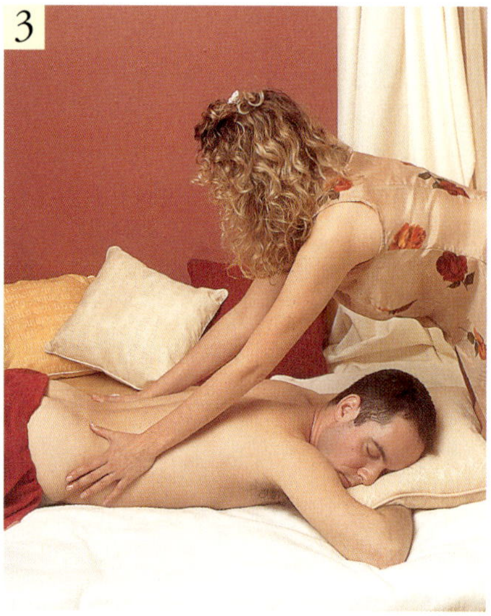

STREICHUNG MIT DEM HANDRÜCKEN

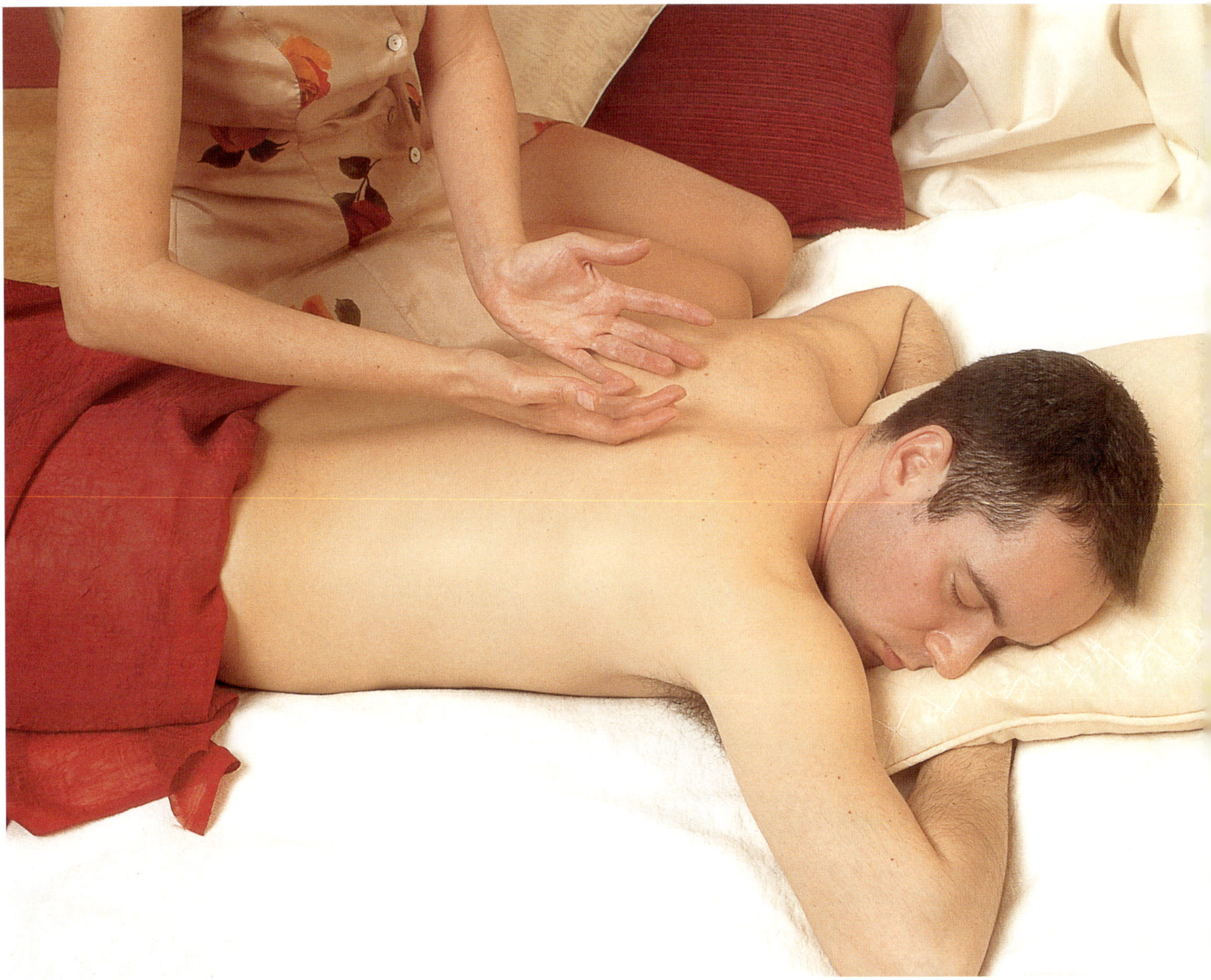

Knien Sie sich neben Ihren Partner in Höhe seines Pos oder setzen Sie sich rittlings auf ihn. Legen Sie die Handrücken auf seine Schulterblätter, unmittelbar neben die Wirbelsäule. Streichen Sie nun behutsam entlang der Wirbelsäule bis zum Poansatz und gleiten Sie anschließend an den Seiten des Rückens sanft in die Ausgangsposition zurück.

Tiefer gehende Techniken

Nachdem Sie nun die fließenden Bewegungen der Streichung beherrschen und Ihr Partner vollkommen entspannt ist, lernen Sie mit den folgenden Techniken, die Massage zu vertiefen.

Knetung

Das Kneten ist eine äußerst wohltuende Technik. Es entspannt die Muskeln, regt den Blutfluss zu den Muskeln, die massiert werden, an und beseitigt Toxine. Kneten Sie nur fleischige Gebiete wie den Po, die Taille oder die Schultern. Hier wird diese Technik anhand der Schultern gezeigt. Legen Sie die Hände flach auf den Bereich, den Sie kneten möchten, ziehen Sie die Muskeln (nicht nur die Haut) vorsichtig hoch und kneten Sie das Gewebe zwischen Daumen und Fingern, wobei Sie es von einer Hand in die andere rollen. Wringen Sie dann die Muskeln so, wie Sie ein nasses Handtuch auswringen. Reduzieren Sie den Druck und kneten Sie auf diese Weise den gesamten Schulterbereich (Abbildung oben).

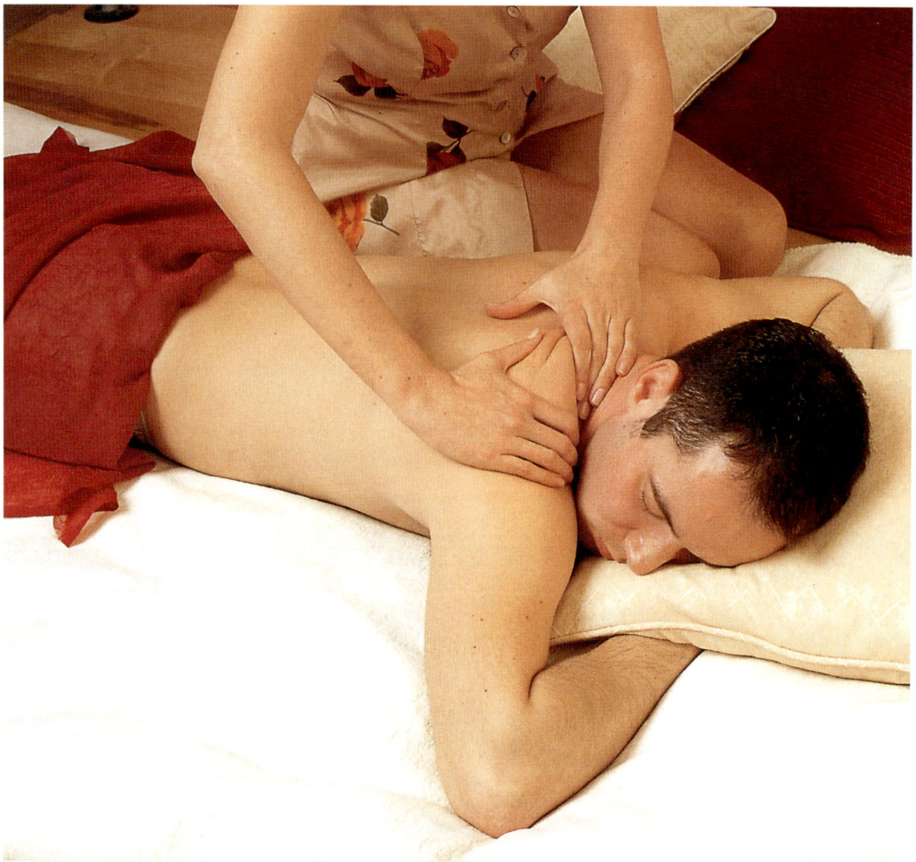

Alternativ können Sie die Muskeln auch mit beiden Händen so kneten, wie Sie einen Teig kneten. Diese Technik ist an der Taille dargestellt (Abbildung unten).

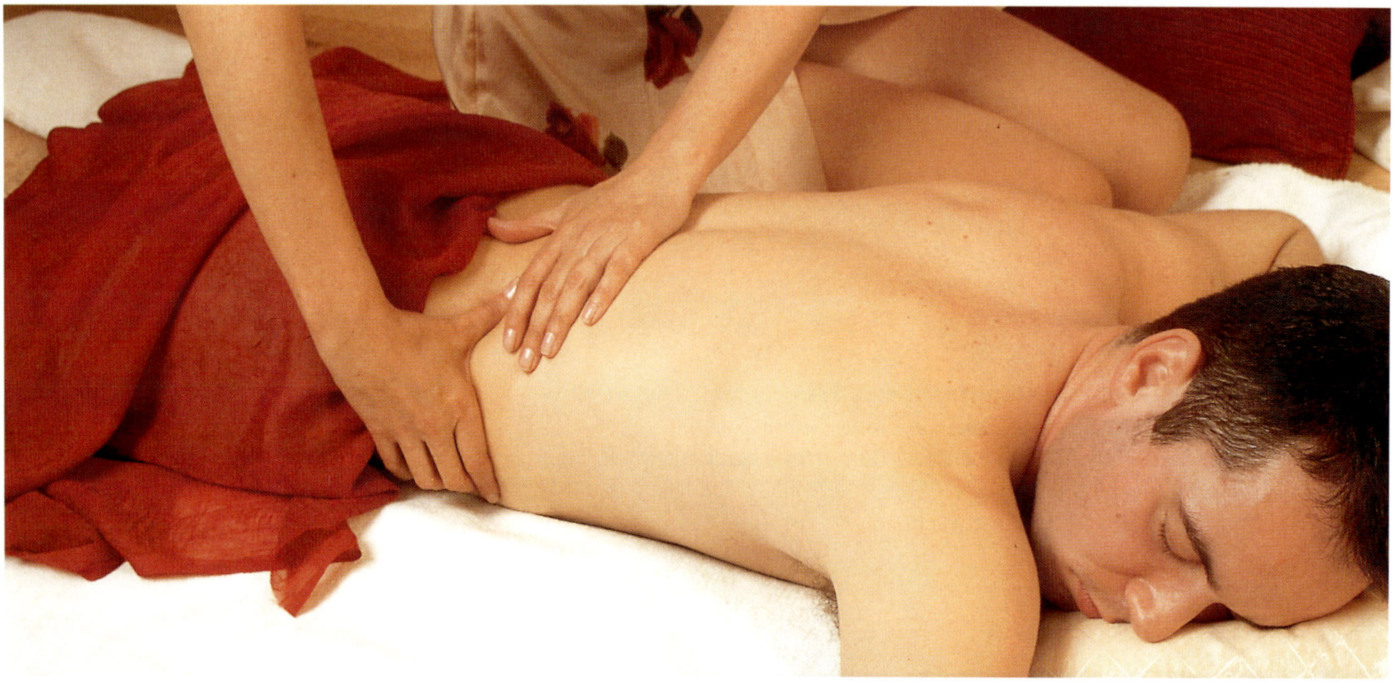

DIE SEITEN NACH OBEN ZIEHEN

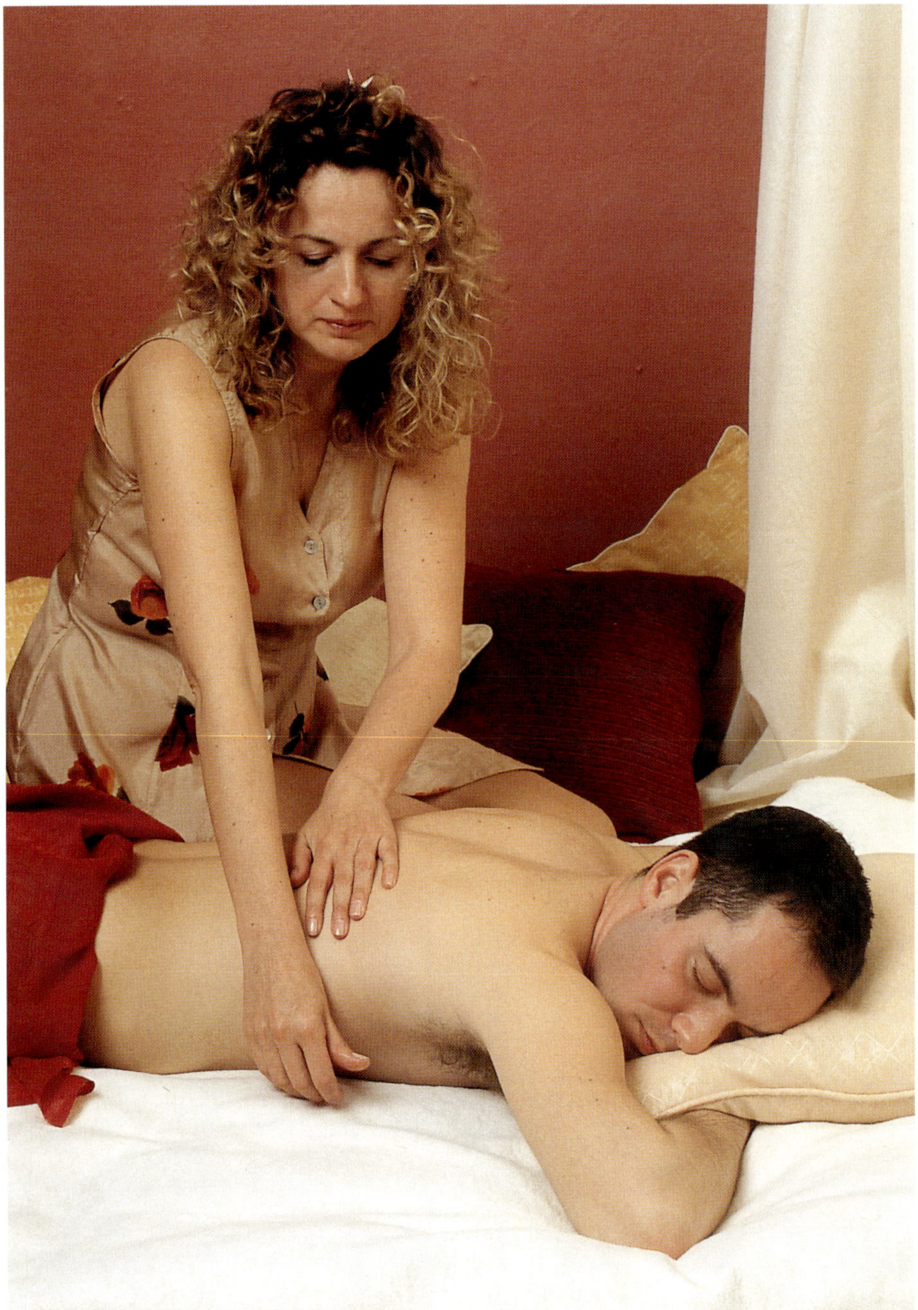

Knien Sie sich neben Ihren Partner in Höhe seines Pos. Legen Sie beide Hände an die Ihnen abgewandte Seite, wobei Ihre Fingerspitzen die Unterlage berühren. Beugen Sie sich über Ihren Partner und streichen Sie die Muskeln mit einer Hand vorsichtig aufwärts zur Körpermitte hin.

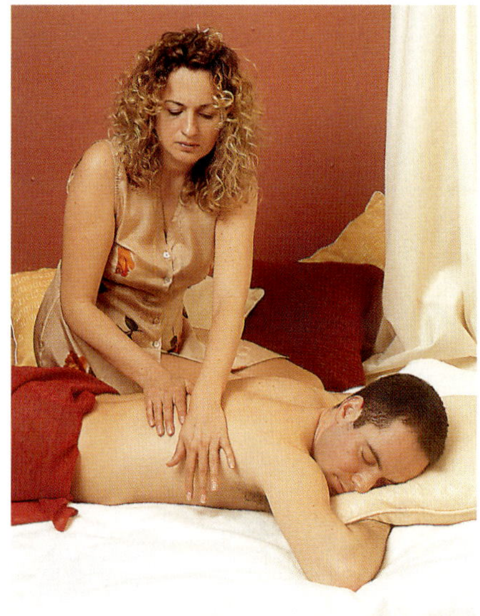

Wenden Sie diese Technik nun mit der anderen Hand an. Arbeiten Sie abwechselnd mit beiden Händen, wobei Sie gleichzeitig nach unten wandern. Wiederholen Sie diese Technik an der anderen Seite.

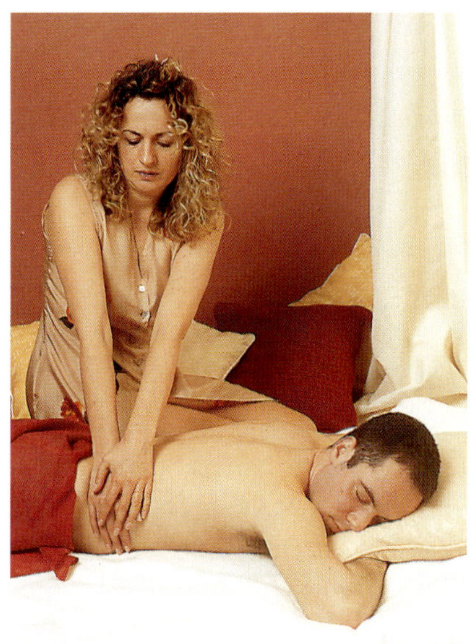

Sie können auch mit übereinander liegenden Händen massieren.

Die Seiten nach unten drücken

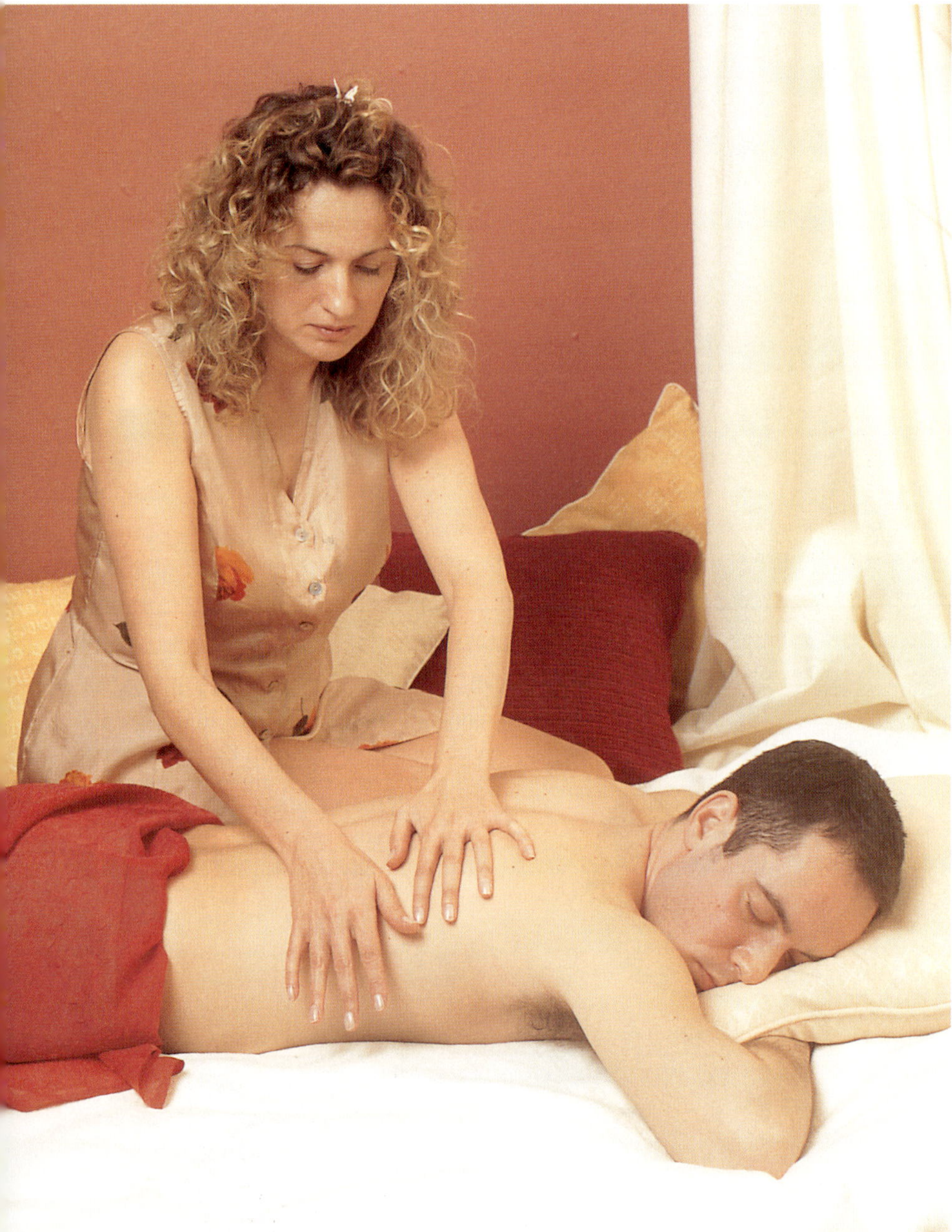

Knien Sie sich neben Ihren Partner in Höhe seines Pos. Legen Sie beide Hände an die Ihnen abgewandte Seite, nahe der Wirbelsäule, ohne diese jedoch zu berühren.

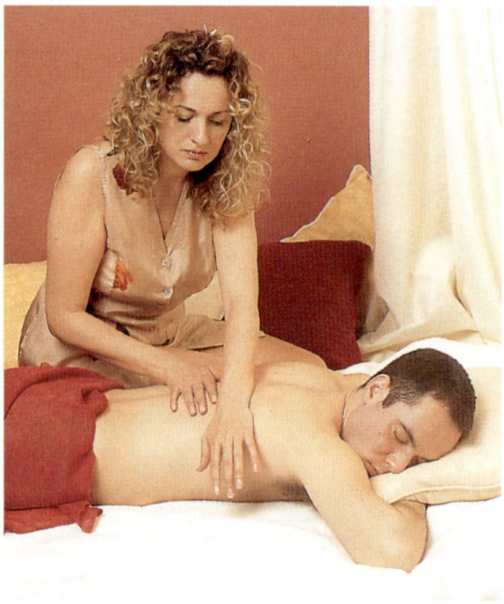

Drücken Sie nun abwechselnd mit beiden Handflächen über den Rücken Ihres Partners, bis Sie die Seite erreichen. Wandern Sie dabei bis zum Poansatz und wieder zurück.
Wiederholen Sie diese Technik an der anderen Seite.

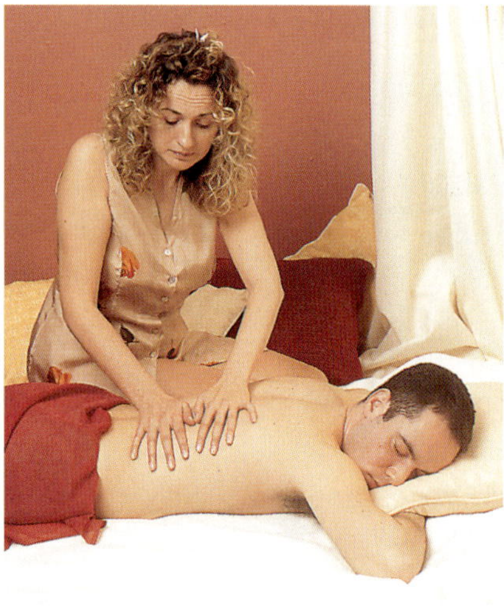

Sie können diese Technik auch mit beiden Händen gleichzeitig anwenden.

Reibung

Mit dieser Technik dringen Sie in tiefer liegendes Gewebe vor und bearbeiten gleichzeitig die Gelenke. Der starke Druck, der bei der Reibung angewendet wird, hilft Verspannungen auf beiden Seiten der Wirbelsäule und um die Schultern abzubauen. In der Regel kommen hierbei die Daumen zum Einsatz, Sie können aber auch mit den Fingerspitzen, den Handballen, den Fingerknöcheln und sogar den Ellbogen arbeiten.

Denken Sie daran den Druck langsam zu verstärken. Sie dürfen niemals von Anfang an kraftvollen Druck ausüben.
Für diese Technik sollten Sie nur wenig Öl verwenden, damit Sie nicht abrutschen und die Massage nur oberflächlich erfolgt. Unterstützen Sie die Arbeit Ihrer Hände mit Ihrem Körpergewicht und fragen Sie Ihren Partner, wie er sich bei der jeweiligen Bewegung fühlt, um ihm kein Unbehagen zu bereiten.

Daumenkreisen

Knien Sie sich neben Ihren Partner in Höhe seines Pos. Legen Sie beide Hände neben die Wirbelsäule, sodass sich die Finger an den Seiten befinden und die Daumen in den Grübchen am Ansatz der Wirbelsäule liegen. Führen Sie nun kleine nach außen gerichtete Kreise mit den Daumen durch.

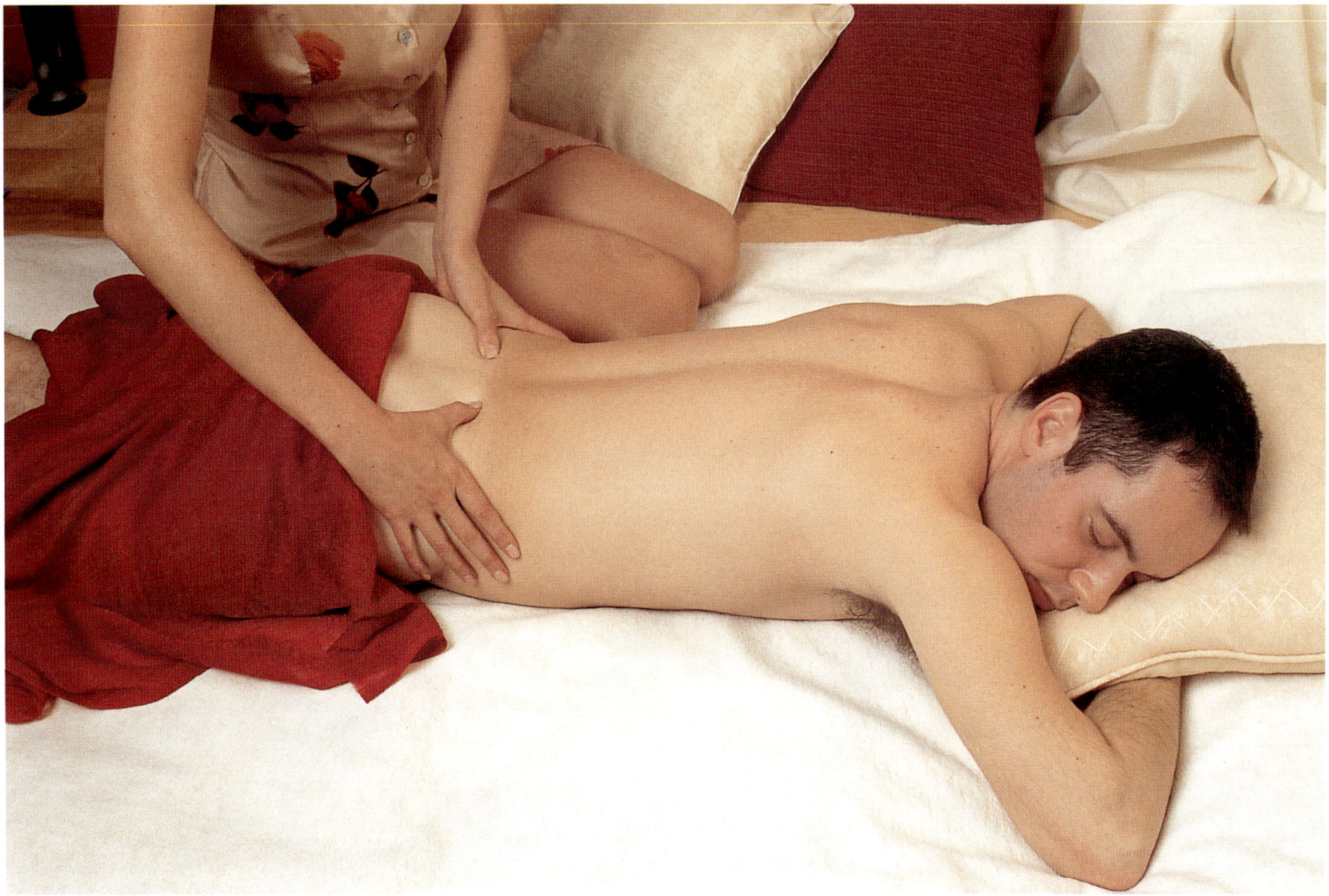

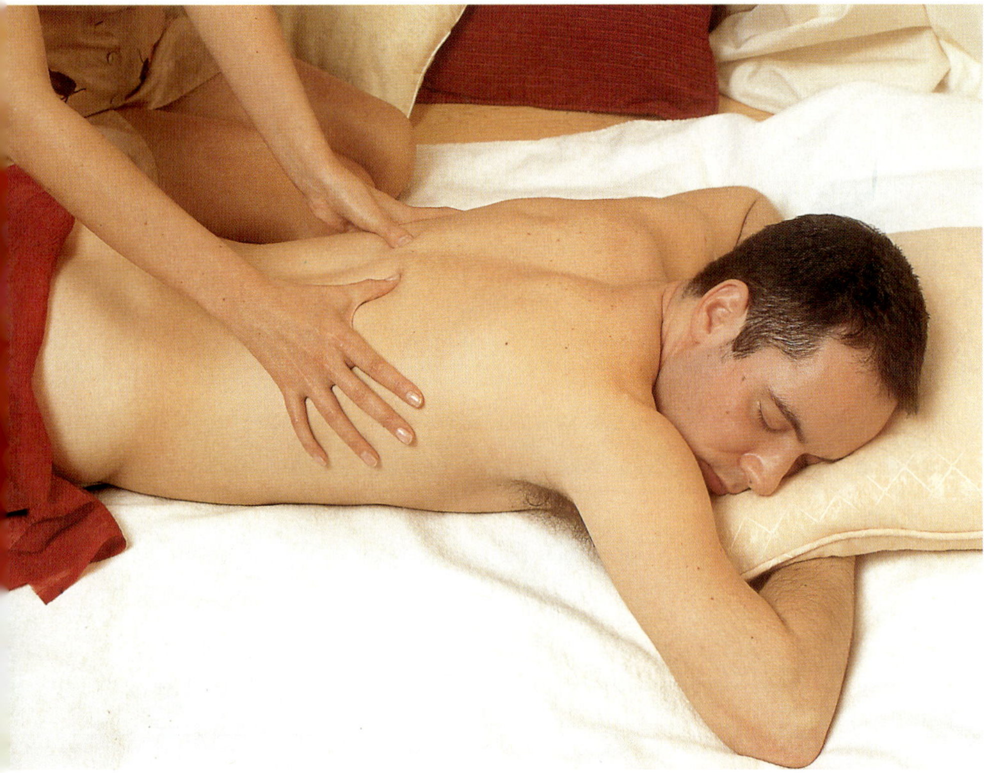

Arbeiten Sie sich langsam nach oben bis zum Nackenansatz. Wenn Sie diese Technik zum ersten Mal anwenden, kann es sein, dass die Daumen schmerzen, da sie diese Belastung noch nicht gewohnt sind. Achten Sie darauf, dass Sie sich nicht verkrampfen, um Verspannungen in den Schultern und im Rücken zu vermeiden.

Wenden Sie diese Technik nun auf den Schulterblättern an. Knien Sie sich hierzu etwas unterhalb der Schultern neben Ihren Partner.

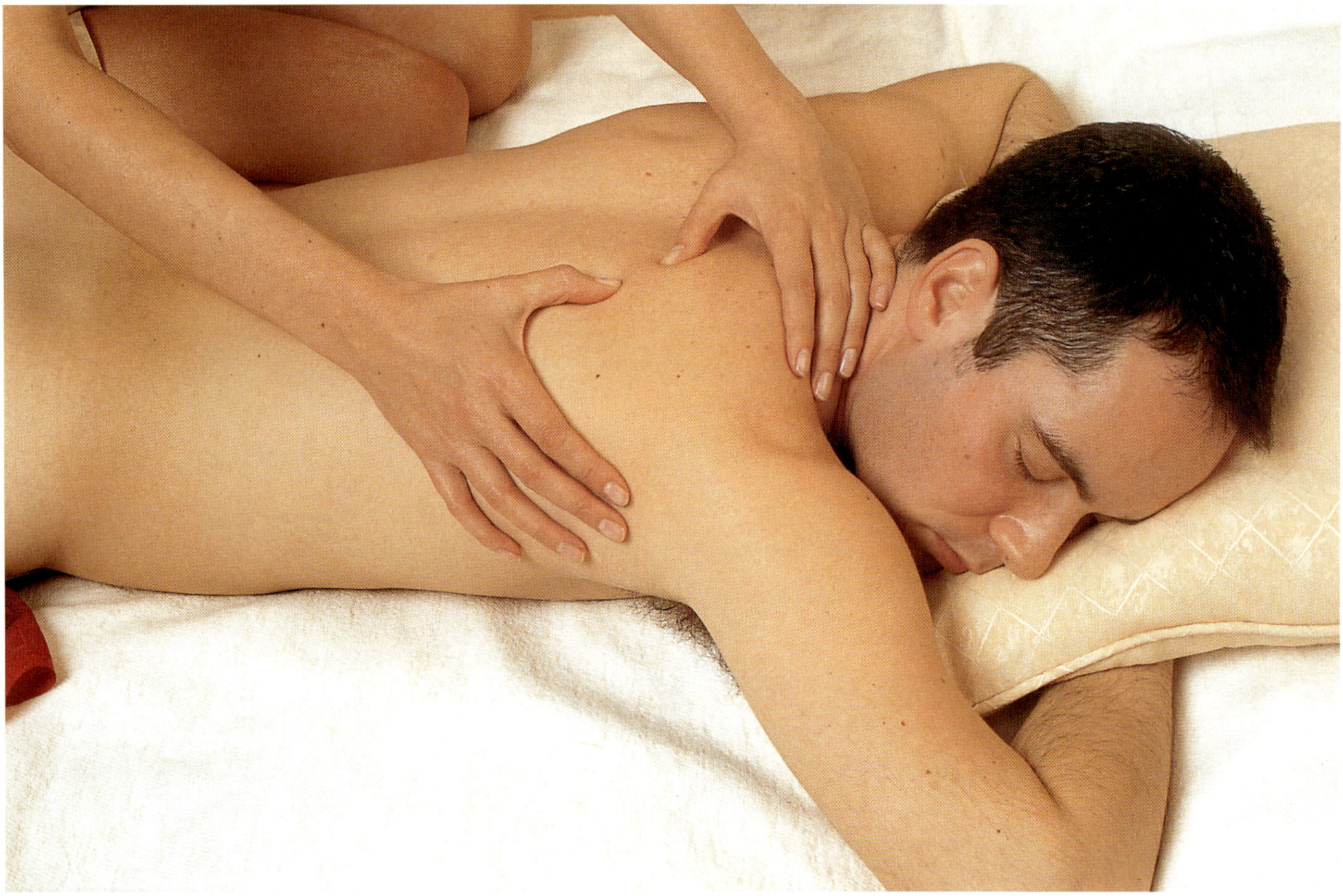

Mit dem Handballen Druck ausüben

Wenn Sie kräftigen Druck ausüben möchten, können Sie auch mit dem Handballen massieren. Hier wird diese Technik an der Rückseite der Oberschenkel gezeigt. Auch für andere fleischige Körperpartien wie zum Beispiel die Pobacken ist diese Technik hervorragend geeignet.

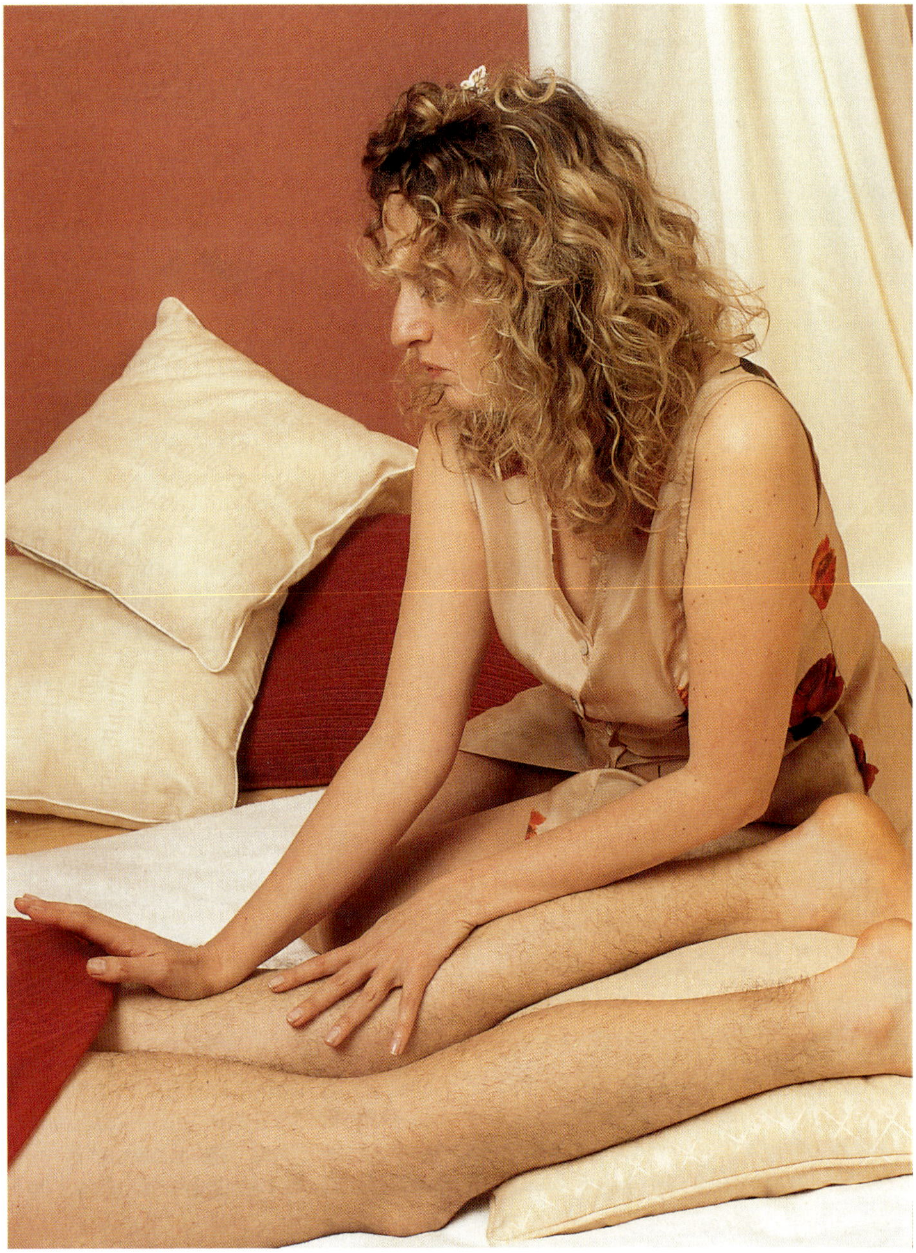

Setzen oder knien Sie sich neben Ihren Partner in Höhe seiner Unterschenkel. Legen Sie die Handballen oberhalb der Kniekehle auf den Oberschenkel. Üben Sie niemals direkt auf die äußerst empfindliche Kniekehle Druck aus. Drücken Sie nun mit einem Handballen kräftig, aber mit Gefühl auf das Gewebe. Gehen Sie bis zum Oberschenkelansatz und wiederholen Sie diese Technik anschließend mit der anderen Hand.

Faustkreisen

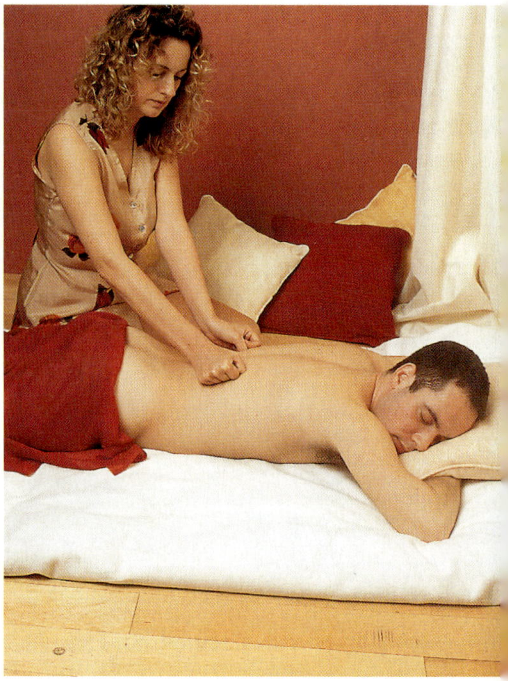

Ballen Sie die Hände zu lockeren Fäusten und legen Sie die Fingerknöchel auf den Rücken Ihres Partners. Kreisen Sie nun vom Poansatz bis zu den Schulterblättern, ohne die Hände vom Körper Ihres Partners zu nehmen.
Wenden Sie diese Technik auch im oberen Brustbereich, an den Handflächen und den Fußsohlen an. Ihr Partner wird begeistert sein!

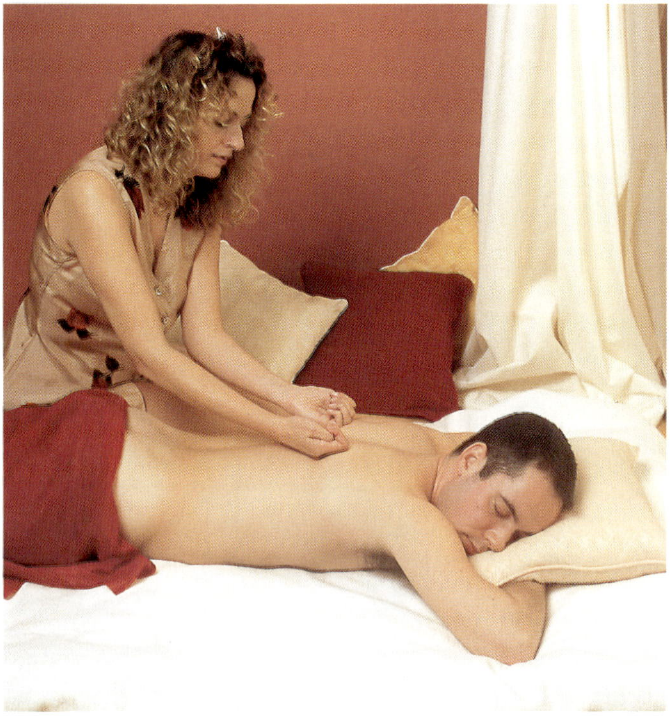

Sie können diese Technik variieren. Knien Sie sich neben Ihren Partner in Höhe seines Pos. Ballen Sie die Hände zu lockeren Fäusten und legen Sie die Handrücken an den Poansatz. Drücken Sie nun mit den Fingerknöcheln in das Gewebe. Gehen Sie dabei in einer Linie bis zu den Schulterblättern und wieder zurück.

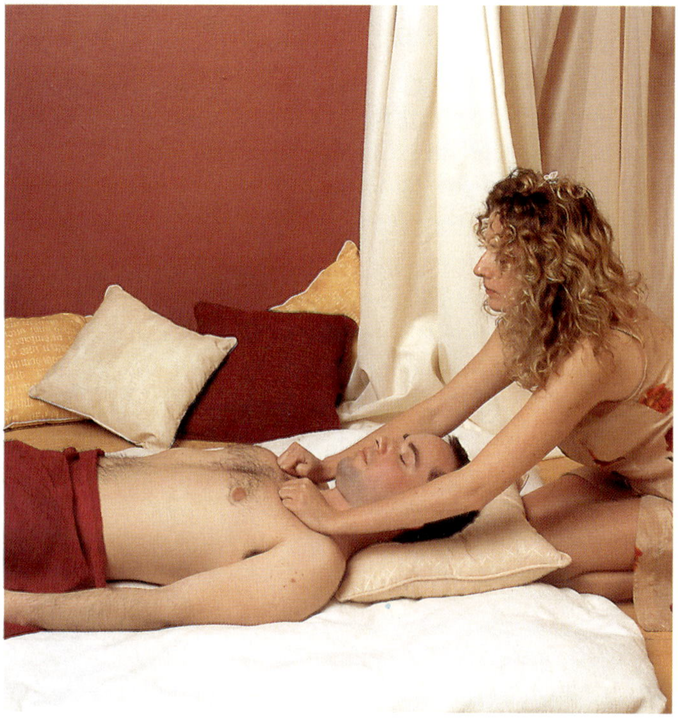

Auch für Brust und Bauch ist diese Technik empfehlenswert. Knien Sie sich vor Ihren Partner, ballen Sie die Hände zu lockeren Fäusten und legen Sie sie mit den Handflächen nach unten auf den oberen Brustbereich. Drücken Sie nun mit den Fingerknöcheln in das Gewebe. Gehen Sie dabei in einer Linie bis zum Nabel und wieder zurück.

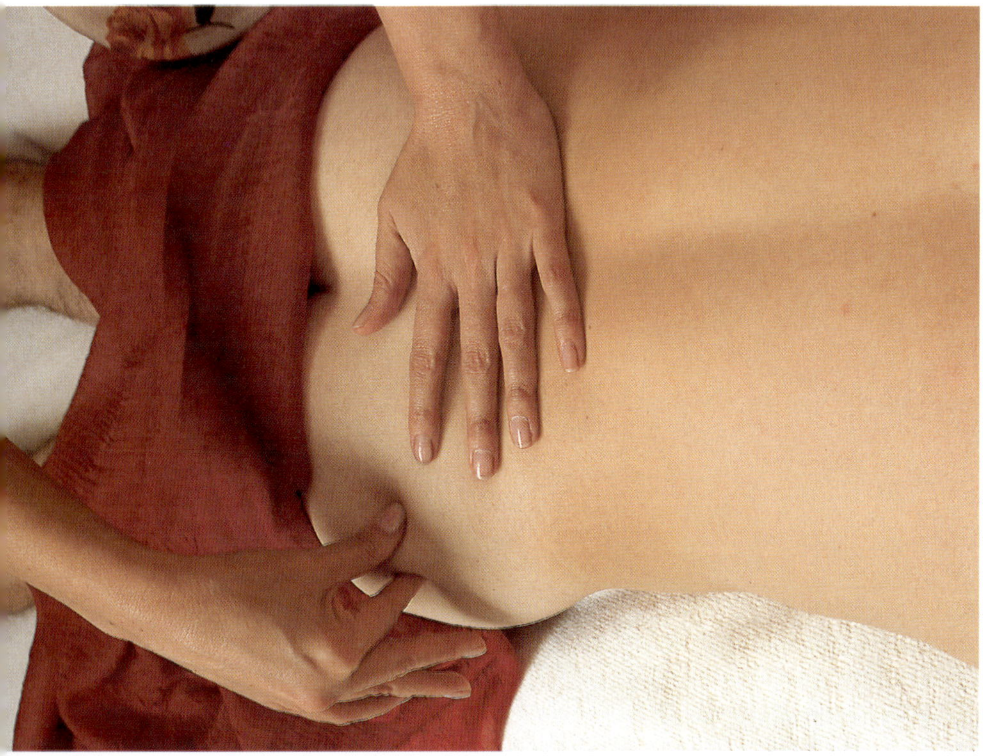

Zupfen

Legen Sie beide Hände an den Poansatz. Zupfen Sie das Gewebe vorsichtig mit Daumen und Zeigefinger und lassen Sie es durch die Finger gleiten.
Auch diese Technik ist hervorragend geeignet, um fleischige und muskulöse Körperteile wie die Pobacken und die Oberschenkel zu bearbeiten. Das Zupfen regt nicht nur die Durchblutung an und strafft die Haut, es ist auch eine äußerst sinnliche Massagetechnik mit der Sie Ihren Partner verwöhnen können.

Massageschritte

Bei der sinnlichen Partnermassage gibt es keine festgelegte Reihenfolge, nach der sich die einzelnen Behandlungen richten müssen. Finden Sie zusammen mit Ihrem Partner heraus, welche Techniken Sie bevorzugen und verlassen Sie sich stets auf Ihre Intuition. Gehen Sie auf die Wünsche Ihres Partners ein und fragen Sie ihn, welche Anwendungen er bevorzugt, denn es ist nicht nur äußerst angenehm eine Massage zu geben, sondern auch zu empfangen.

Im Folgenden finden Sie eine Möglichkeit, wie Sie den Ablauf einer Ganzkörpermassage, die etwa 90 Minuten dauert, gestalten können. Wenn Sie diese Zeit nicht zur Verfügung haben, konzentrieren Sie sich auf zwei oder drei ausgewählte Bereiche, die Sie intensiv massieren. Seien Sie dabei stets spontan und intuitiv!

Betrachten Sie die sinnliche Partnermassage nicht nur als Vorspiel vor dem eigentlichen Liebesakt, denn auch für sich allein ist diese Form der Massage äußerst wohltuend und bringt Harmonie in Ihre Beziehung. Denken Sie daran, eine romantische Atmosphäre zu schaffen, bevor Sie mit der Massage beginnen. Kerzen, gedämpftes Licht, Duftlampen und sanfte Musik sorgen für die richtige Einstimmung.

Gehen Sie alle Massageschritte, die in diesem Kapitel beschrieben werden, durch und wählen Sie dann diejenigen aus, die Ihnen am meisten zusagen.

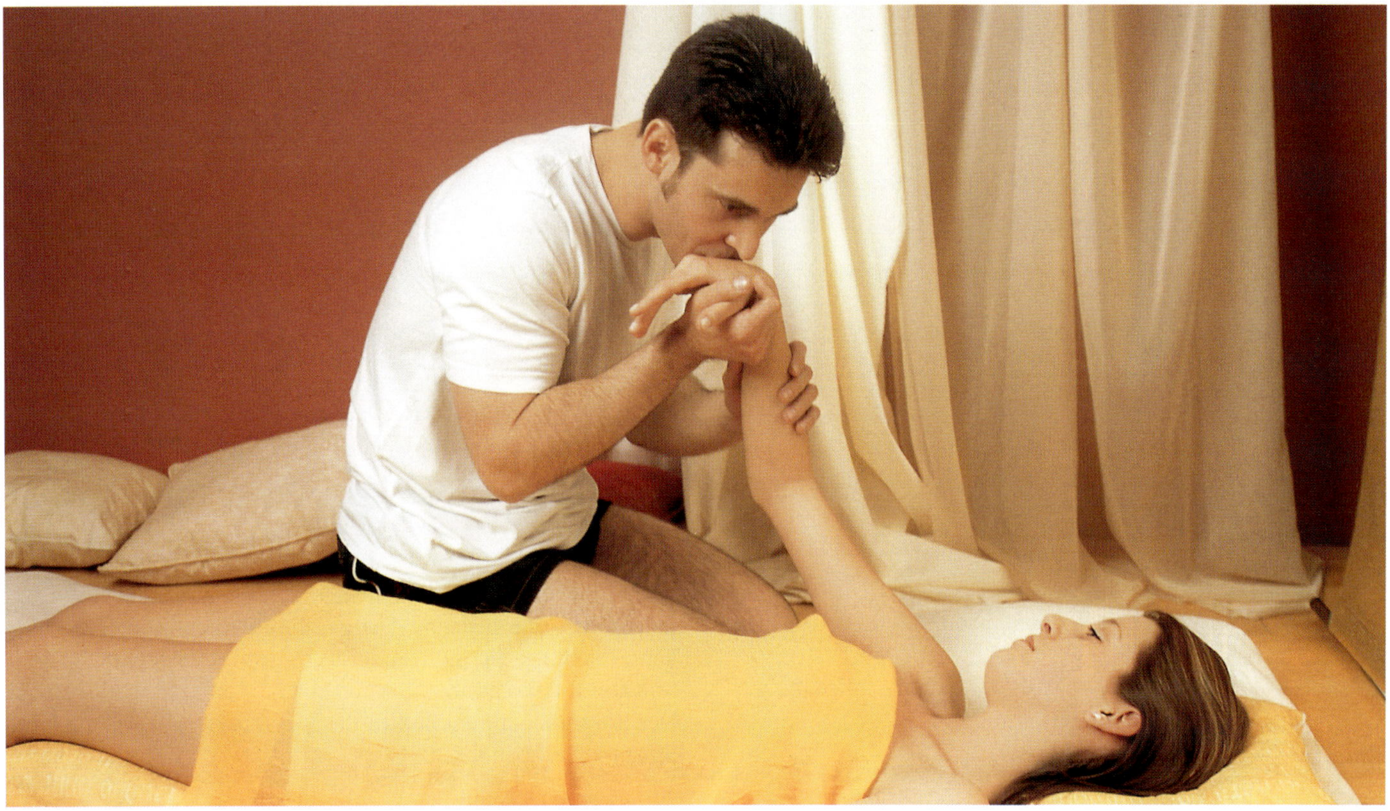

RÜCKENMASSAGE

Die Rückenmassage zählt zu den sinnlichsten Behandlungen. Wenn Sie nur wenig Zeit zur Verfügung haben, sollten Sie auf jeden Fall den Rücken in die Massage einbeziehen.
Viele Menschen leiden unter Verspannungen im Rücken- und Schulterbereich. Stress, eine schlechte Haltung, intensive Gartenarbeit oder sportliche Aktivitäten können zu Verspannungen führen.
Bitten Sie Ihren Partner, sich auf den Bauch zu legen. Positionieren Sie ein Kissen unter seinen Fußknöcheln und eines unter Kopf und Schultern. Die Hände sollten entspannt neben dem Kopf liegen (siehe Abbildung unten) und Sie sollten den Körper Ihres Partners mit Badetüchern oder einer Decke schützen.

SCHRITT 1 EINSTIMMUNG

Knien Sie sich neben Ihren Partner. Legen Sie eine Hand sanft auf seinen Kopf und die andere an den Wirbelsäulenansatz.

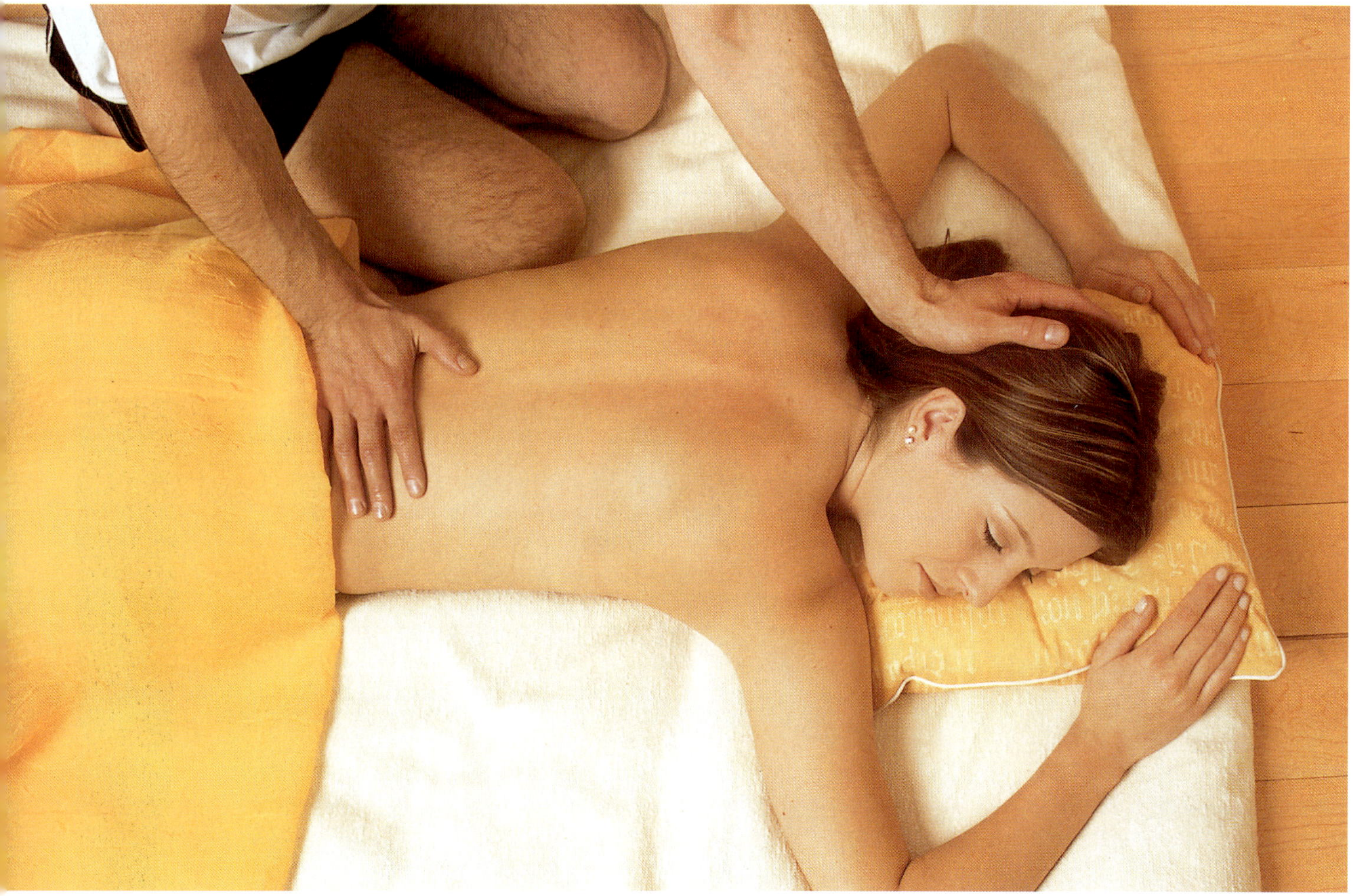

Atmen Sie mehrmals tief durch, um vollkommen zu entspannen, sodass die heilende Energie durch Ihren Körper fließen kann. Nehmen Sie die Hände nach etwa einer Minute behutsam von Ihrem Partner.
Der Körperkontakt zu Beginn der Massage ist sehr wichtig, um Spannungen abzubauen.

SCHRITT 2 LANGE STREICHUNG DES RÜCKENS

Knien Sie sich neben Ihren Partner und verteilen Sie das Massageöl mit streichenden Bewegungen auf seinem Rücken. Legen Sie die Hände an den Poansatz zu beiden Seiten der Wirbelsäule. Die Finger zeigen nach oben.

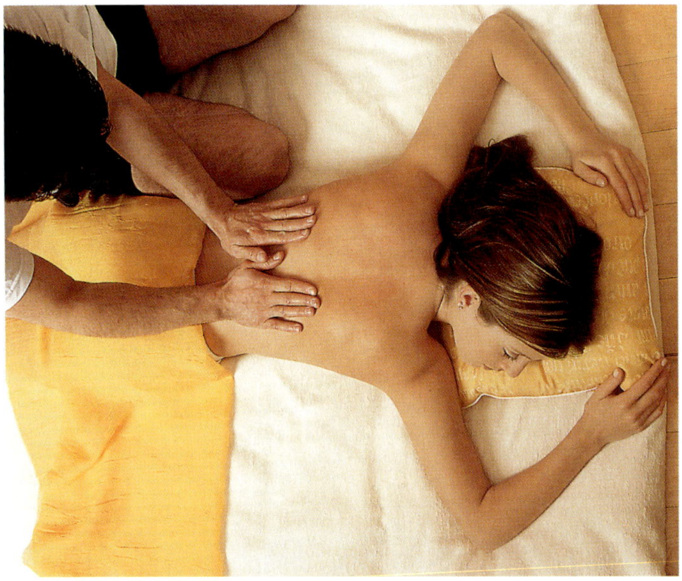

Streichen Sie mit beiden Handflächen über den Rücken bis zum Nackenansatz. Unterstützen Sie die Bewegung mit Ihrem Körpergewicht, indem Sie sich nach vorne beugen. Dadurch können Sie den Druck verstärken.

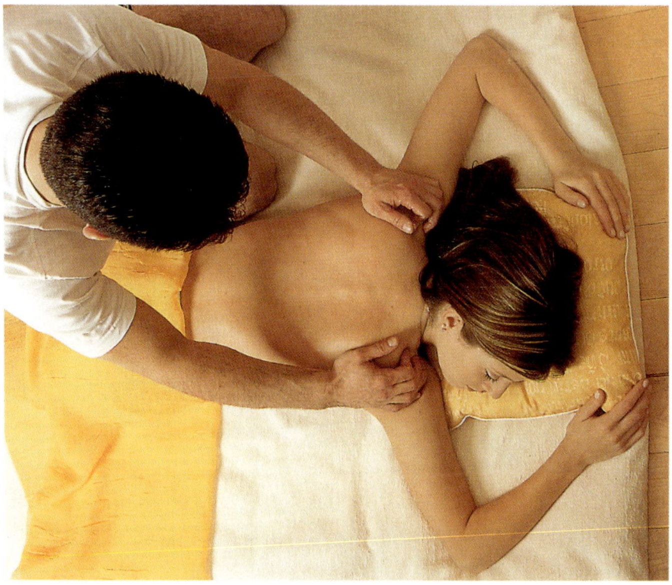

Streichen Sie nun über die Schultern, wobei Sie Ihre Hände den Konturen der Schultern anpassen.

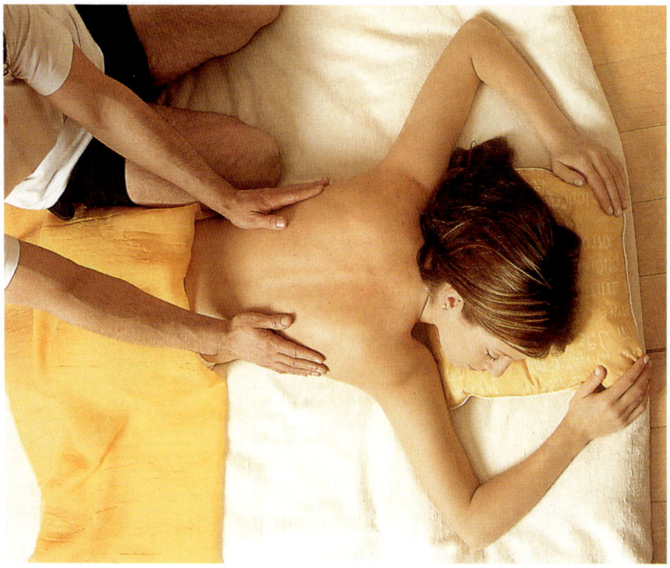

Gleiten Sie an den Seiten in die Ausgangsposition zurück, ohne Druck auszuüben.
Wiederholen Sie diese lange Streichung mehrmals, um einen Rhythmus zu finden, der Ihrem Partner behagt, und um Ihren Partner mit Ihren Händen vertraut zu machen.

SCHRITT 3 STREICHUNG DES RÜCKENS IN ENTGEGENGESETZTER RICHTUNG

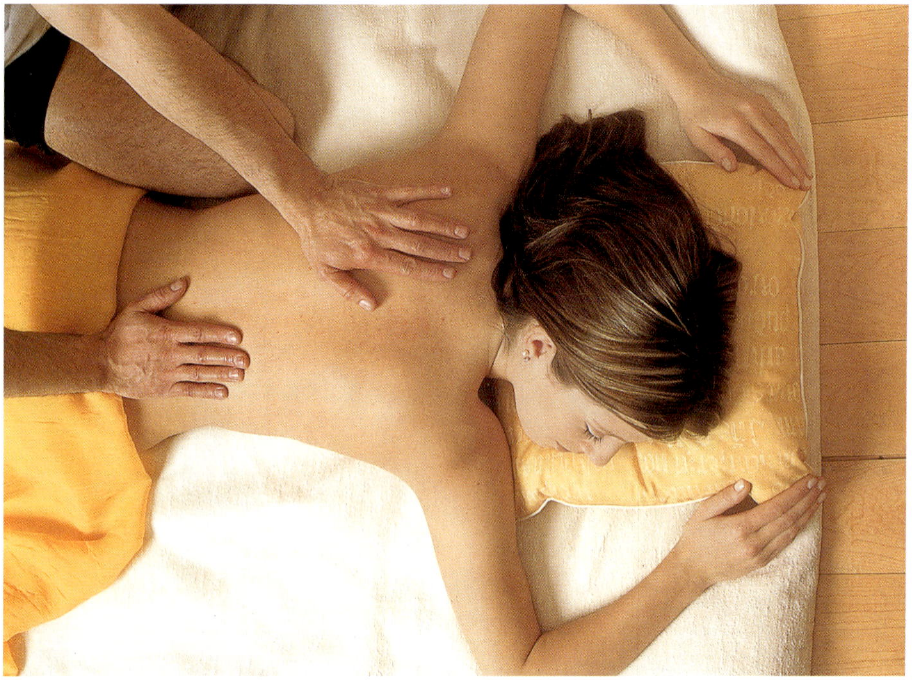

Legen Sie die linke Hand auf das linke Schulterblatt und die rechte Hand rechts an den Poansatz. Die Finger zeigen nach oben.

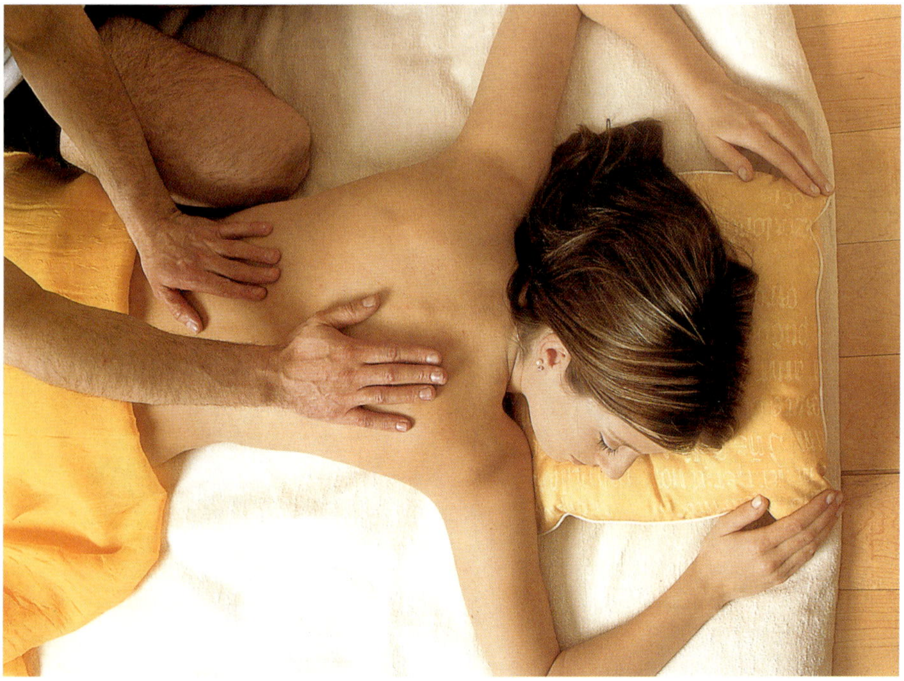

Streichen Sie mit der rechten Hand kräftig bis zum Schulterblatt und gleichzeitig mit der linken Hand bis zum Poansatz. Ihr Partner wird diese Technik genießen, mit der Sie Rückenverspannungen lösen können.

SCHRITT 4 KREISENDE STREICHUNG DES RÜCKENS

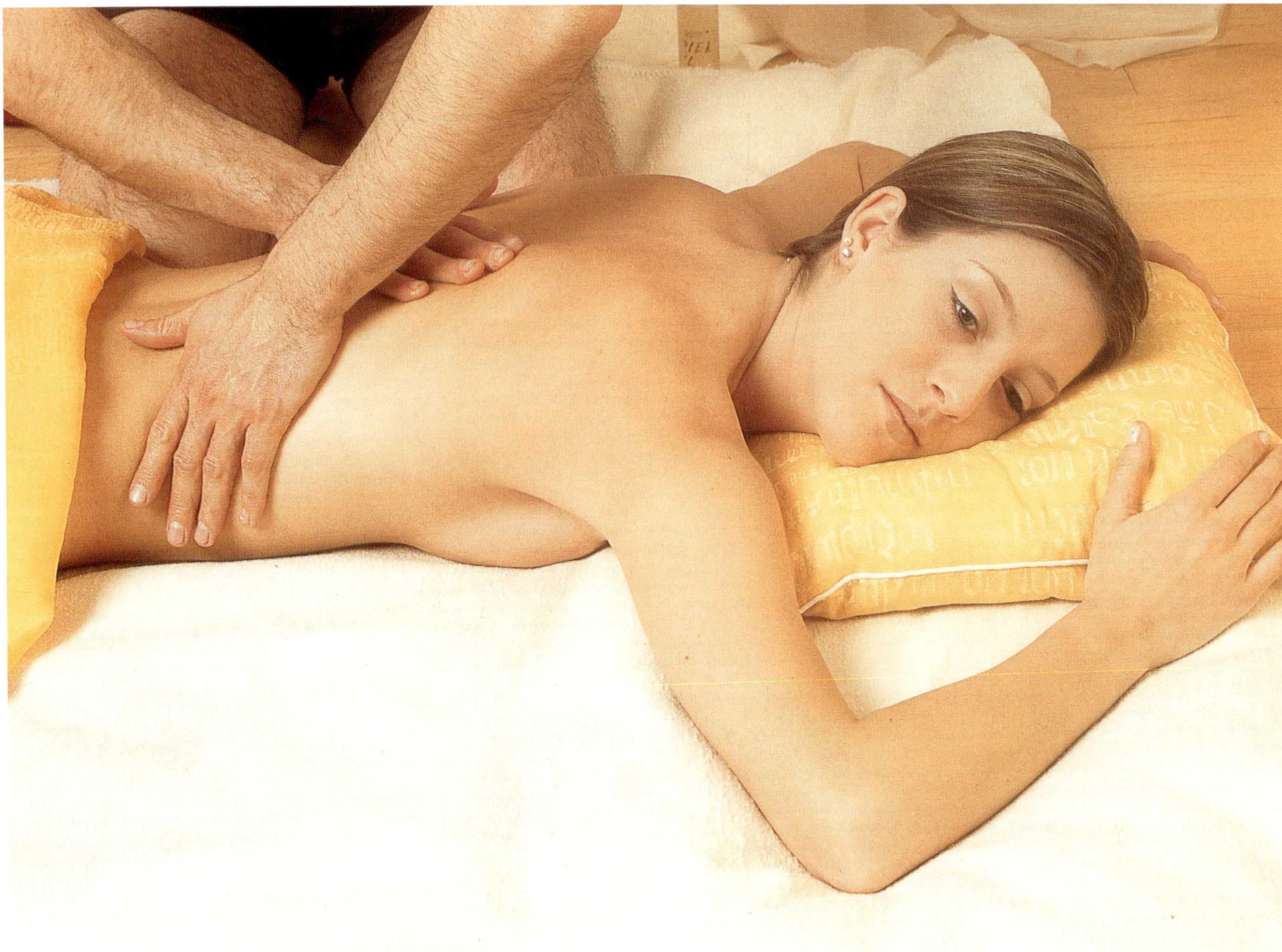

Knien Sie sich neben Ihren Partner und legen Sie beide Hände auf das Ihnen abgewandte Schulterblatt. Streichen Sie nun mit den Handflächen nach unten, wobei Ihre Hände Kreise über den Rücken beschreiben. Hierzu müssen Sie abwechselnd eine Hand über die andere heben. Achten Sie dabei darauf, dass Sie stets mit einer Hand in Kontakt mit Ihrem Partner bleiben. Beide Hände kreisen im Uhrzeigersinn über den Rücken.
Wiederholen Sie diese Technik anschließend an der anderen Seite des Rückens.

SCHRITT 5 DEN RÜCKEN MIT DEN HÄNDEN DEHNEN

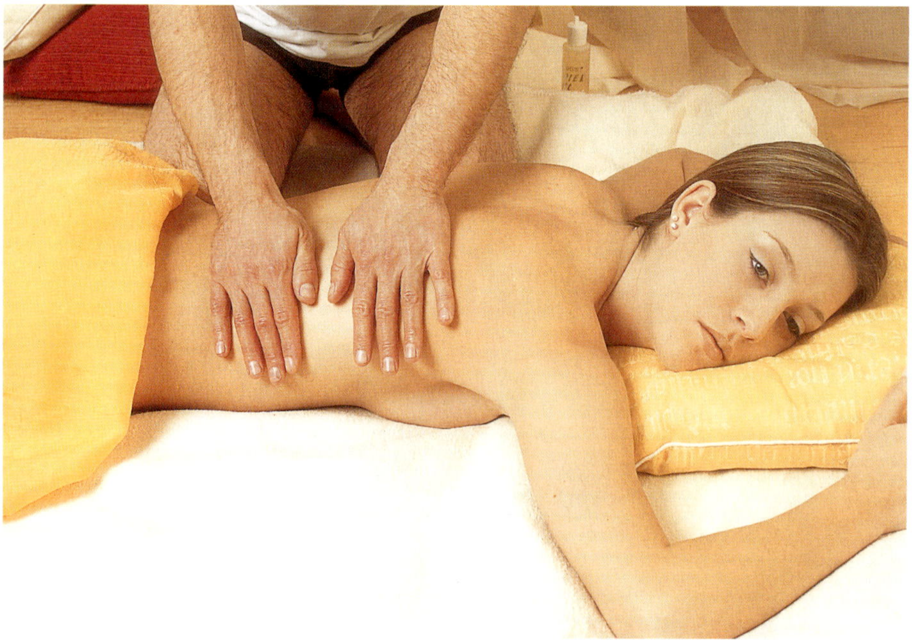

Legen Sie beide Hände nebeneinander etwa in die Mitte der Ihnen abgewandten Seite des Rückens.

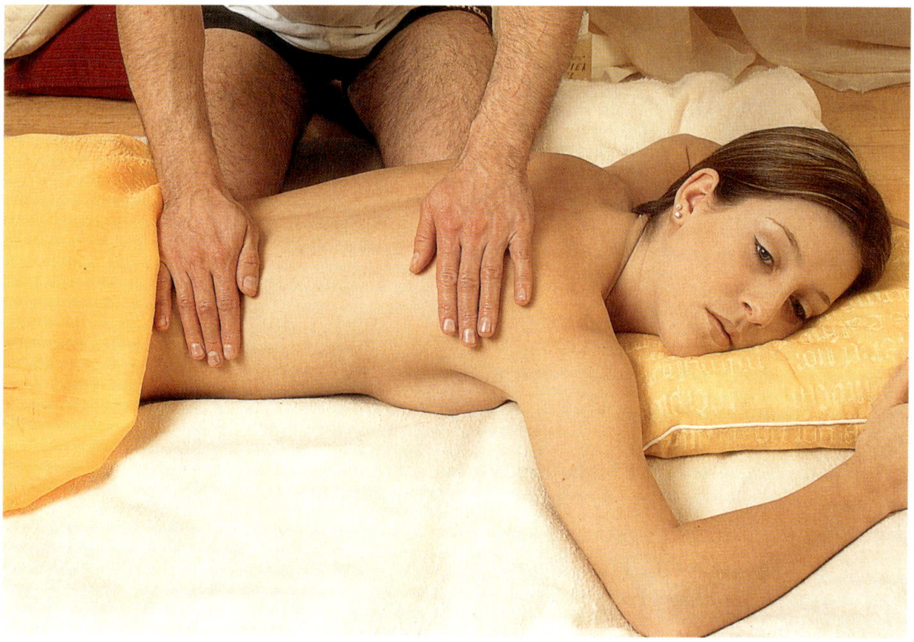

Schieben Sie nun langsam, aber mit kräftigem Druck eine Hand nach oben und die andere nach unten bis zum Schulterblatt bziehungsweise zum Poansatz. Unterstützen Sie den Druck mit Ihrem Körpergewicht, indem Sie sich nach vorne beugen. Wiederholen Sie diese Technik an der anderen Seite.

SCHRITT 6 DEN RÜCKEN MIT DEN UNTERARMEN DEHNEN

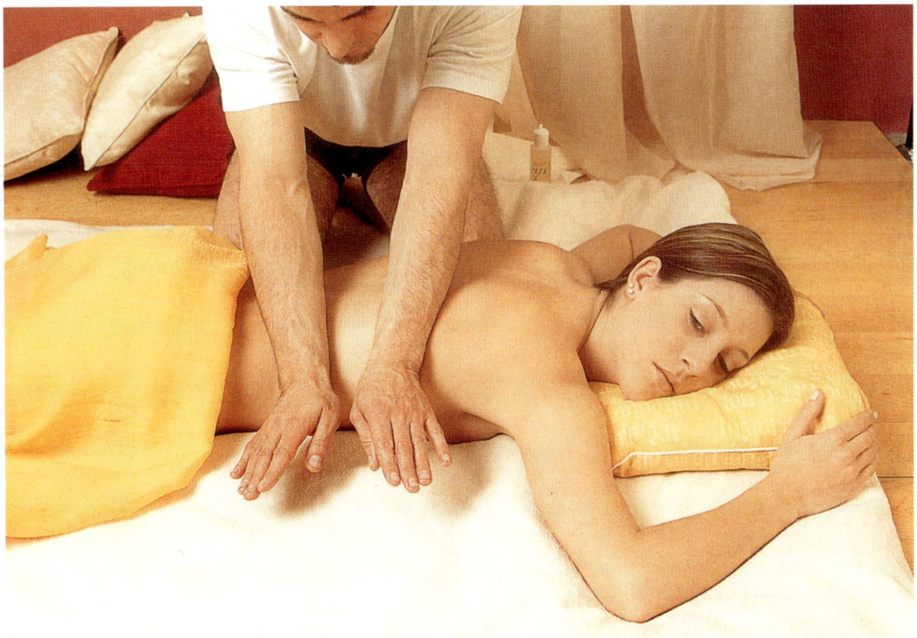

Legen Sie beide Arme horizontal über den Rücken Ihres Partners, sodass sich die Unterarme an der Ihnen abgewandten Seite des Rückens befinden.

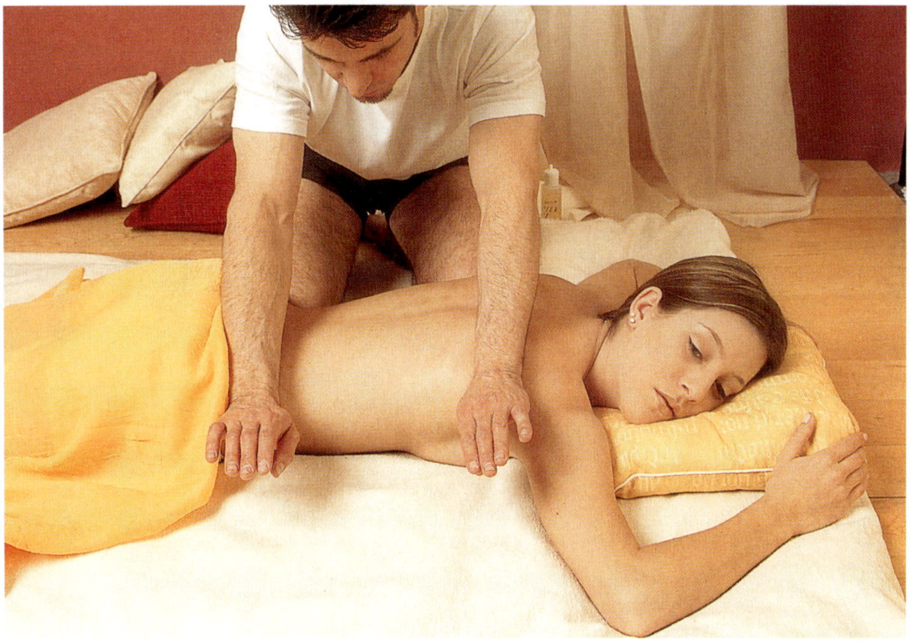

Schieben Sie nun langsam, aber mit kräftigem Druck einen Arm nach oben und den anderen nach unten bis zum Schulterblatt beziehungsweise zum Poansatz. Unterstützen Sie den Druck mit Ihrem Körpergewicht, indem Sie sich nach vorne beugen.
Wiederholen Sie diese Technik an der anderen Seite.

SCHRITT 7 DIE SEITEN NACH OBEN ZIEHEN

Knien Sie sich neben Ihren Partner und legen Sie beide Hände an die Ihnen abgewandte Körperseite, wobei Ihre Fingerspitzen die Unterlage berühren. Beugen Sie sich über Ihren Partner und streichen Sie die Muskeln mit einer Hand zur Körpermitte hin.

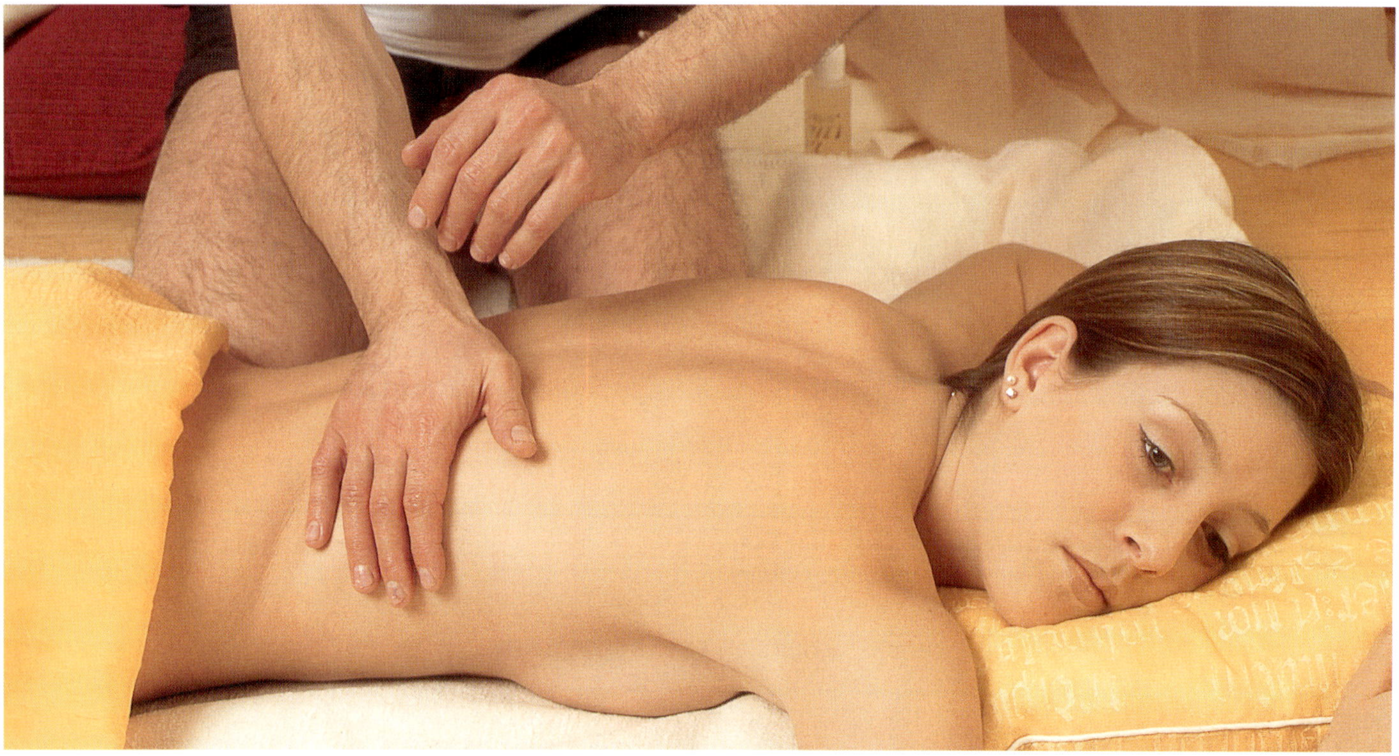

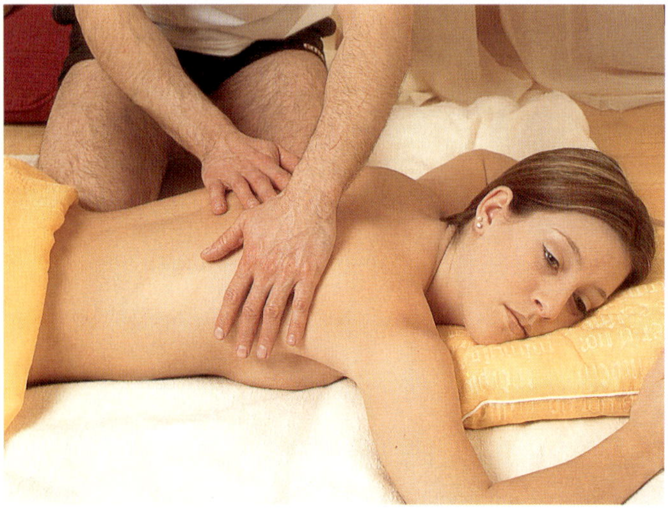

Wandern Sie vom Poansatz bis zum Schulterblatt und wiederholen Sie diese Technik mit der anderen Hand. Gehen Sie anschließend abwechselnd mit beiden Händen vom Schulterblatt bis zum Poansatz.

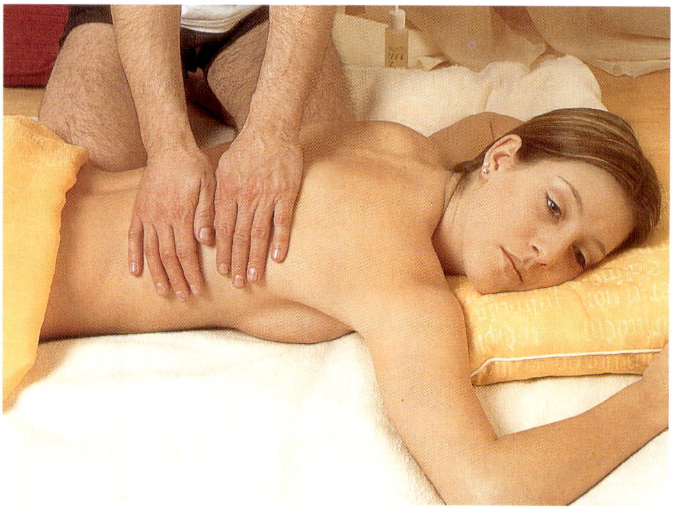

Wenden Sie diese Technik nun mit beiden Händen gleichzeitig an.
Wiederholen Sie Schritt 7 an der anderen Seite des Rückens.

SCHRITT 8 DIE SEITEN KNETEN

Nun sollte Ihr Partner vollkommen entspannt sein (möglicherweise ist er sogar eingeschlafen), sodass Sie mit tiefer gehenden Techniken beginnen können. Das Kneten des Rückens ist eine hervorragende Möglichkeit, um Muskelverspannungen zu lösen und Toxine zu entfernen. Knien Sie sich neben Ihren Partner und legen Sie beide Hände auf die Ihnen abgewandte Seite des Rückens.

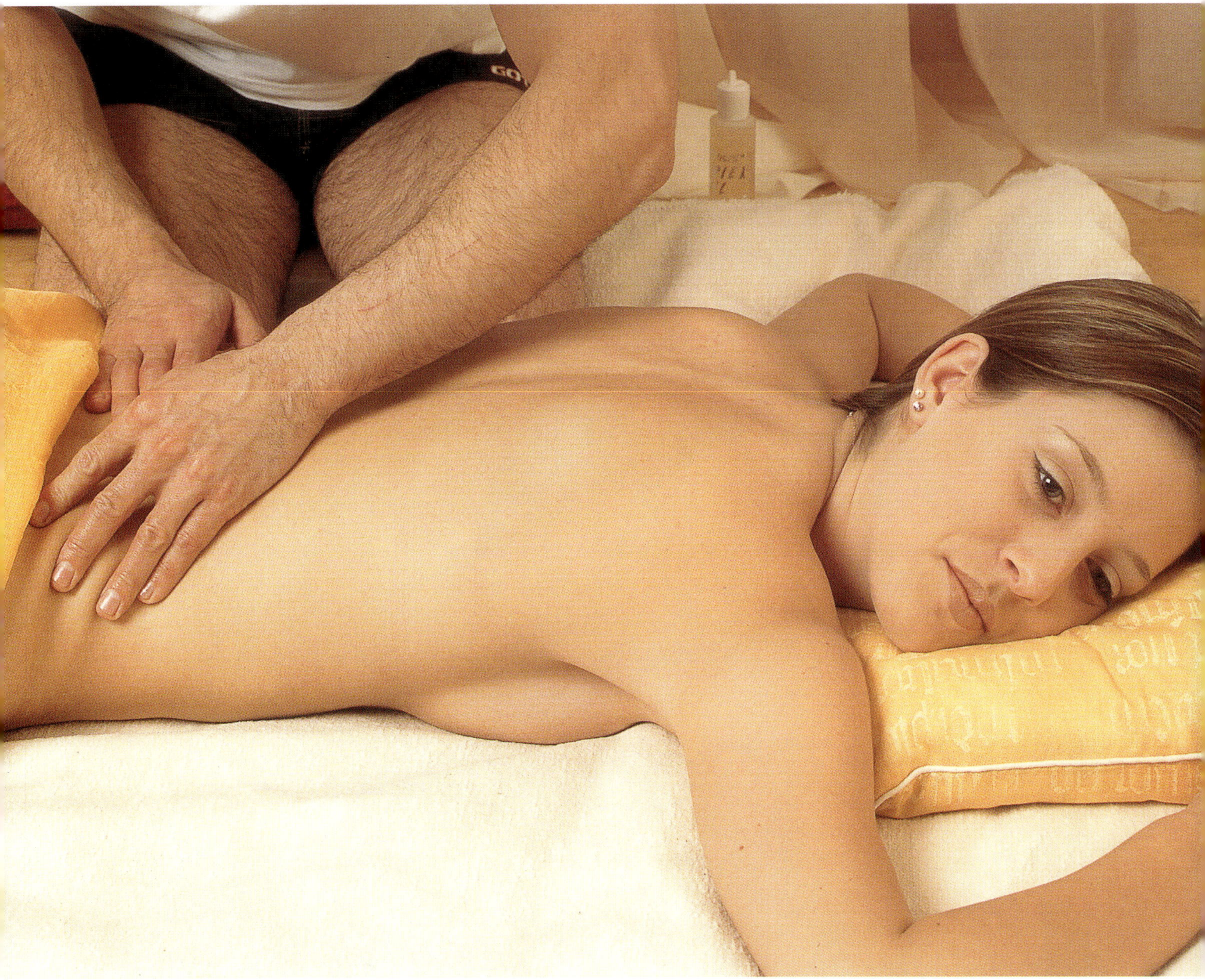

Beginnen Sie am Poansatz. Kneten Sie die Muskeln (nicht nur die Haut) mit einer Hand und ziehen Sie sie gleichzeitig behutsam in Richtung der anderen Hand. Vermindern Sie den Druck und wiederholen Sie diese Technik mit der anderen Hand.

Arbeiten Sie sich bis zum Schulterblatt nach oben. Sie werden feststellen, dass sich diese Technik an fleischigen Körperteilen wesentlich einfacher anwenden lässt als an knochigen.

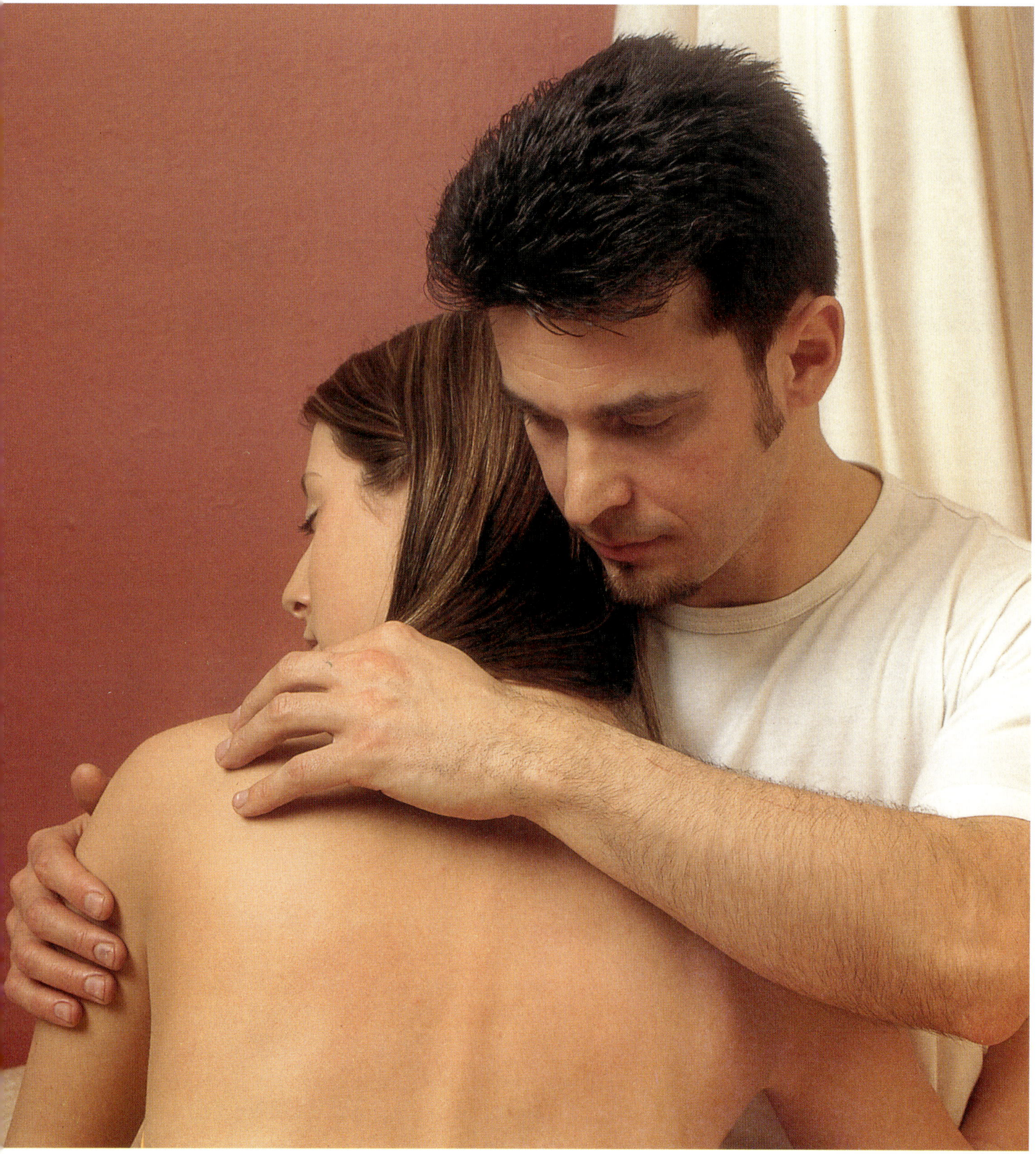

Schritt 9 Daumenkreisen entlang der Wirbelsäule

Mit der Technik des Daumenkreisens können Sie Verspannungen auf beiden Seiten der Wirbelsäule lösen. Am besten setzen Sie sich rittlings auf den Po Ihres Partners. Wenn ihm das unangenehm ist, können Sie sich auch neben ihn knien.

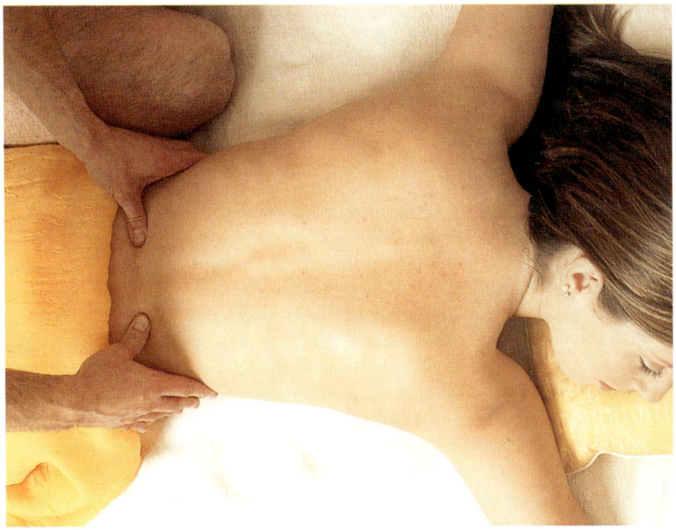

Legen Sie die Daumen in die Grübchen, die sich zu beiden Seiten am Ansatz der Wirbelsäule befinden.

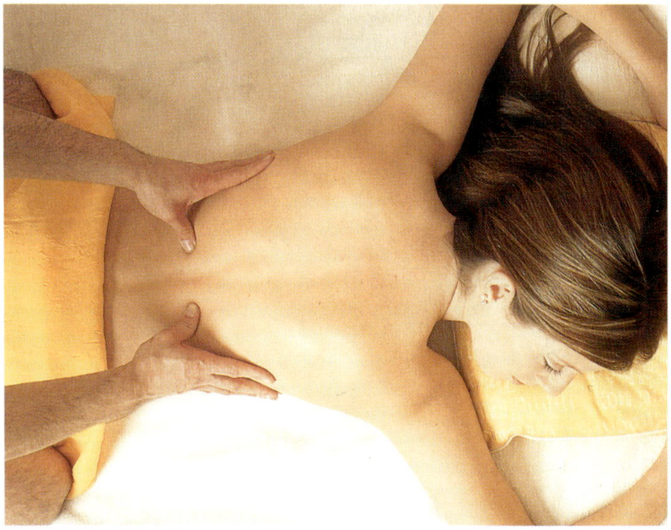

Wenn Sie den Nackenansatz erreicht haben, gleiten Sie in die Ausgangsposition zurück, ohne Druck auszuüben.

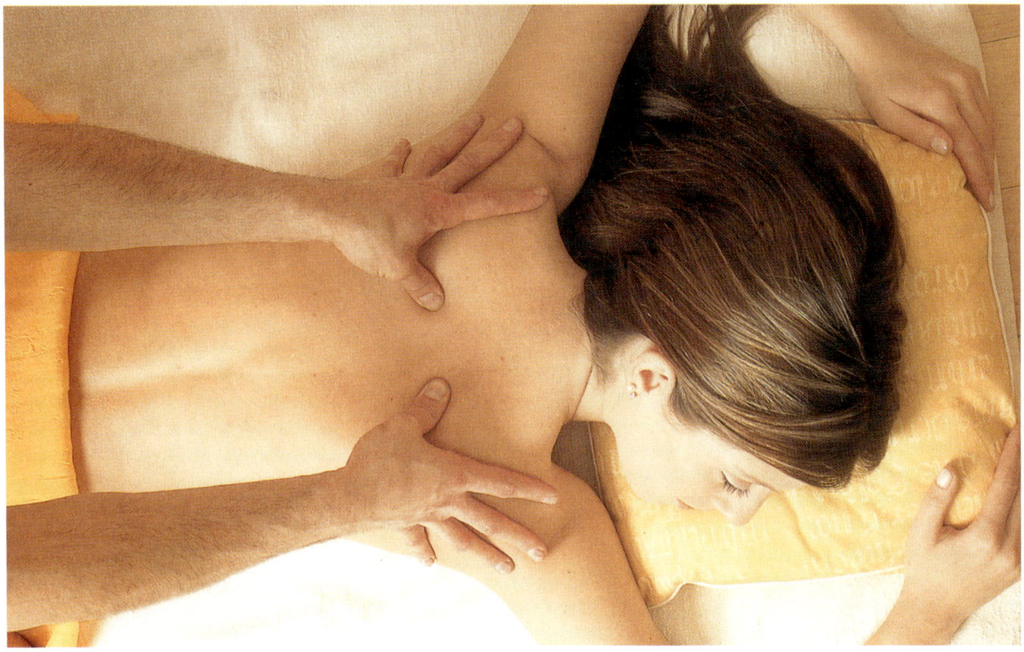

Wenn Sie Knötchen ertasten, kreisen Sie einige Male darüber, um sie aufzulösen. Sie können auch beide Daumen übereinander legen und langsam, aber tief auf die betreffenden Stellen drücken.

Wandern Sie in kleinen nach außen gerichteten Kreisen mit kräftigem Druck bis zum Nackenansatz. Halten Sie die Daumen dabei parallel und im gleichen Abstand zueinander.

SCHRITT 10 DIE SEITEN NACH UNTEN DRÜCKEN

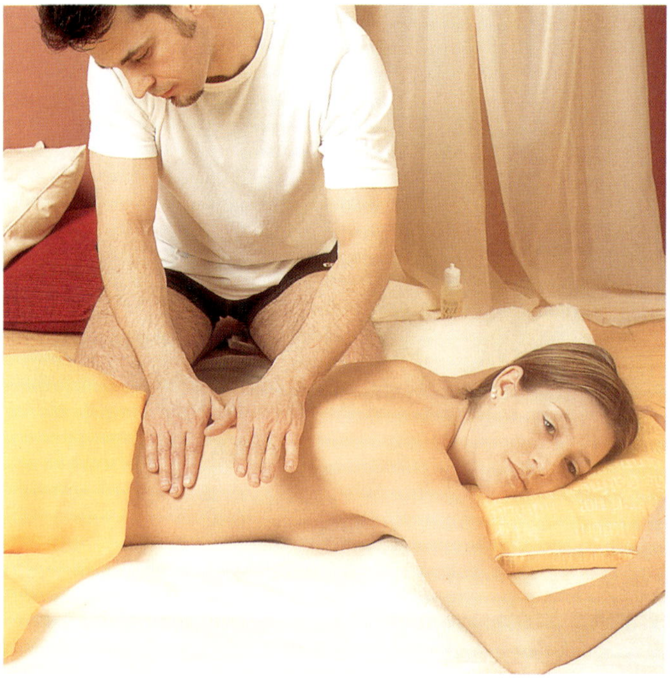

Knien Sie sich neben Ihren Partner und legen Sie beide Hände auf die Ihnen abgewandte Seite des Rückens, ohne die Wirbelsäule zu berühren.

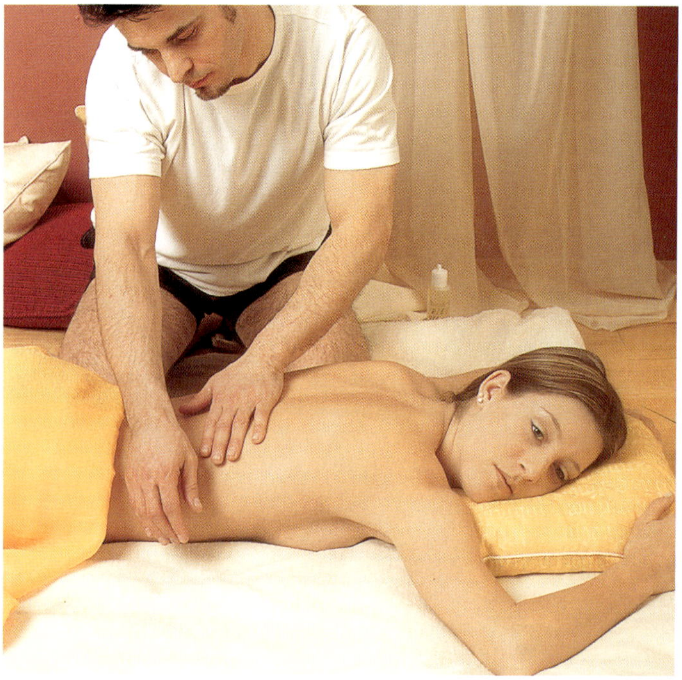

Wandern Sie mit beiden Händen abwechselnd langsam zum Schulterblatt, wobei Sie die Seite nach unten drücken. Gehen Sie anschließend wieder nach unten bis zum Poansatz.

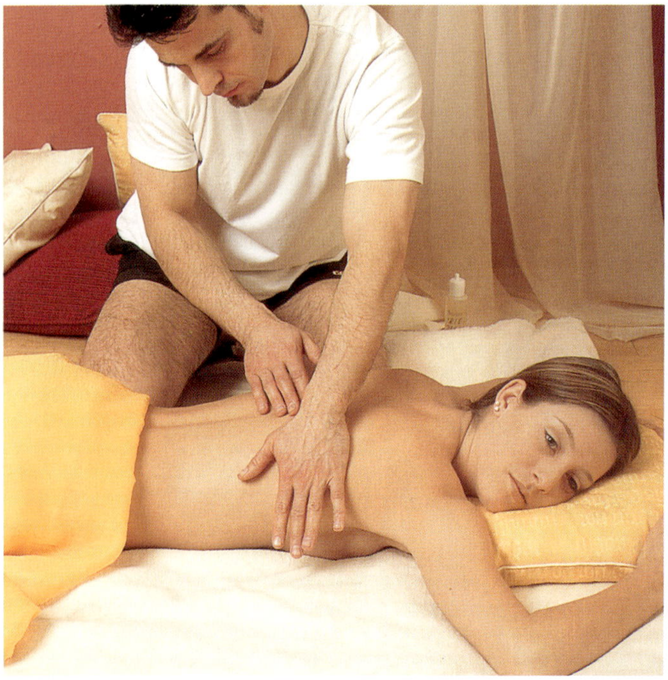

Eine Hand sollte der anderen unmittelbar folgen, damit die Bewegung fließend und kontinuierlich verläuft.
Wiederholen Sie Schritt 10 an der anderen Seite des Rückens.

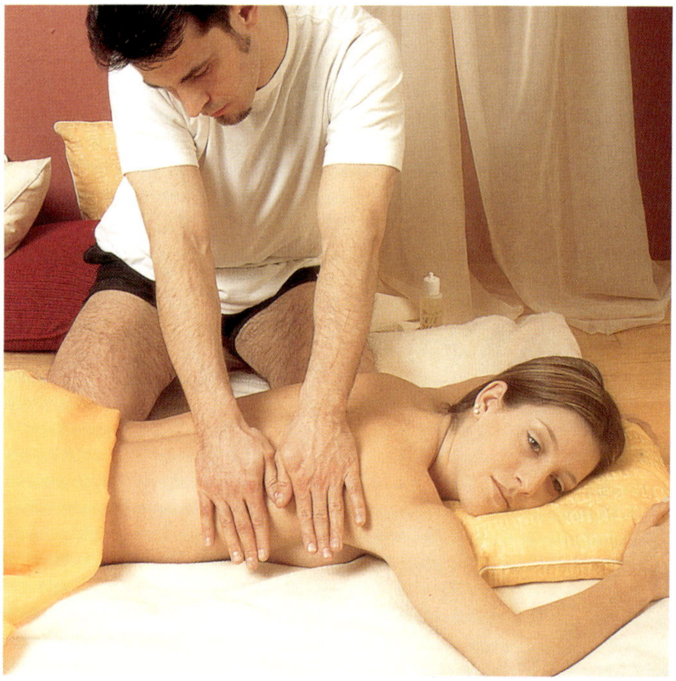

Wenn Sie möchten, können Sie diese Technik auch mit beiden Händen gleichzeitig anwenden.
Durch das Drücken werden die Muskeln gelockert und Toxine, die sich im Wirbelsäulenbereich abgelagert haben, beseitigt.

POMASSAGE

Verspannungen am Po können mit einer Massage problemlos gelöst werden. Der Po ist außerdem ein sehr sensibler Bereich des Körpers mit vielen erogenen Zonen.

SCHRITT 11 KREISENDE STREICHUNG DES POS

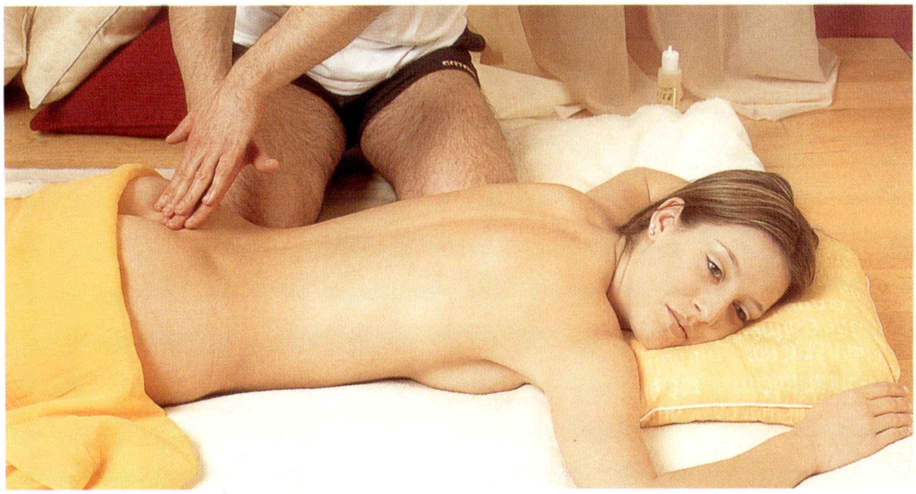

Knien Sie sich neben Ihren Partner und legen Sie die Hände übereinander auf eine Pobacke. Kreisen mit den Fingerspitzen über den Po und wiederholen Sie diese Technik anschließend an der anderen Pobacke.

SCHRITT 12 DEN PO KNETEN

Legen Sie die Hände auf den Po Ihres Partners, ziehen Sie die Muskeln vorsichtig hoch und kneten Sie das Gewebe mit einer Hand. Gleichzeitig ziehen Sie die Muskeln zu sich hin. Reduzieren Sie den Druck und wiederholen Sie diese Technik mit der anderen Hand. Kneten Sie so lange, bis Sie den gesamten Bereich bearbeitet haben.

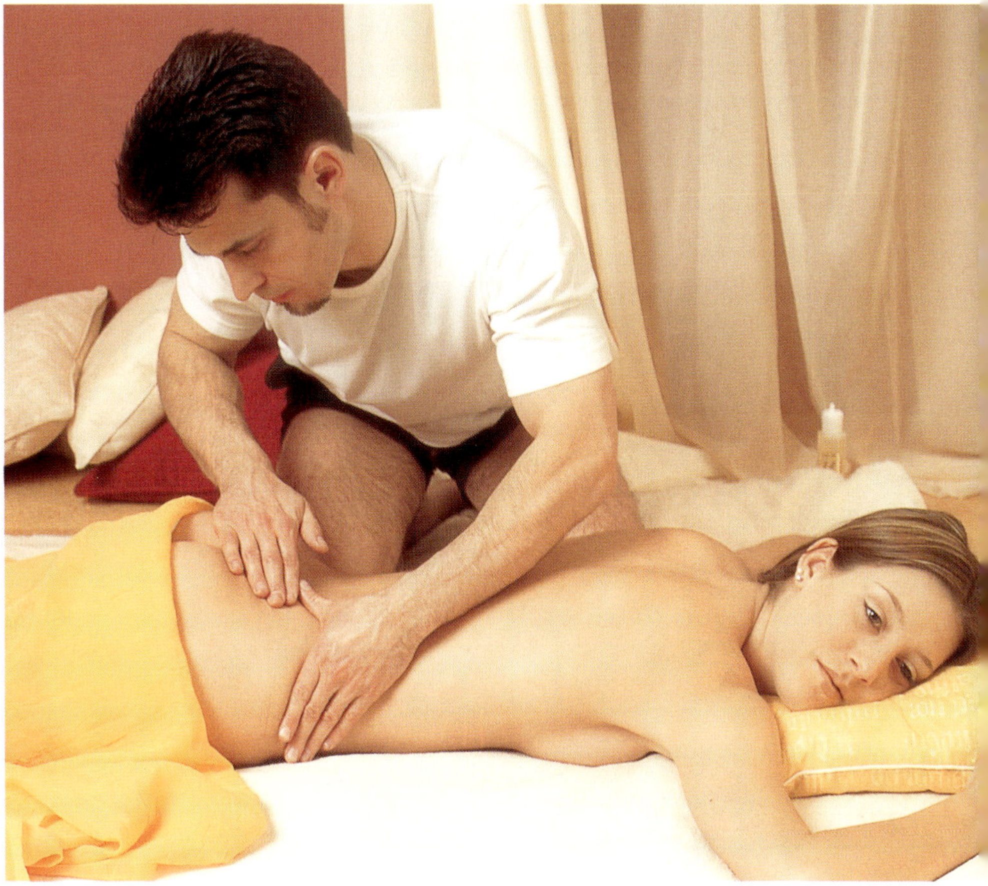

SCHRITT 13 DAUMENKREISEN AM PO

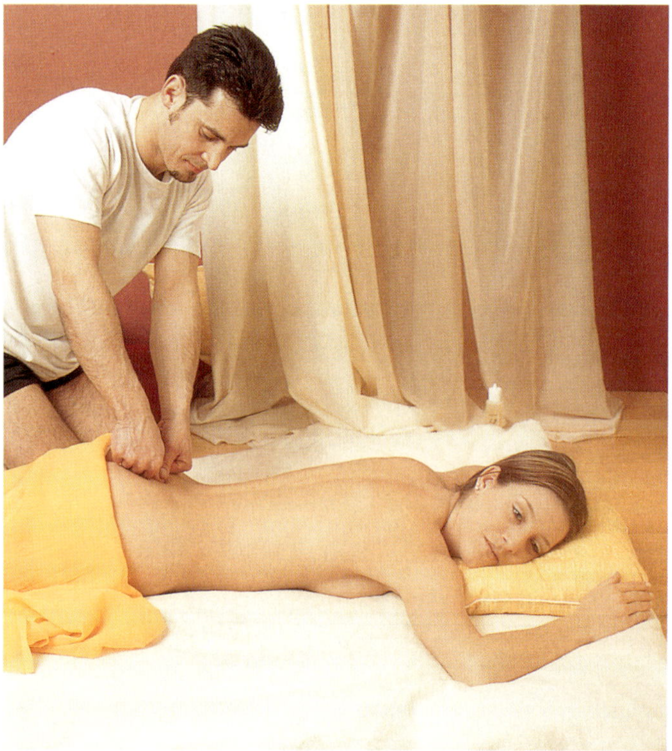

Legen Sie die Daumen übereinander an die Pospalte. Kreisen Sie in einer geraden Linie mit dem ersten Daumenglied sanft von der Pospalte bis zum Poansatz, um das sexuelle Verlangen und die sexuelle Aktivität Ihres Partners zu stimulieren.

SCHRITT 14 FAUSTKREISEN AM PO

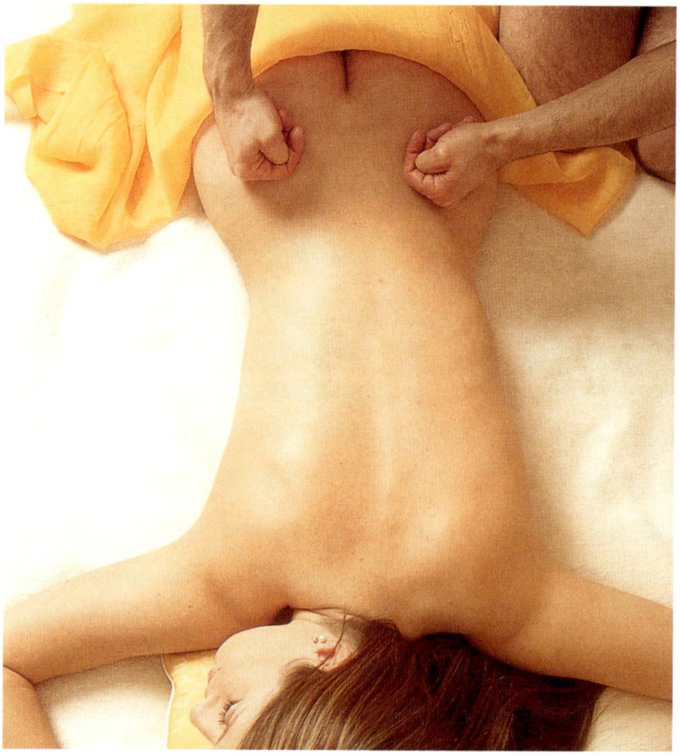

Ballen Sie die Hände zu lockeren Fäusten, wobei die Finger die Daumen umschließen, und legen Sie die Fäuste auf beide Pobacken. Gleiten Sie mit den Fingerknöcheln in kreisenden Bewegungen über den Po, ohne den Kontakt zu Ihrem Partner zu verlieren. Mit dieser Technik können Toxine im Pobereich entfernt werden.

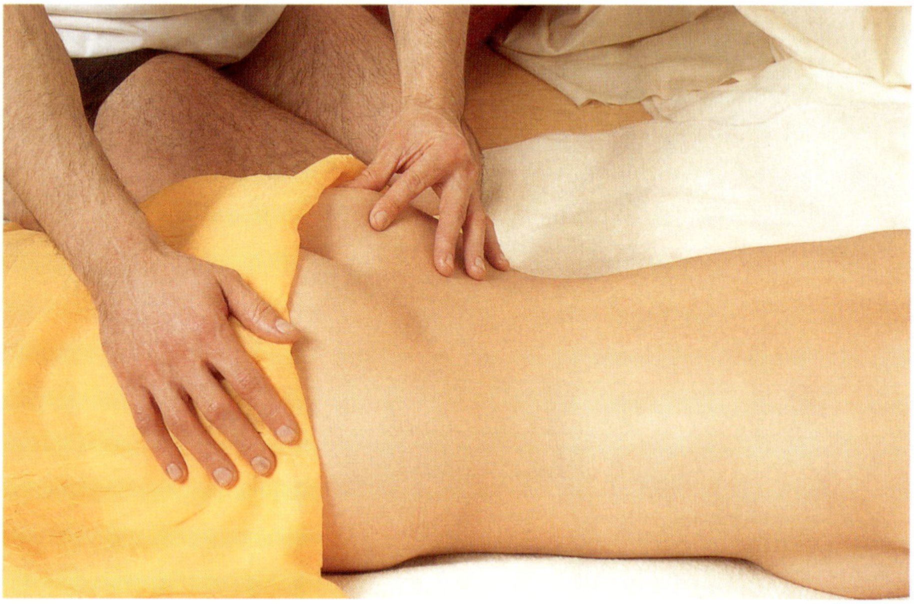

SCHRITT 15 DEN PO ZUPFEN

Legen Sie beide Hände auf den Po. Zupfen Sie das Gewebe vorsichtig mit Daumen und Zeigefinger und lassen Sie es durch die Finger gleiten.
Ihr Partner wird diese Technik genießen, denn sie ist sehr sinnlich. Außerdem strafft sie das Gewebe im Pobereich.

NACKEN- UND SCHULTERMASSAGE

Verspannungen im Schulter- und Nackenbereich können Kopfschmerzen oder Migräne verursachen. Es ist sehr entspannend, die Schultern und den Nacken zu kreisen.

SCHRITT 16 KREISENDE STREICHUNG ÜBER DIE SCHULTERBLÄTTER (MIT BEIDEN HÄNDEN)

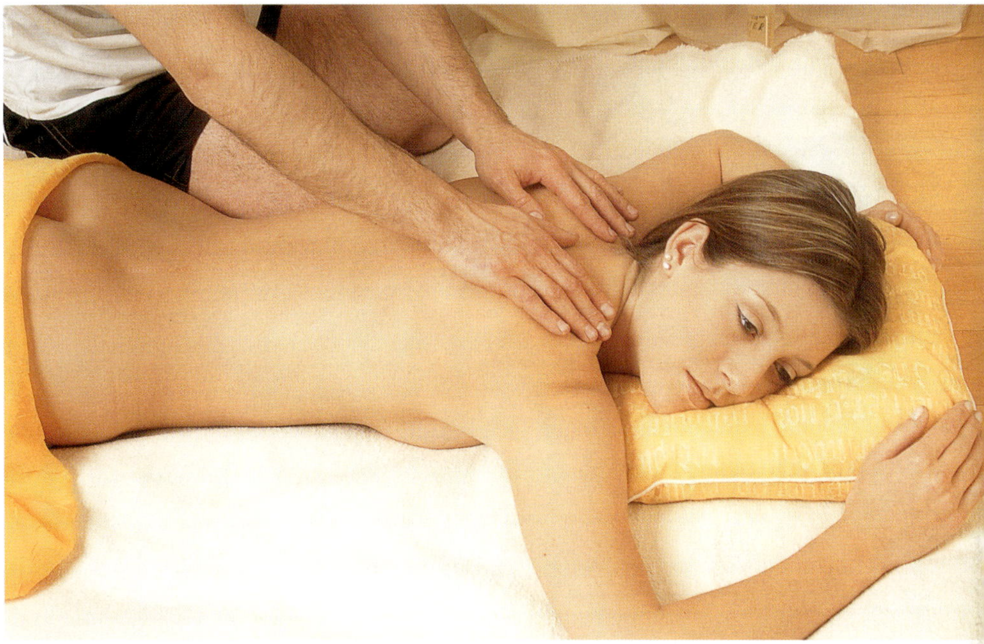

Legen Sie beide Hände auf die Schulterblätter Ihres Partners.

1

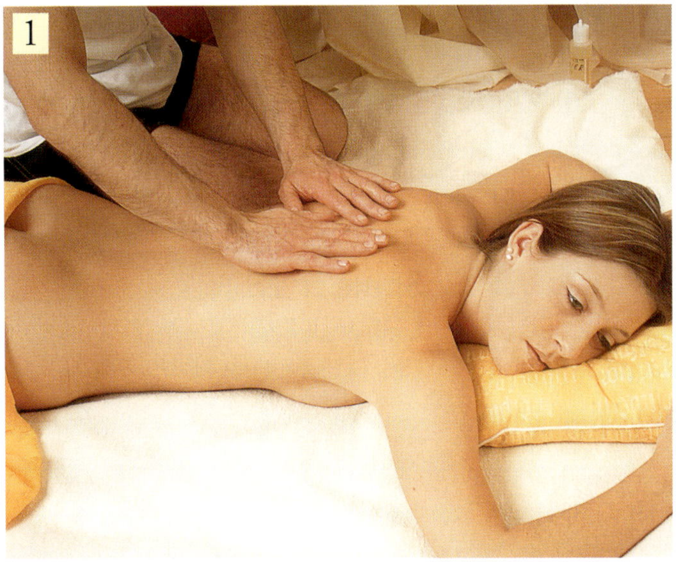

2

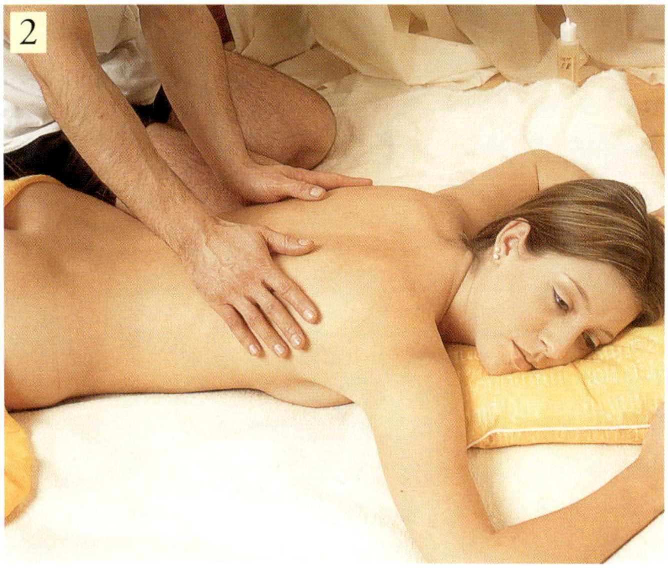

Streichen Sie mit beiden Handflächen gleichzeitig über die Schulterblätter, wobei Sie große nach außen gerichtete Kreise beschreiben (Abbildung 1 und 2).

SCHRITT 17 KREISENDE STREICHUNG ÜBER DAS SCHULTERBLATT (DIE HÄNDE LIEGEN ÜBEREINANDER)

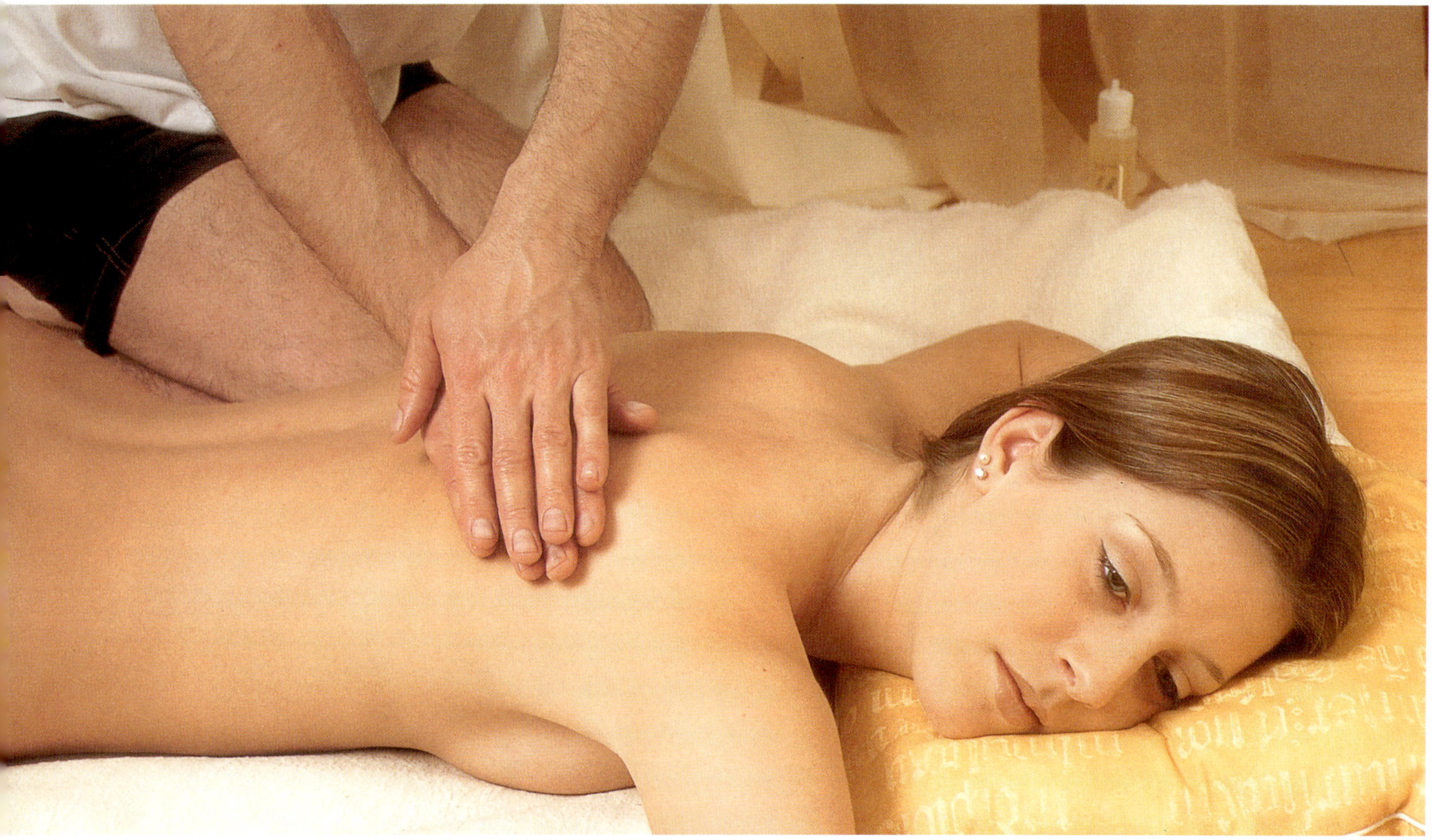

Knien Sie sich neben Ihren Partner. Legen Sie die Hände übereinander auf das Ihnen abgewandte Schulterblatt und kreisen Sie mit den Handflächen über und um das Schulterblatt.

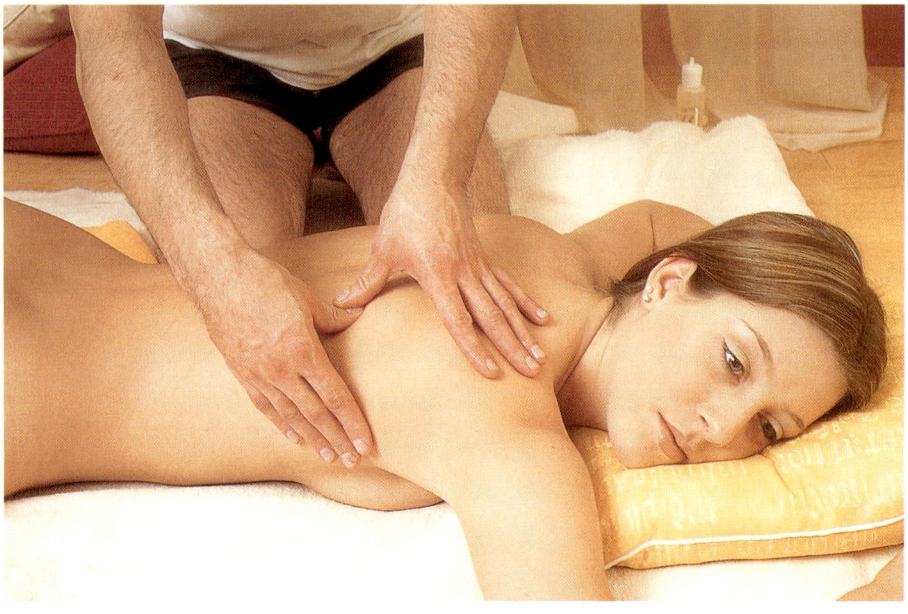

SCHRITT 18 DAUMENKREISEN UM DAS SCHULTERBLATT

Nun haben Sie das Schulterblatt gewärmt und gelockert und können eine tiefer gehende Technik anwenden, um Toxine im Schulterbereich zu entfernen. Legen Sie die Daumen an die Unterseite des Schulterblatts und gehen Sie in kleinen kräftigen Kreisen um das Schulterblatt.

Wiederholen Sie Schritt 17 und 18 am anderen Schulterblatt.

Schritt 19 Die Schultern kneten

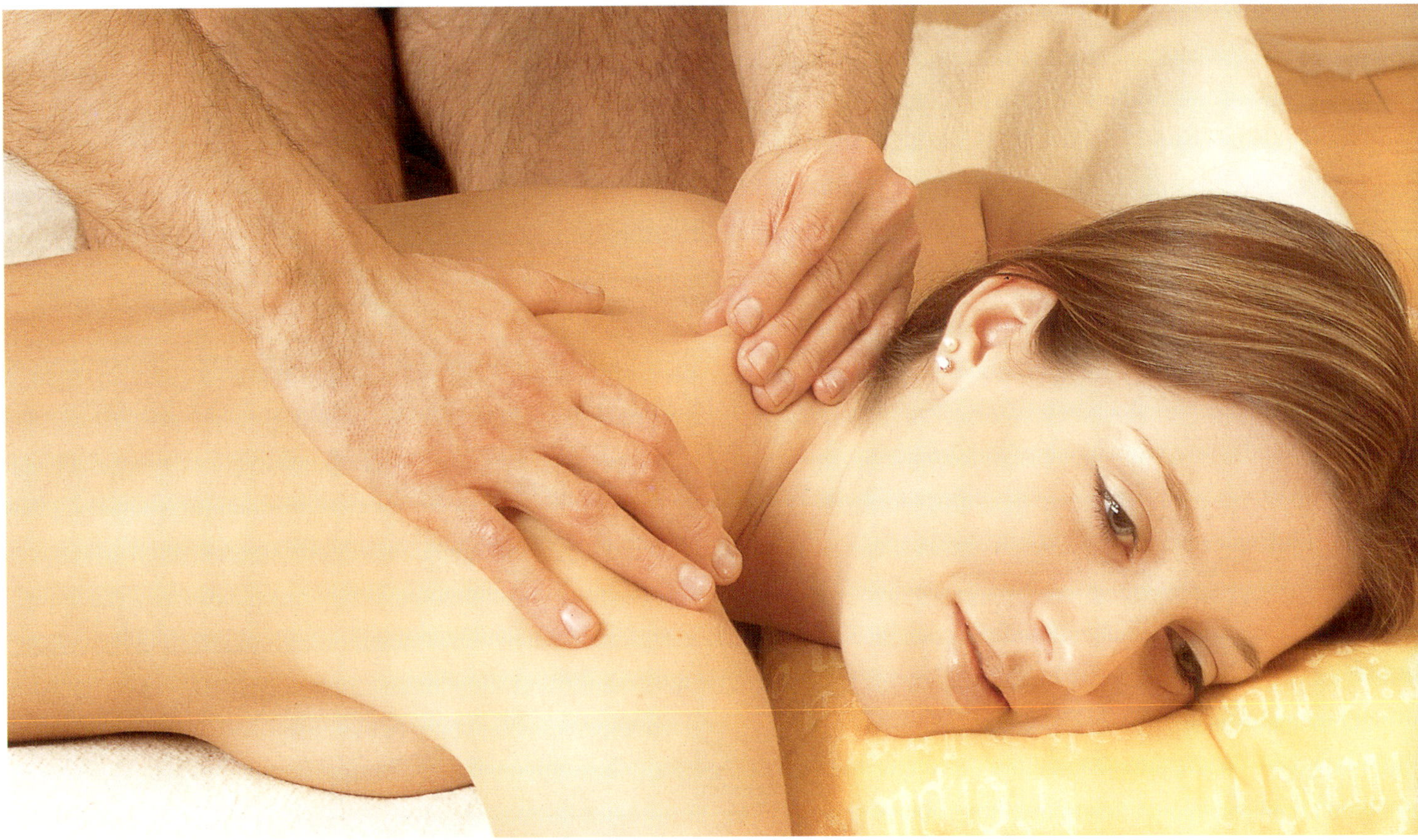

Greifen Sie mit einer Hand die Muskeln an der Schulter, heben Sie das Gewebe vorsichtig an und drücken und rollen Sie es zwischen den Fingern. Bearbeiten Sie so die gesamte Schulter.

Schritt 20
Den Nacken kneten

Bitten Sie Ihren Partner, seine Hände unter die Stirn zu legen, damit der Nacken gestreckt wird. Legen Sie beide Hände auf den Nacken, heben Sie das Gewebe äußerst vorsichtig an und drücken und rollen Sie es zwischen den Fingern. Achten Sie darauf, dass Sie Ihren Partner dabei nicht kneifen.

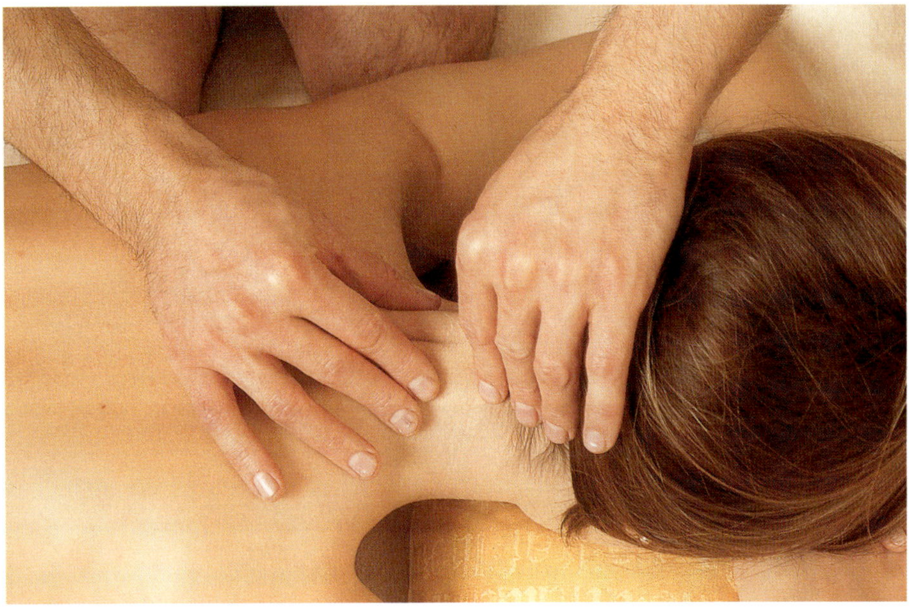

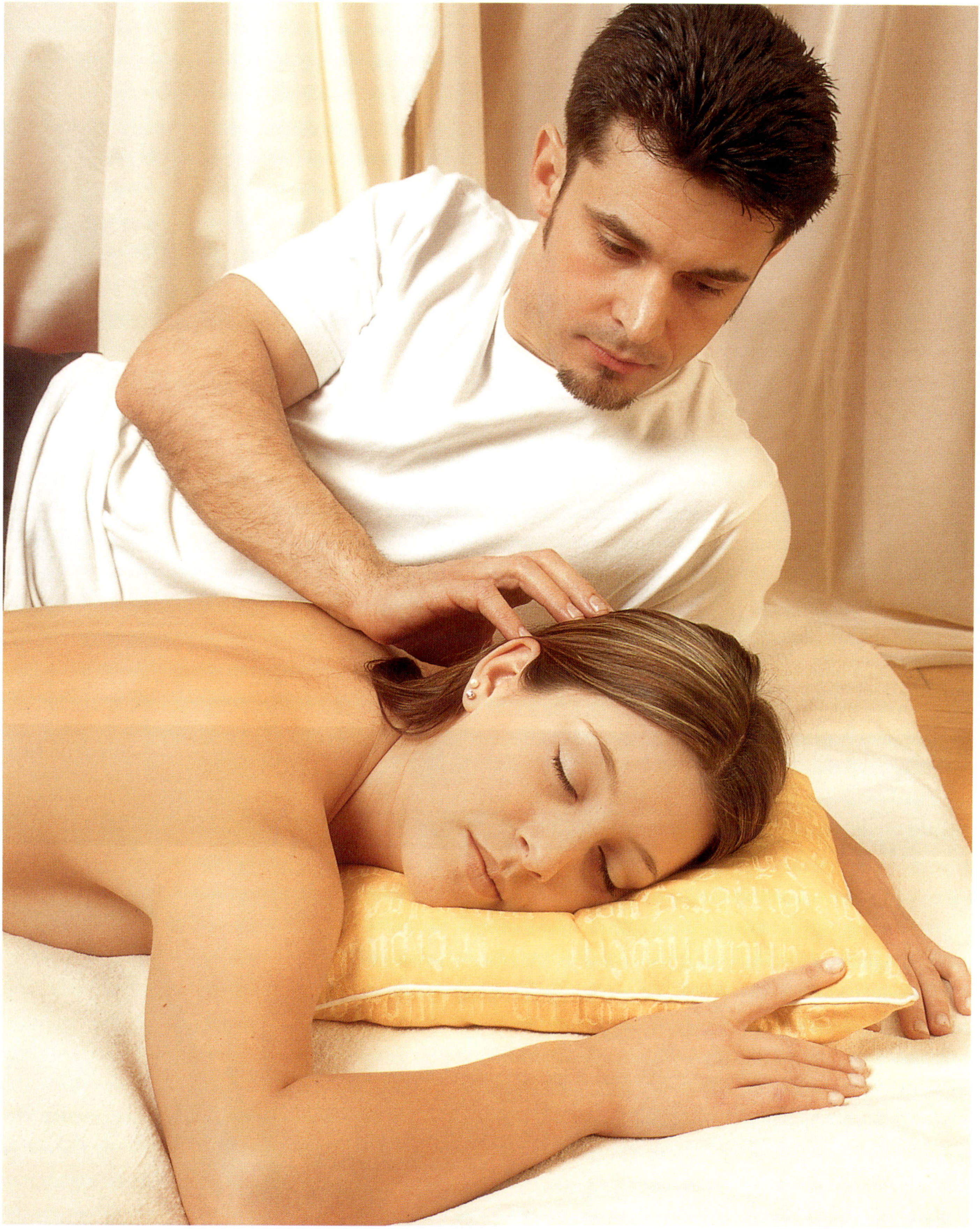

SCHRITT 21 LANGE STREICHUNG

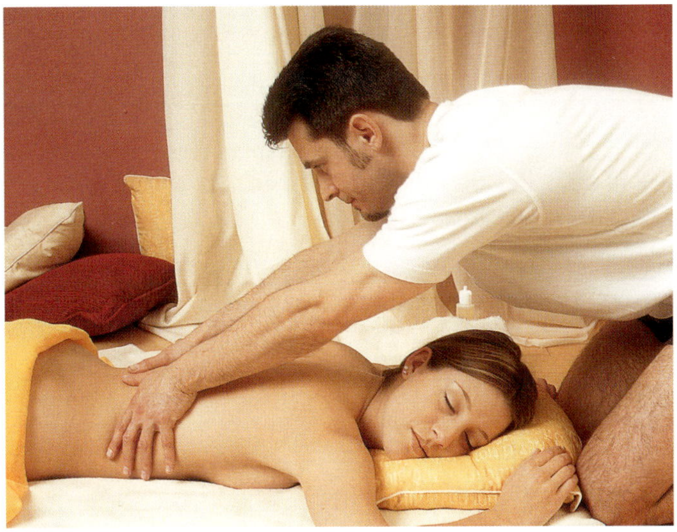

Knien Sie sich vor Ihren Partner. Legen Sie beide Hände auf seine Schultern, streichen Sie über den gesamten Rücken und über den Po und gleiten Sie anschließend in die Ausgangsposition zurück, ohne Druck auszuüben.

SCHRITT 22 DIAGONALE STREICHUNG

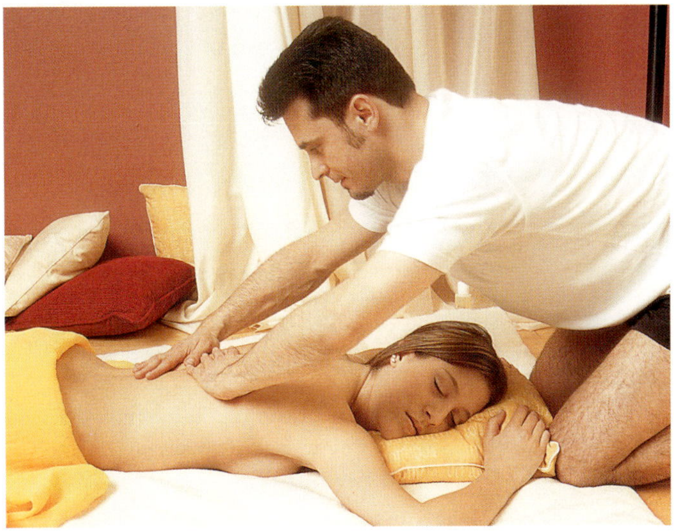

Legen Sie die Hände übereinander auf den Nackenansatz und bewegen Sie sie in entgegengesetzter Richtung auseinander, sodass sie, wenn sie die Seiten erreichen ein V darstellen. Gleiten Sie dann langsam in die Ausgangsposition zurück und wiederholen Sie die Bewegung, bis sie den Poansatz erreichen. Sie können auch vom Poansatz zum Nacken streichen.

SCHRITT 23 STREICHUNG DER WIRBELSÄULE

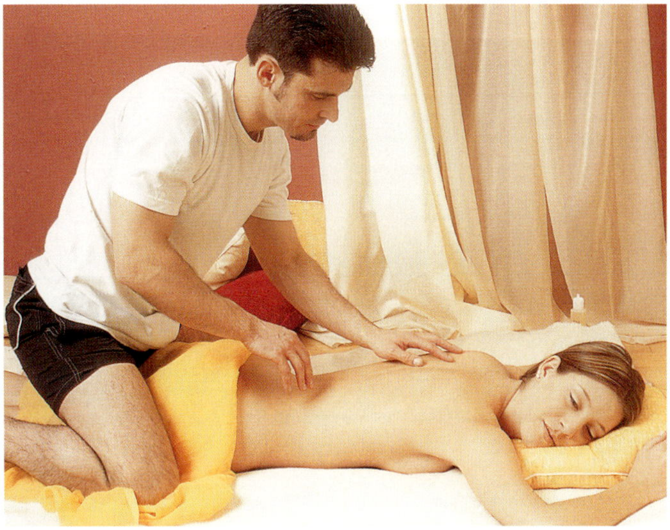

Setzen Sie sich rittlings auf den Po Ihres Partners oder knien Sie sich neben ihn. Legen Sie die rechte Hand an den Nackenansatz und streichen Sie langsam über die Wirbelsäule, ohne Druck auszuüben. Wenn Sie den Wirbelsäulenansatz erreichen, nehmen Sie die rechte Hand vom Rücken und streichen gleichzeitig mit der linken Hand über die Wirbelsäule.
Wiederholen Sie diese Technik mehrmals und achten Sie darauf, dass die Bewegung fließend und kontinuierlich verläuft.

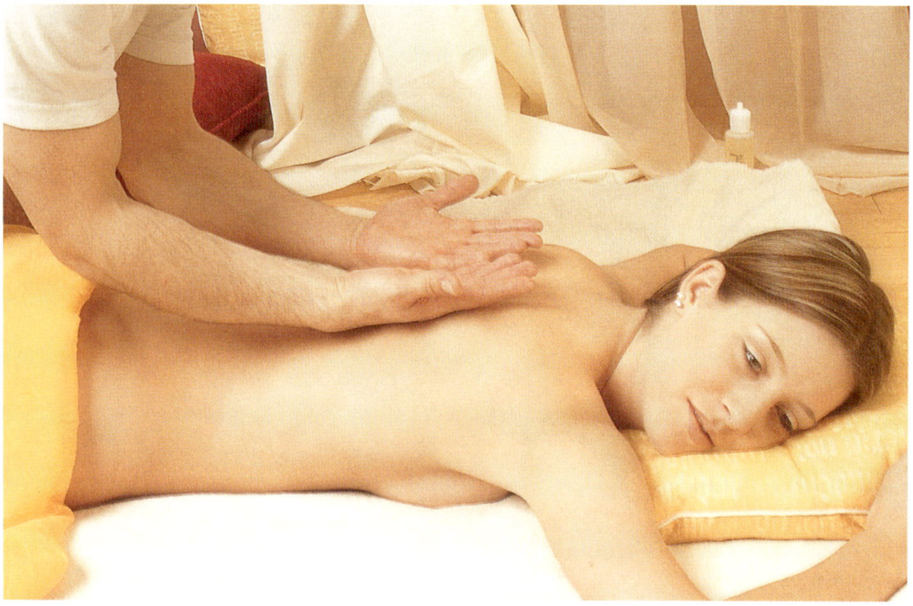

SCHRITT 24 STREICHUNG MIT DEM HANDRÜCKEN

Legen Sie die Handrücken auf die Schulterblätter Ihres Partners und streichen sie behutsam bis zum Poansatz. Gleiten Sie dann an den Seiten sanft in die Ausgangsposition zurück.

SCHRITT 25 ABSCHLUSS – STREICHUNG MIT DEN FINGERSPITZEN

Setzen Sie sich rittlings auf den Po Ihres Partners oder knien Sie sich neben ihn und streichen Sie mit den Fingerspitzen beider Hände federleicht über seinen Rücken.

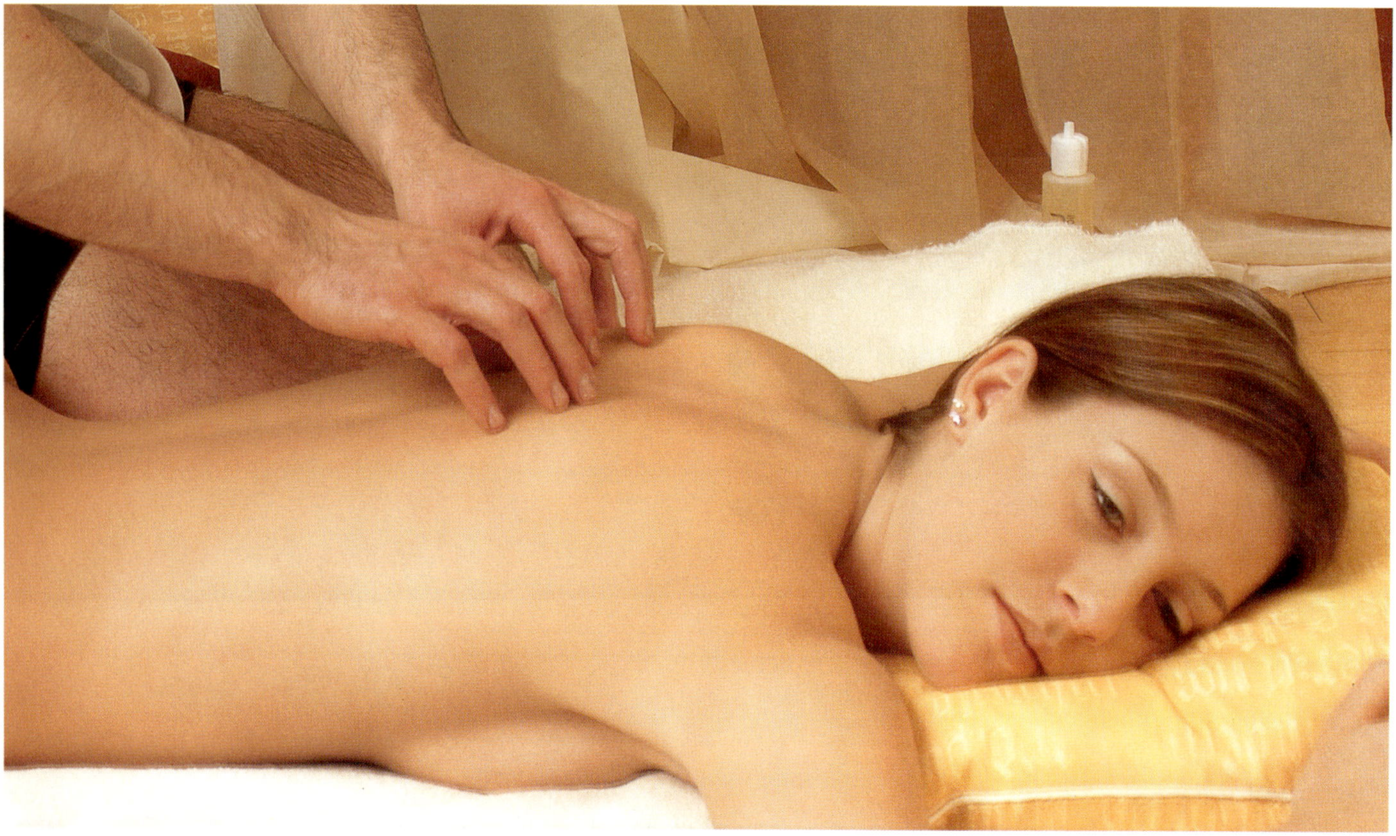

BEINMASSAGE (RÜCKSEITE DER BEINE)

Eine Beinmassage wird Ihr Partner als überaus wohltuend empfinden. Sie regt die Durchblutung an, beugt Krampfadern vor, entspannt die Muskeln, baut Schwellungen ab und reduziert Zellulitis. Die Innenseite der Oberschenkel ist eine äußerst erogene Zone, die Sie bei der sinnlichen Partnermassage nicht vernachlässigen sollten.

SCHRITT 1 EINSTIMMUNG

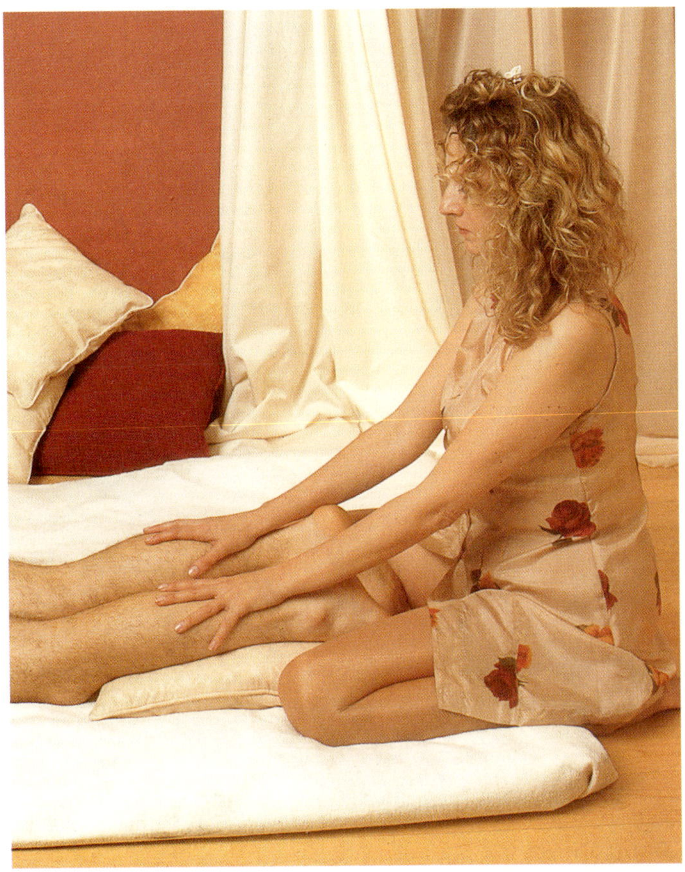

Knien Sie sich hinter Ihren Partner und legen Sie beide Hände sanft auf seine Unterschenkel. Atmen Sie mehrmals tief durch, um zu entspannen und sich vollkommen auf Ihren Partner zu konzentrieren.

SCHRITT 2 STREICHUNG BEIDER BEINE

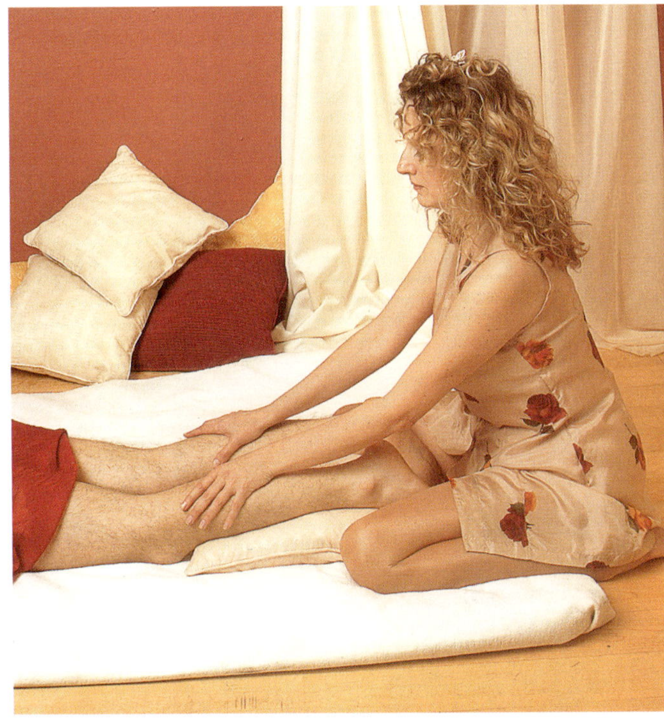

Legen Sie beide Hände über die Fersen und streichen Sie entlang der Beine bis zum Po. Achten Sie darauf, über den empfindlichen Kniekehlen keinen Druck auszuüben.

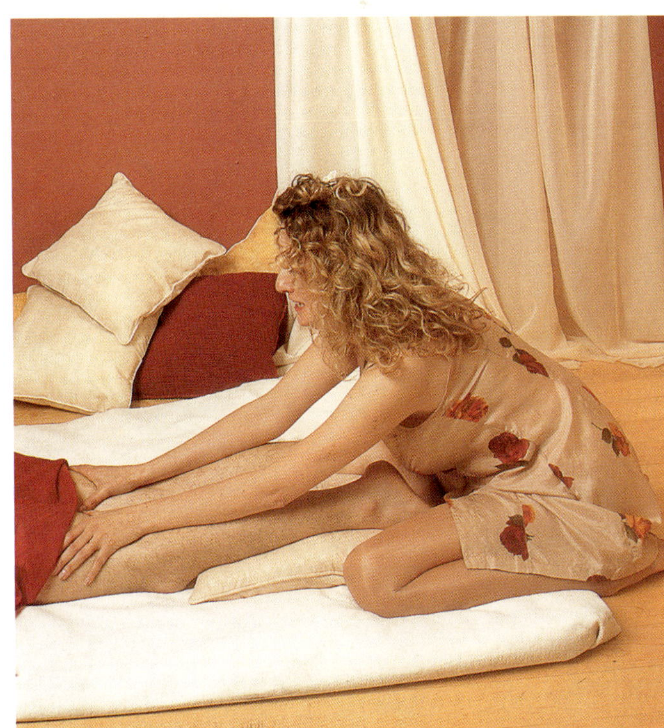

Gleiten Sie nun sanft in die Ausgangsposition zurück.

SCHRITT 3 DAS BEIN KNETEN

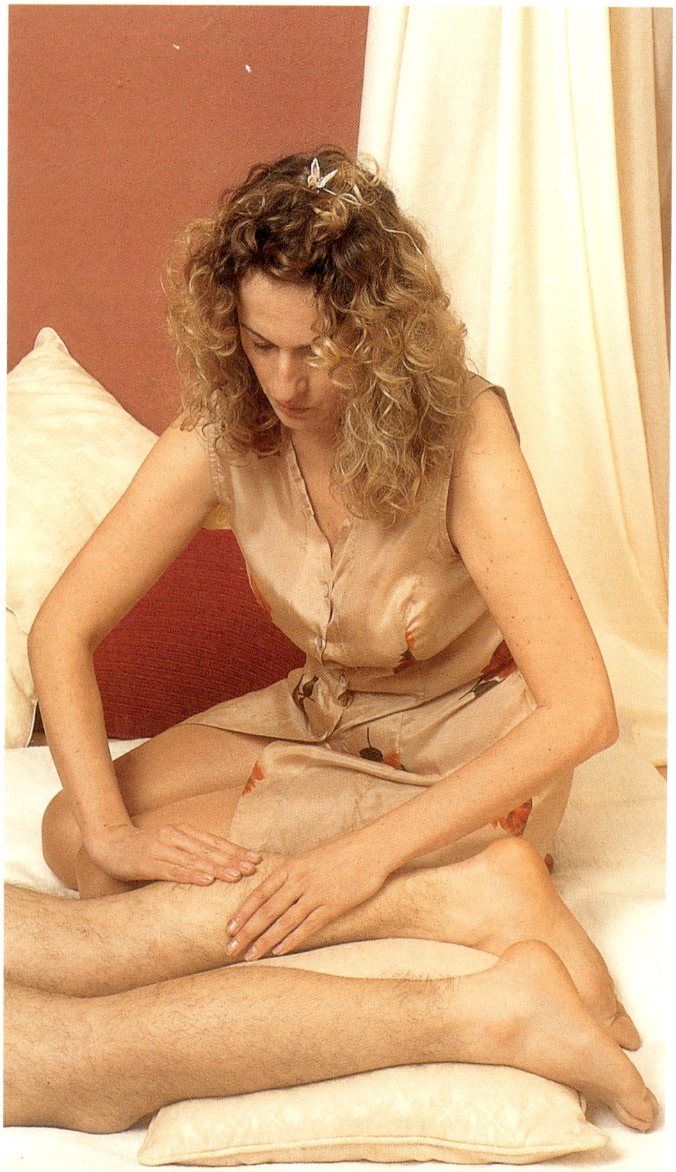

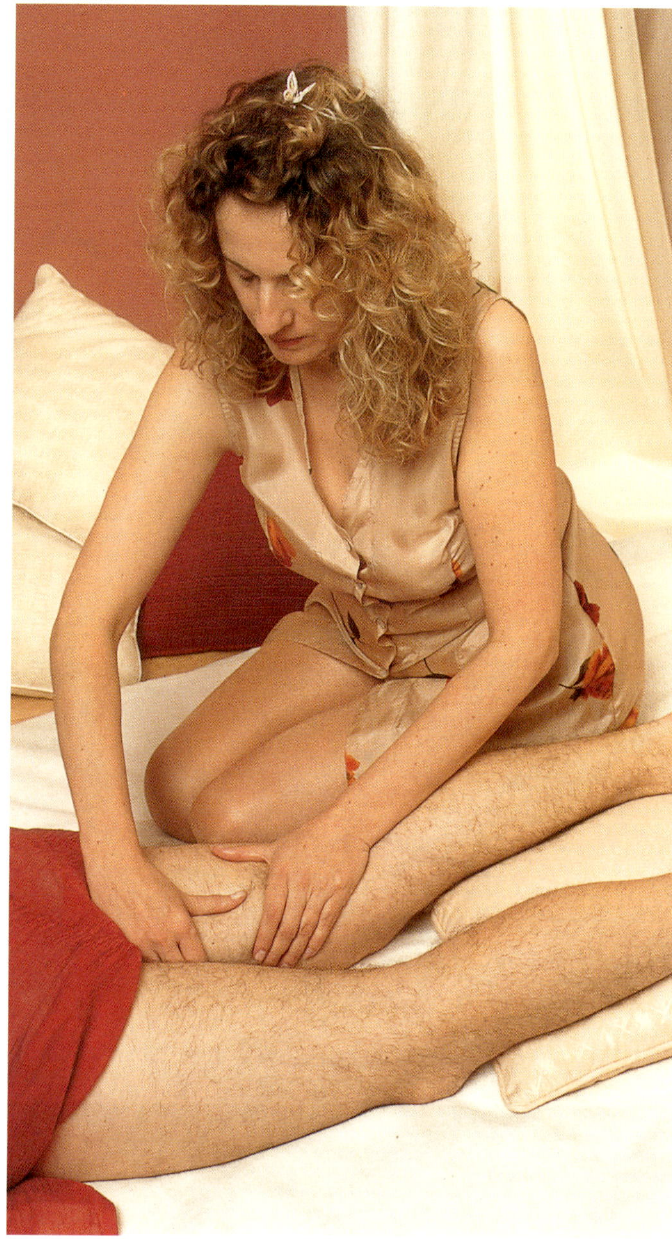

Knien Sie sich neben Ihren Partner und legen Sie beide Hände auf seine Wade. Ziehen Sie den Muskel mit einer Hand vorsichtig hoch und kneten Sie das Gewebe zwischen Daumen und Fingern. Reduzieren Sie den Druck und wiederholen Sie diese Technik mit der anderen Hand etwas weiter oben.

Wandern Sie so über das ganze Bein (mit Ausnahme der Kniekehle) bis zum Oberschenkelansatz. Gehen Sie langsam nach oben, damit Ihr Partner vollkommen entspannen kann.

SCHRITT 4 STREICHUNG MIT DEM HANDBALLEN

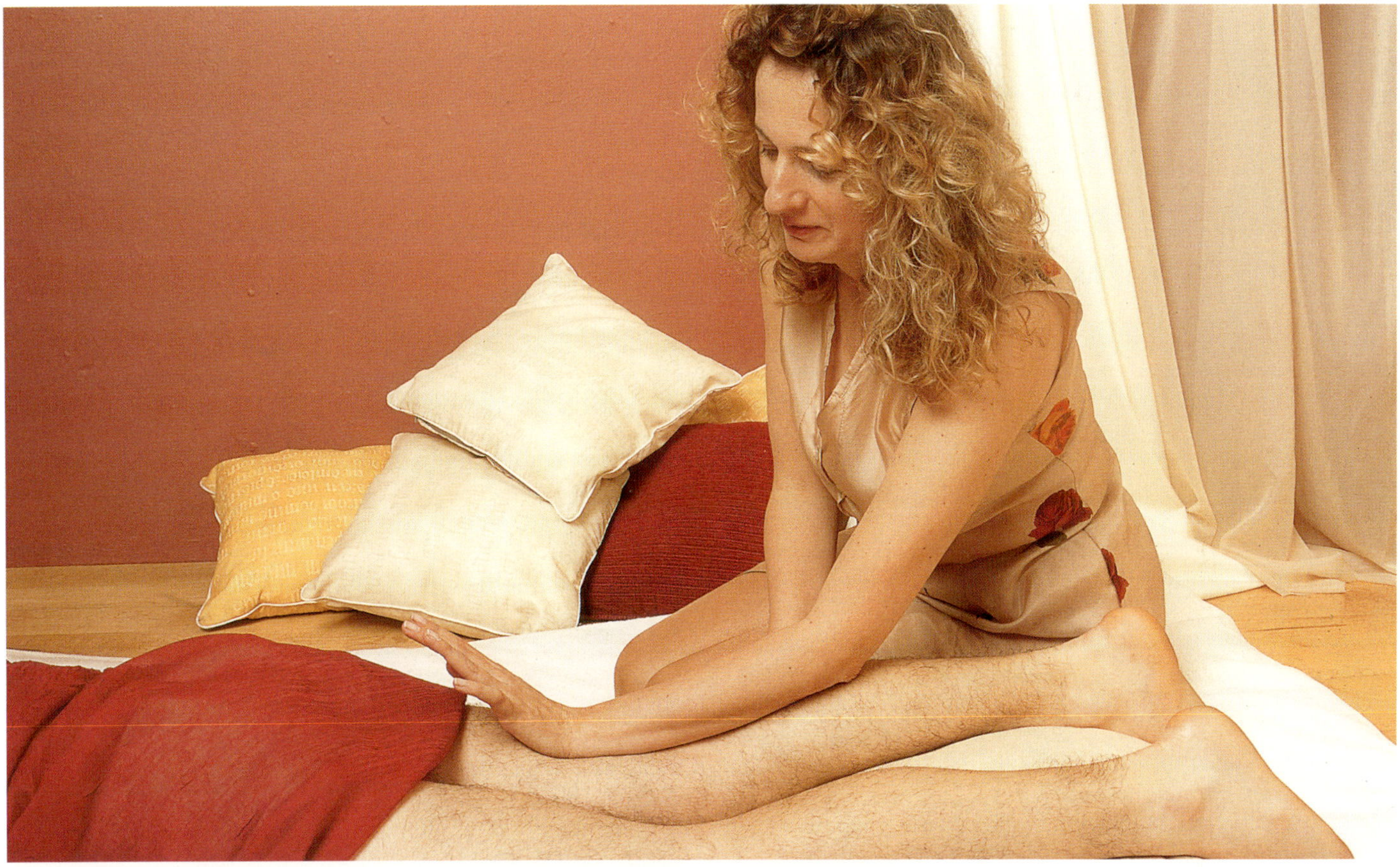

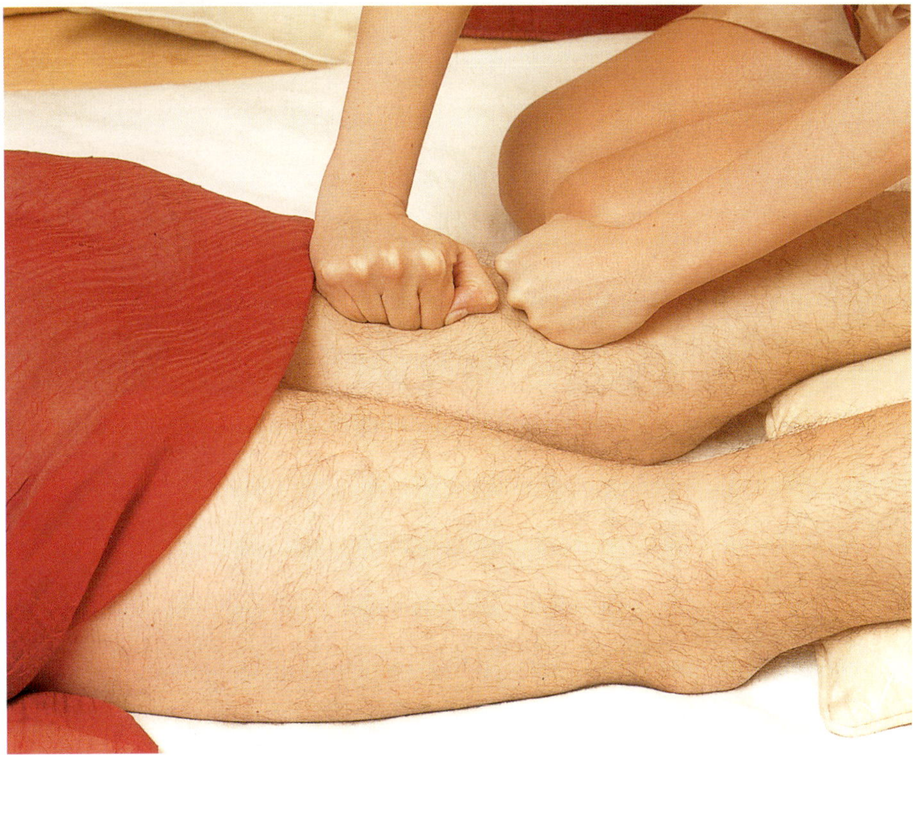

Legen Sie die Hände knapp über die Kniekehle und streichen Sie mit einem Handballen kräftig am Oberschenkel entlang.
Wenn Sie den Oberschenkelansatz erreicht haben, wiederholen Sie diese Technik mit dem anderen Handballen.

SCHRITT 5 FAUSTKREISEN AM OBERSCHENKEL

Wenn die Beine Ihres Partners mit Blut überfüllt sind oder wenn Ihr Partner an Zellulitis leidet, wenden Sie tiefer gehende Massagetechniken an. Ballen Sie die Hände zu lockeren Fäusten und kreisen Sie mit den Fingerknöcheln kräftig über den Oberschenkel, um Fettablagerungen zu beseitigen.

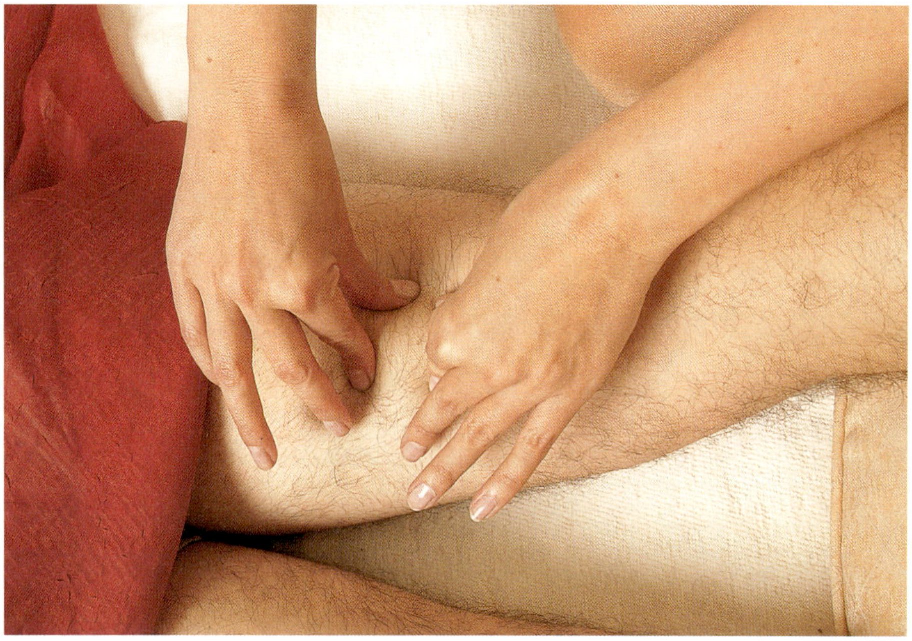

SCHRITT 6
DEN OBERSCHENKEL ZUPFEN

Zupfen Sie das Gewebe am Oberschenkel vorsichtig mit Daumen und Zeigefingern und lassen Sie es durch die Finger gleiten.

SCHRITT 7 ABSCHLUSS – STREICHUNG MIT DEN FINGERSPITZEN

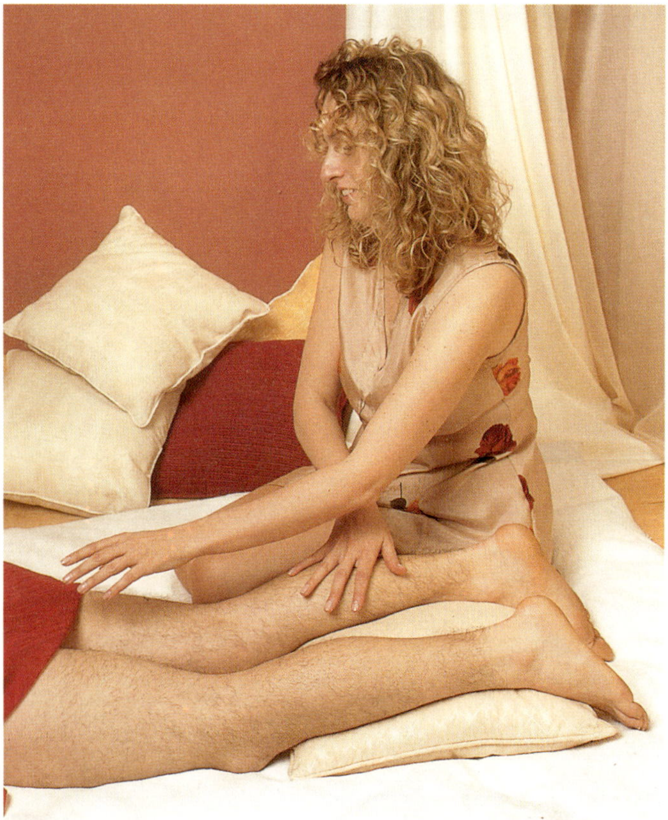

Streichen Sie langsam mit den Fingerspitzen einer Hand federleicht vom Oberschenkelansatz bis zu den Fußknöcheln.

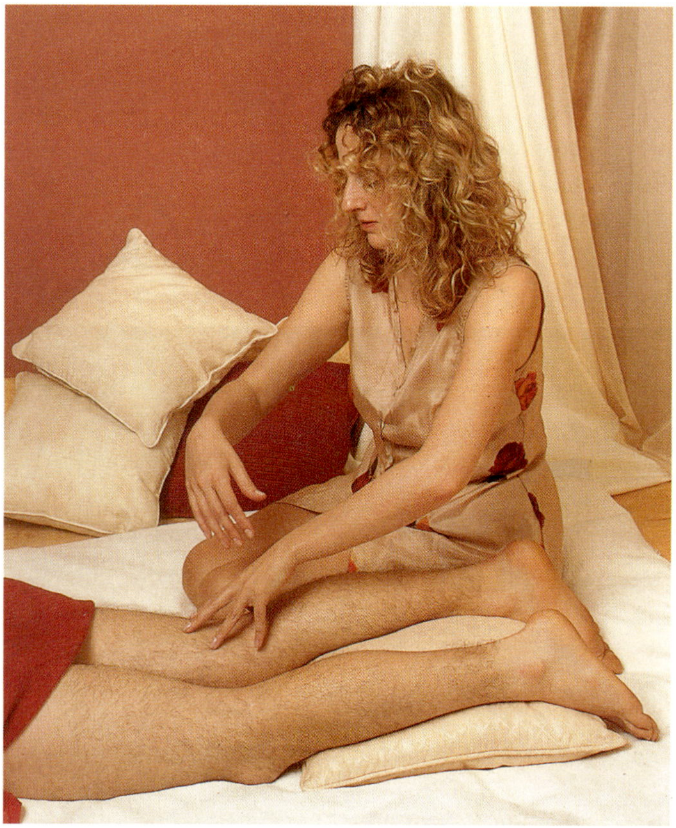

Wenn Sie die Fußknöchel erreicht haben, wiederholen Sie die zärtliche Streichung mit der anderen Hand.
Führen Sie Schritt 3–7 auch am anderen Bein durch.

Die Vorderseite des Körpers

Bitten Sie Ihren Partner, sich auf den Rücken zu legen. Stützen Sie seinen Kopf und seine Knie mit Kissen, damit er bequem liegt und der Kreuzbeinbereich entlastet wird.

Massage der Füsse und der Vorderseite der Beine

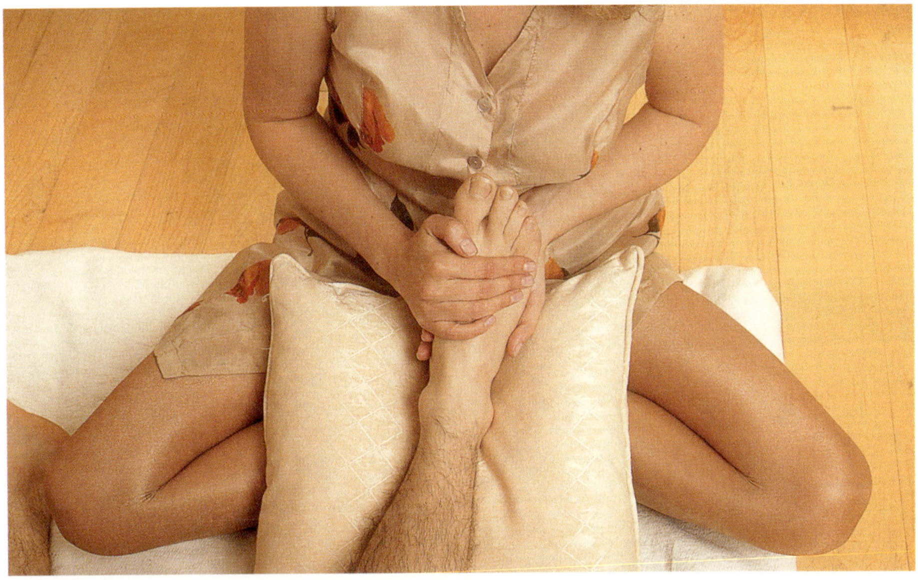

Die Füße sind äußerst empfindsame Körperteile. Sie bestehen nicht nur aus Haut, Knochen und unzähligen Nerven, sondern stellen eine „Miniaturlandkarte" des gesamten Körpers dar, das heißt alle Organe, Muskeln und Drüsen findet man an den Füßen wieder. Wenn Sie also Ihren Partner mit einer Fußmassage verwöhnen, hat dies Auswirkungen auf seinen ganzen Körper.
Verwenden Sie für die Fußmassage nur wenig Öl. Wenn Sie zu viel Gleitmittel auftragen, können Sie den Fuß nicht richtig halten und Ihre Finger rutschen immer wieder ab.

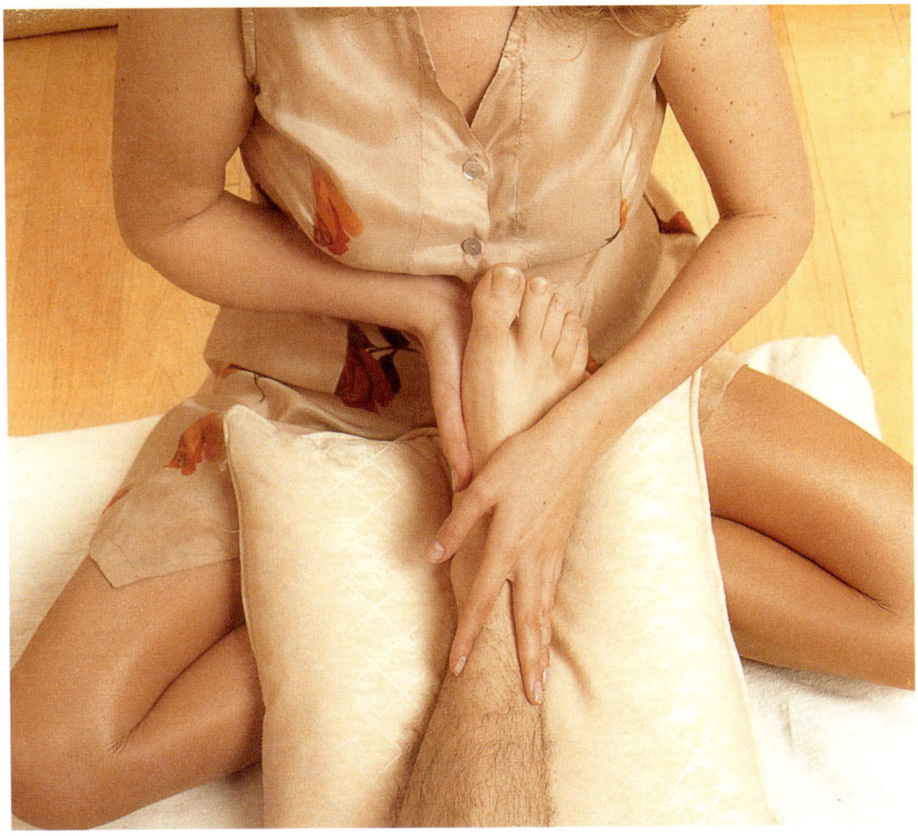

Schritt 1 Einstimmung

Umfassen Sie den Fuß sanft mit beiden Händen und atmen Sie mehrmals tief durch, um vollkommen zu entspannen (Abbildung oben).

Schritt 2
Streichung des Fusses

Streichen Sie mit beiden Händen kräftig über den ganzen Fuß, damit Sie Ihren Partner nicht kitzeln. Gleiten Sie von den Zehen zu den Fußknöcheln, umkreisen Sie diese und gehen Sie dann sanft in die Ausgangsposition zurück (Abbildung unten).
Wiederholen Sie die Streichung mehrmals, um den Fuß zu entspannen und Flüssigkeitsansammlungen, vor allem um die Fußknöchel zu beseitigen.

SCHRITT 3 FAUSTKREISEN AN DER FUSSSOHLE

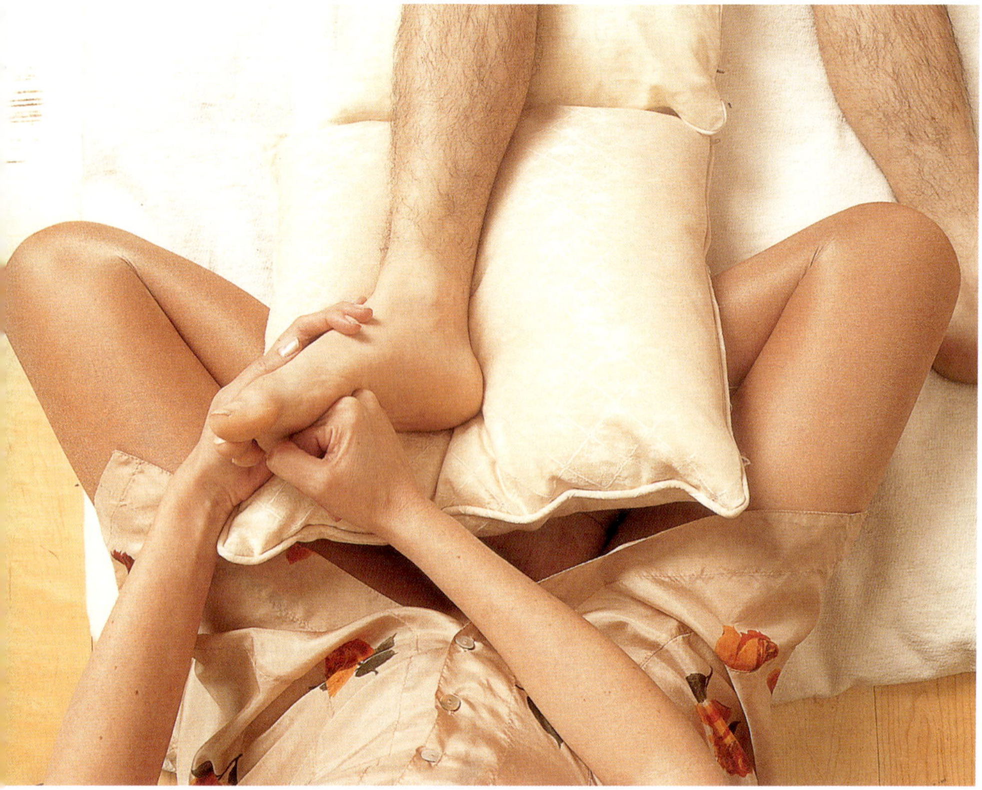

Umfassen Sie den Fuß mit einer Hand, wobei die Finger auf dem Fußrücken liegen und sich der Daumen an der Fußsohle befindet. Ballen Sie die andere Hand zu einer lockeren Faust und kreisen Sie mit den Fingerknöcheln behutsam vom Fußballen zur Ferse.

SCHRITT 4 FUSSSPREIZEN

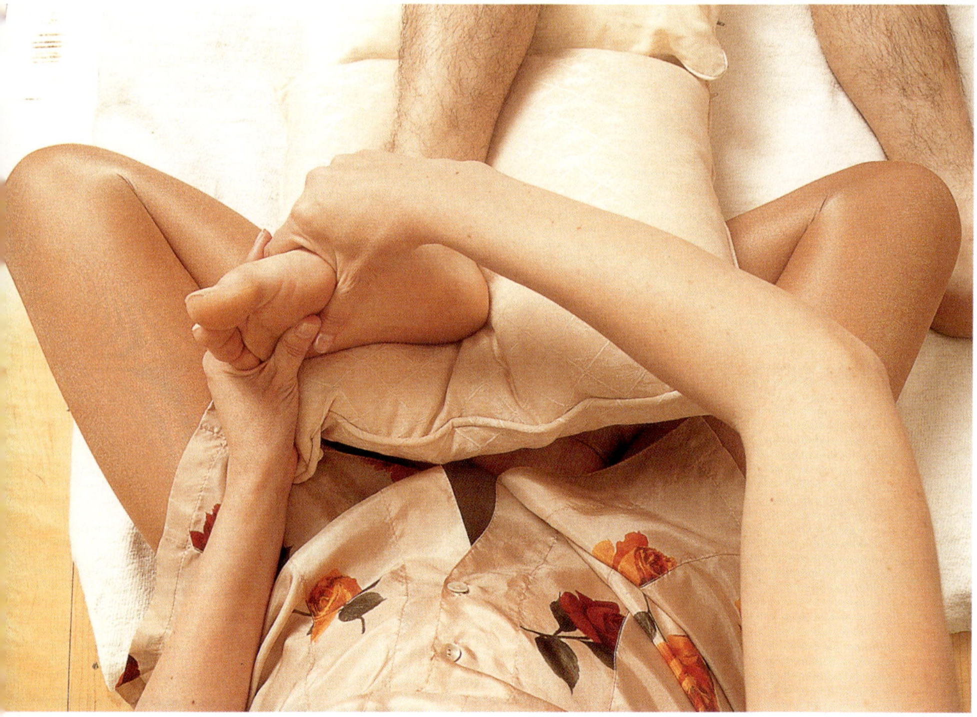

Halten Sie den Fuß mit beiden Händen. Die Daumen liegen an der Fußsohle und die Finger auf dem Fußrücken, wobei sich eine Hand etwas weiter oben befindet als die andere.
Ziehen Sie die Daumen aneinander vorbei zur Fußaußen- beziehungsweise zur Fußinnenseite und kehren Sie dann langsam wieder zur Fußmitte zurück.
Führen Sie diese Zickzackbewegungen mit den Daumen von der Zehenbasis bis zur Ferse aus und gehen Sie dann wieder zurück. Sie werden bemerken, dass Sie den Fuß dadurch langsam etwas spreizen.

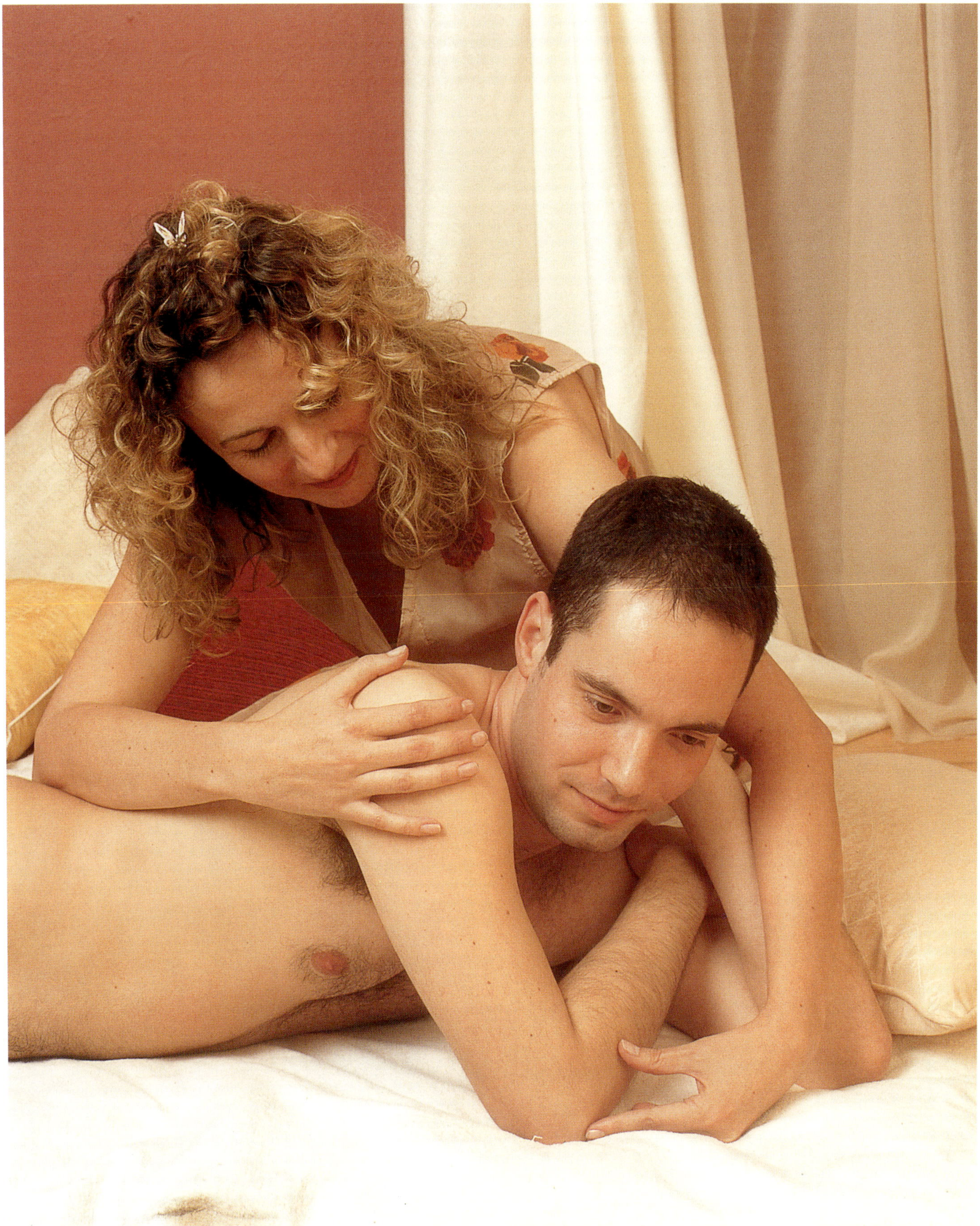

SCHRITT 5 FUSSSCHAUKELN

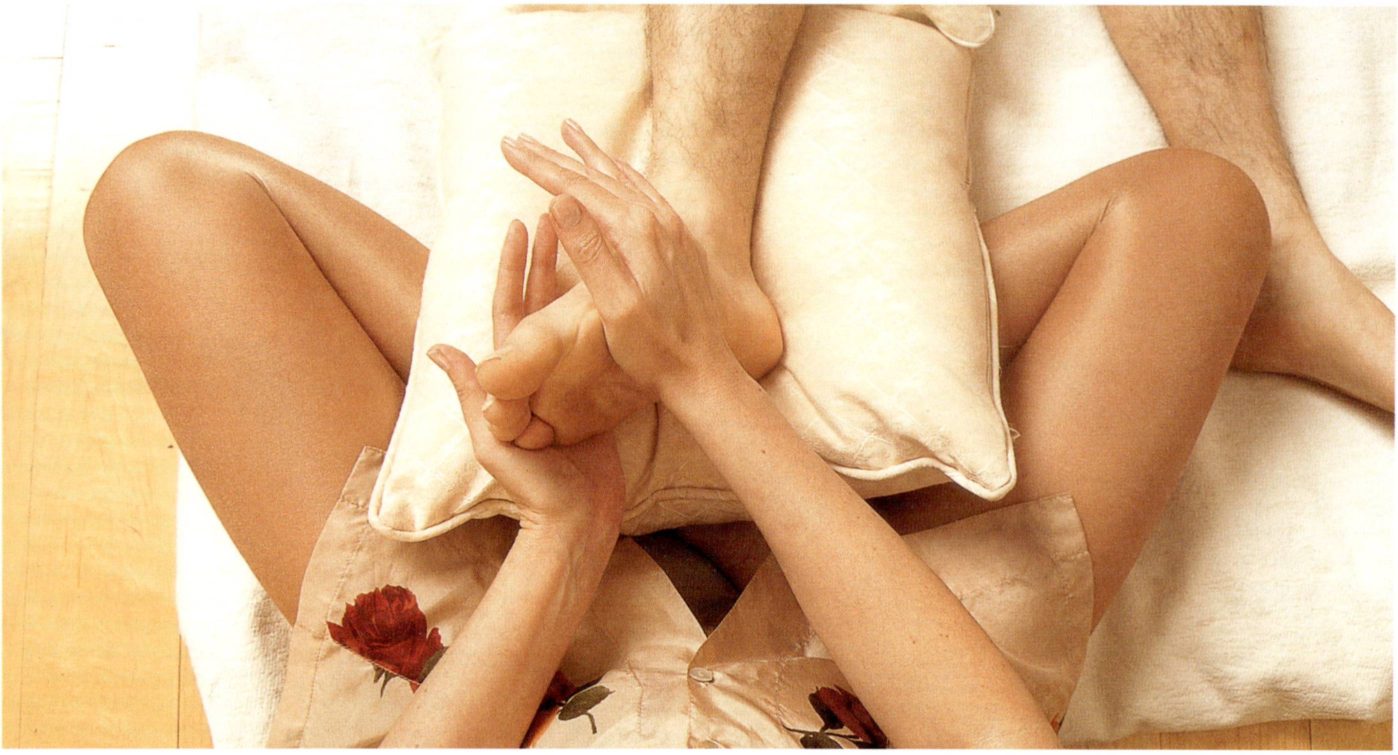

Legen Sie eine Handfläche an die Fußinnenseite, die andere an die Fußaußenseite, wobei eine Hand etwas höher liegt als die andere. Bewegen Sie die Hände abwechselnd und schnell von einer Seite zur anderen, sodass der Fuß vibriert.

Gehen Sie von der Ferse zu den Zehen und wieder zurück. Diese Bewegung regt die Durchblutung an, entspannt die Muskeln in Fuß, Knöcheln und Wade und steigert die Beweglichkeit des Fußes.

SCHRITT 6 ZEHENDEHNEN UND -KREISEN

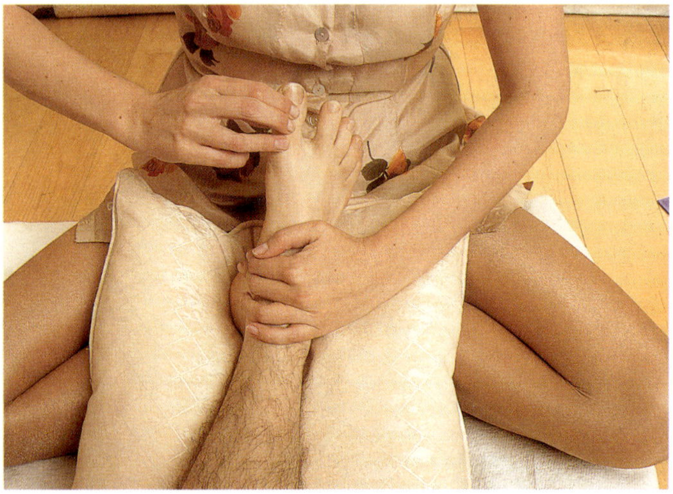

Legen Sie eine Hand auf den Fußansatz. Mit Zeigefinger und Daumen der anderen Hand ziehen Sie an jeder Zehe und kreisen sie behutsam im und gegen den Uhrzeigersinn.
Mit dieser Technik lockern Sie die Zehen.

SCHRITT 7 FUSSKREISEN

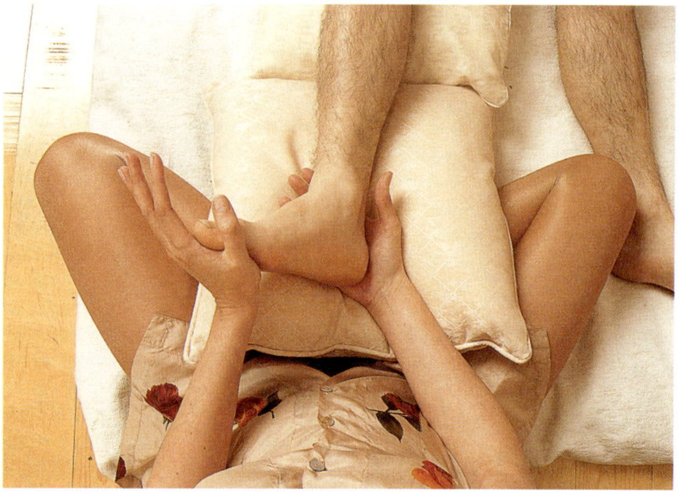

Umfassen Sie die Ferse Ihres Partners mit einer Hand und legen Sie den Handballen der anderen Hand an den Fußballen. Drehen Sie den Fuß vorsichtig im und gegen den Uhrzeigersinn. Mit dieser Technik lockern Sie die Fußknöchel.

SCHRITT 8 LANGE STREICHUNG DES BEINS

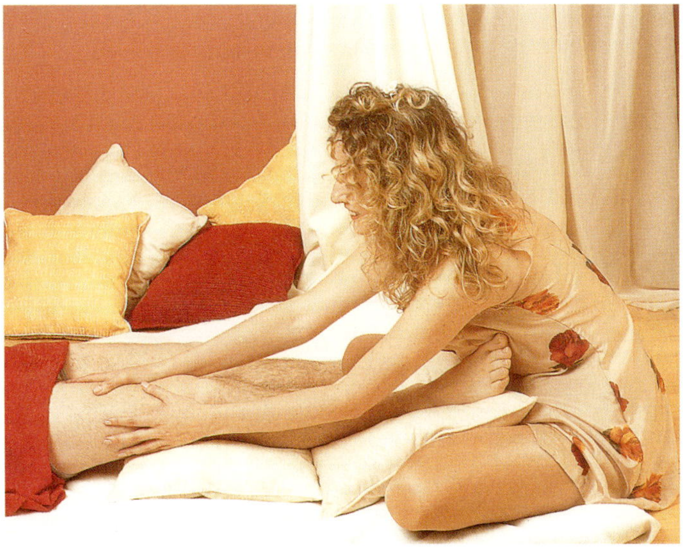

Streichen Sie von den Fußknöcheln bis zum Oberschenkelansatz. Üben Sie dabei auf das empfindsame Knie keinen Druck aus. Gleiten Sie anschließend an den Seiten in die Ausgangsposition zurück, ohne Druck auszuüben.

SCHRITT 9 DEN OBERSCHENKEL KNETEN

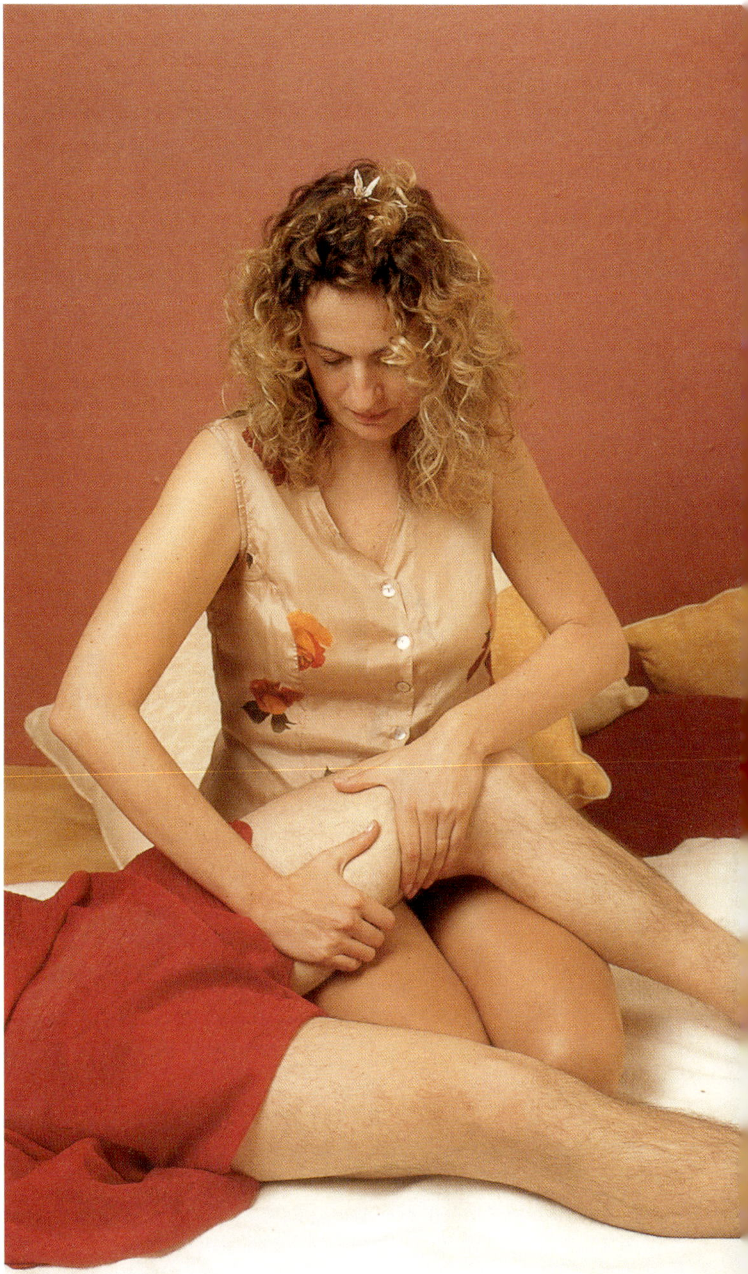

Ziehen Sie die Muskeln am Oberschenkel vorsichtig hoch und kneten und wringen Sie das Gewebe.

SCHRITT 10
DAUMENKREISEN AM OBERSCHENKEL

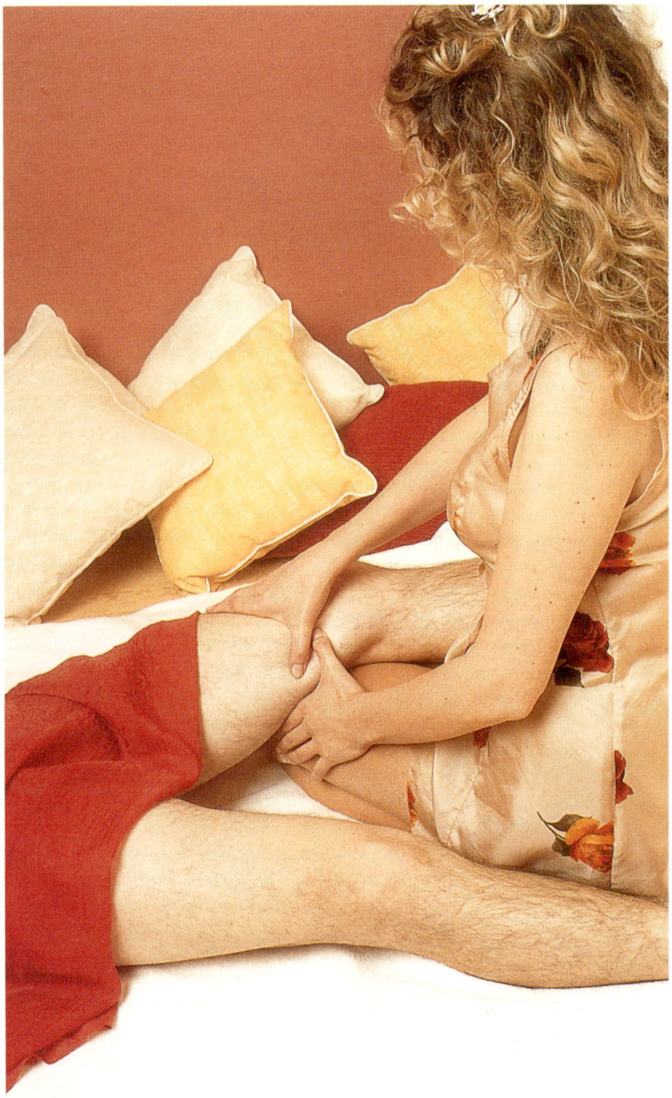

Erogene Zonen finden Sie vor allem an der Innenseite des Oberschenkels. Wenn Sie Ihren Partner in diesem Bereich massieren, wird ihn das sicher stimulieren. Legen Sie die Daumen knapp über dem Knie an die Innenseite des Oberschenkels. Wandern Sie mit kleinen kreisenden Bewegungen nach oben bis zum Schambereich.

SCHRITT 11 ABSCHLUSS – STREICHUNG MIT DEN FINGERSPITZEN

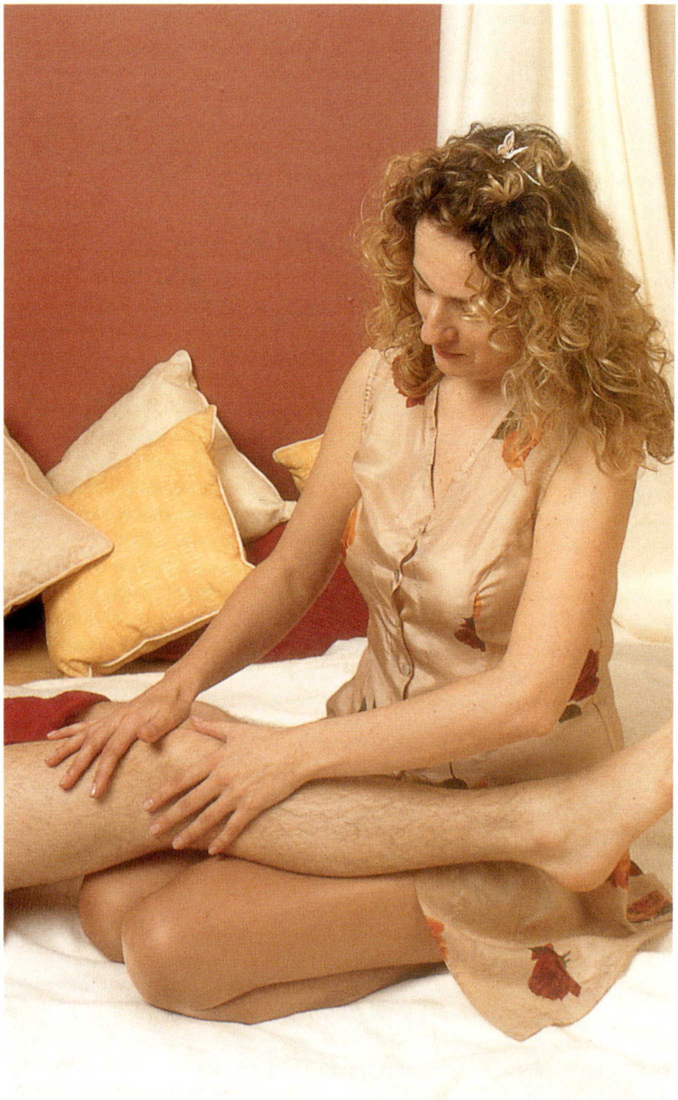

Streichen Sie mit den Fingerspitzen beider Hände federleicht vom Oberschenkelansatz bis zu den Füßen. Diese Berührung wird Ihrem Partner ein angenehmes Prickeln bereiten.
Wiederholen Sie alle Schritte der Fuß- und Beinmassage am anderen Bein.

BAUCHMASSAGE

Eine Bauchmassage ist eine wundervolle Erfahrung. Sie wirkt äußerst beruhigend und löst Spannungen im Bauchbereich. Verdauungsprobleme wie Verstopfung und Magenverstimmung können mit einer Bauchmassage ebenso behandelt werden, wie Menstruationsprobleme. Außerdem befinden sich in diesem Bereich einige erogene Zonen.

SCHRITT 1 EINSTIMMUNG

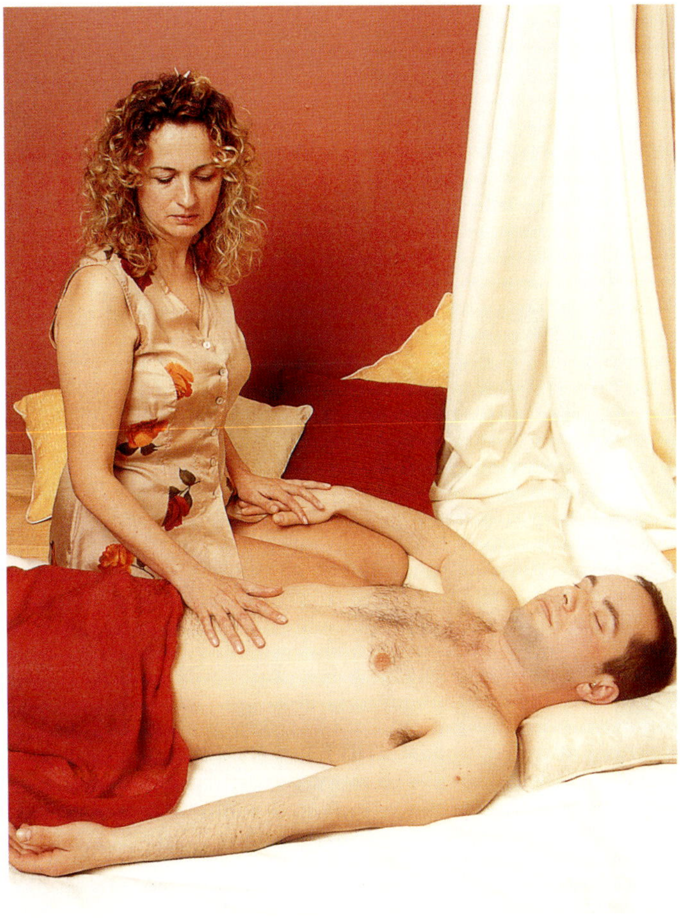

Knien Sie sich neben Ihren Partner und legen Sie beide Hände sanft auf seinen Bauch. Sie können auch eine Hand auf den Bauch legen, während Ihr Partner eine Hand auf Ihren Oberschenkel legt und Sie seine Hand halten. Atmen Sie mehrmals tief durch, um zu entspannen und sich auf die Atmung Ihres Partners einzustellen.

SCHRITT 2 KREISENDE STREICHUNG ÜBER DEN NABEL

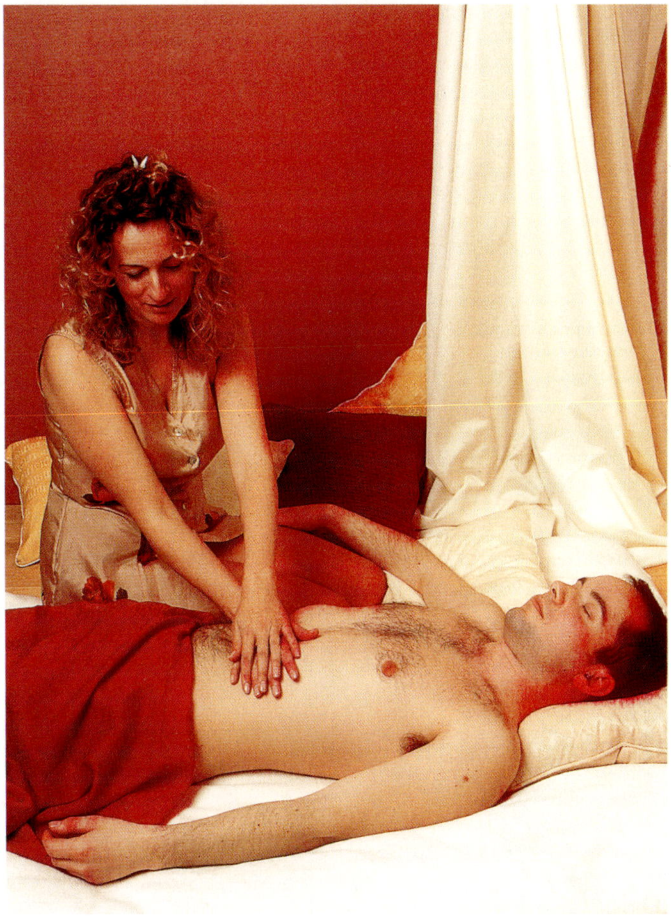

Knien Sie sich rechts neben Ihren Partner. Ihre Hände liegen übereinander, während Sie langsam und behutsam mit kreisenden Bewegungen im Uhrzeigersinn über den Nabel streichen. Ziehen Sie nach und nach immer größere Kreise, damit Sie den gesamten Bauchraum abdecken. Wenn Ihr Partner entspannt ist, können Sie kräftigere und tiefere Streichungen ausführen.

SCHRITT 3 KREISENDE STREICHUNG UM DEN NABEL

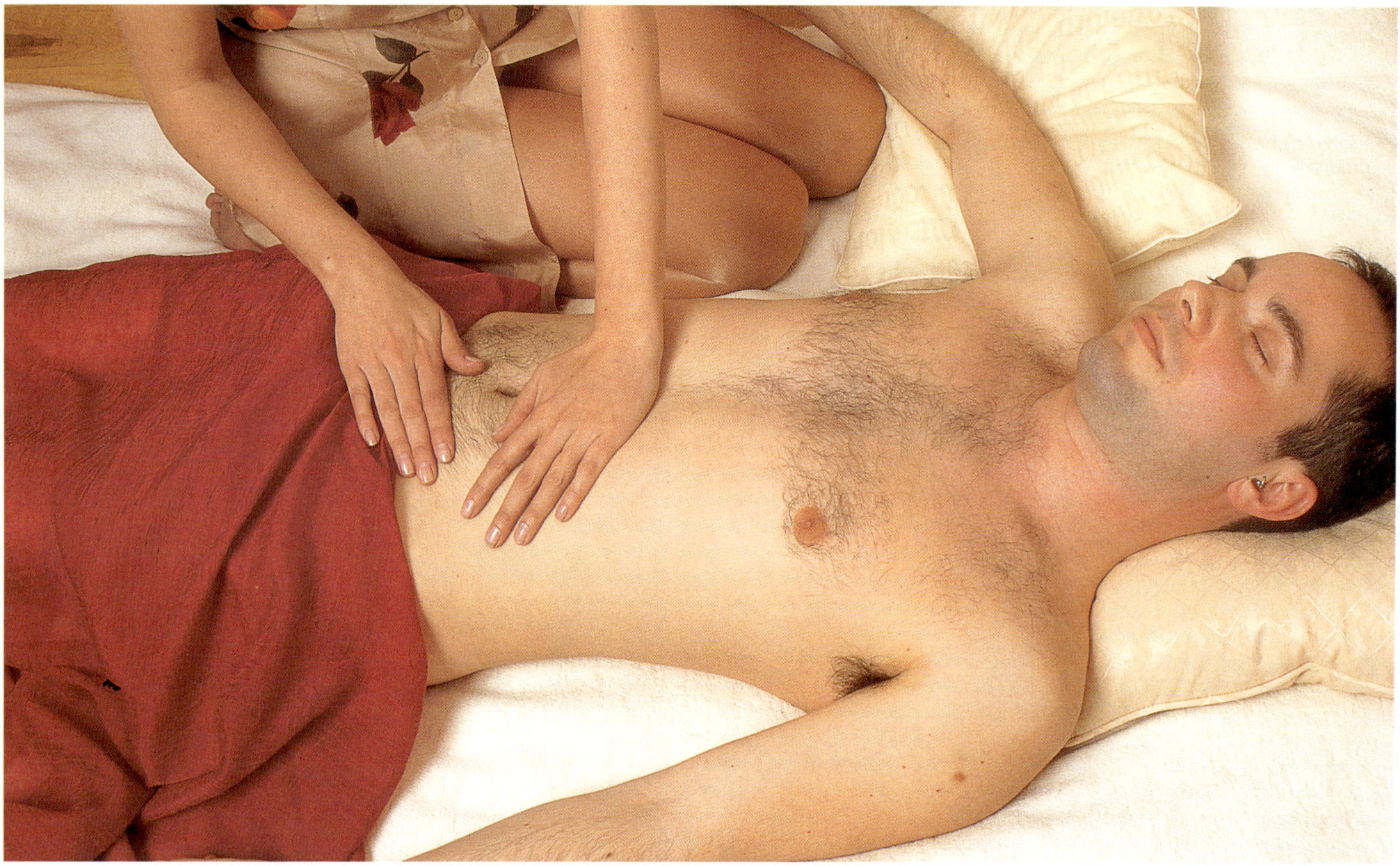

Führen Sie nun mit beiden Händen kreisende Streichungen im Uhrzeigersinn um den Nabel aus, wobei eine Hand der anderen folgt. Ihr Partner sollte eine kontinuierliche Kreisbewegung fühlen.

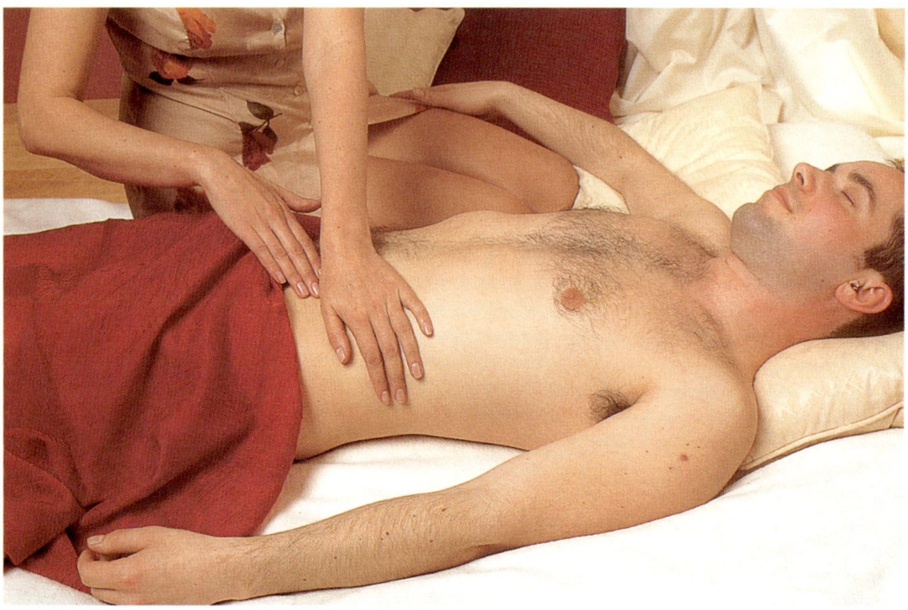

SCHRITT 4 DIE SEITEN NACH OBEN ZIEHEN

Legen Sie beide Hände an die Ihnen abgewandte Seite Ihres Partners, wobei die Fingerspitzen die Unterlage berühren. Beugen Sie sich über Ihren Partner und streichen Sie langsam und behutsam von der Taille bis zum Nabel. Wiederholen Sie diese Bewegung anschließend mit der anderen Hand. Wenden Sie diese Technik über den gesamten Bauchraum an.

Um die andere Seite Ihres Partners zu massieren, knien Sie sich an die eben behandelte Seite.

SCHRITT 5 DEN BAUCH KNETEN

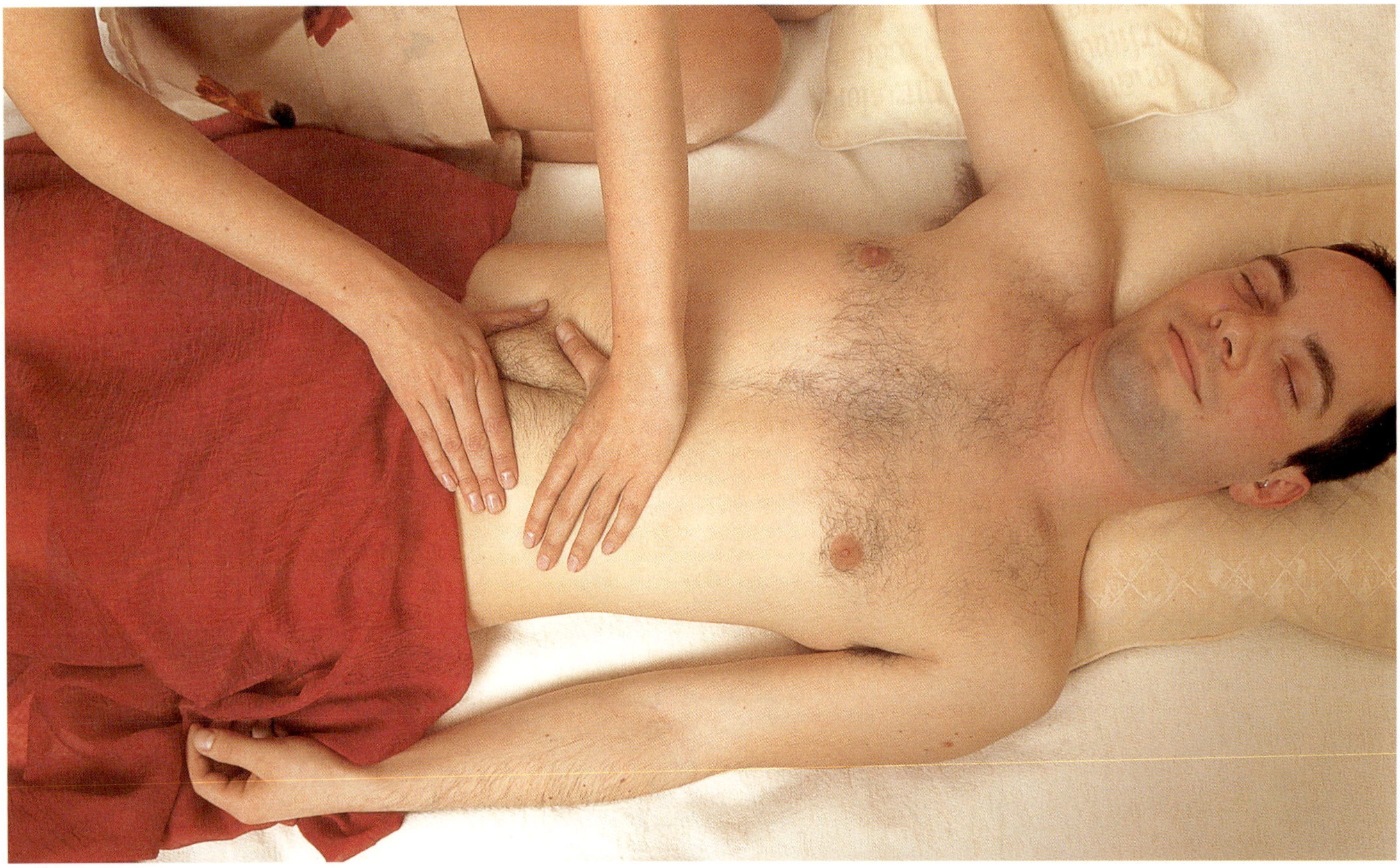

Kneten Sie mit beiden Händen den Hüft- und Taillenbereich an der Ihnen abgewandten Seite. Heben Sie hierzu die Muskeln vorsichtig an und kneten Sie das Gewebe zwischen Daumen und Fingern, wobei Sie es von einer Hand in die andere rollen. Wiederholen Sie diese Technik an der anderen Seite.

SCHRITT 6
ABSCHLUSS – STREICHUNG MIT DEN FINGERSPITZEN

Streichen Sie mit den Fingerspitzen federleicht im Uhrzeigersinn über den Bauch. Halten Sie kurz inne und nehmen Sie die Hände behutsam vom Körper.

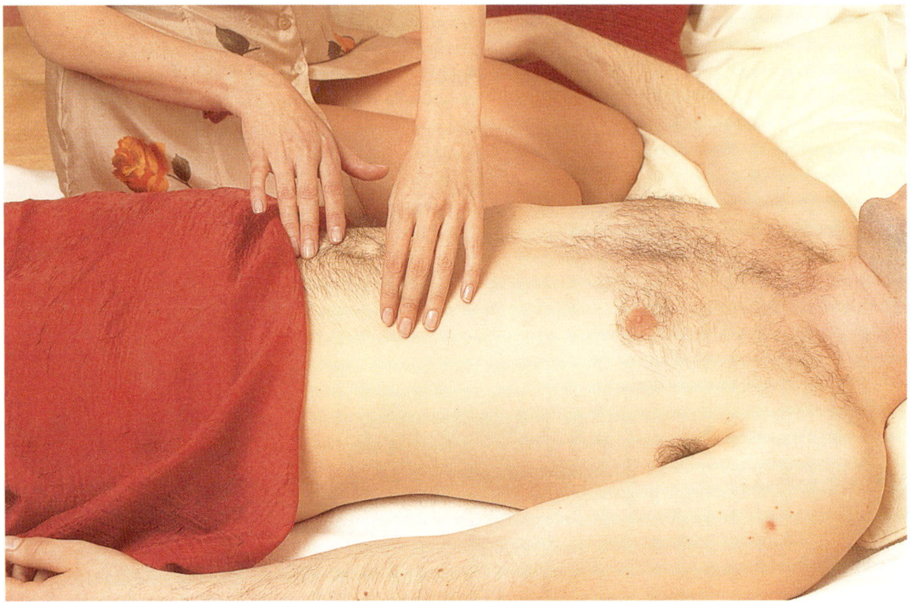

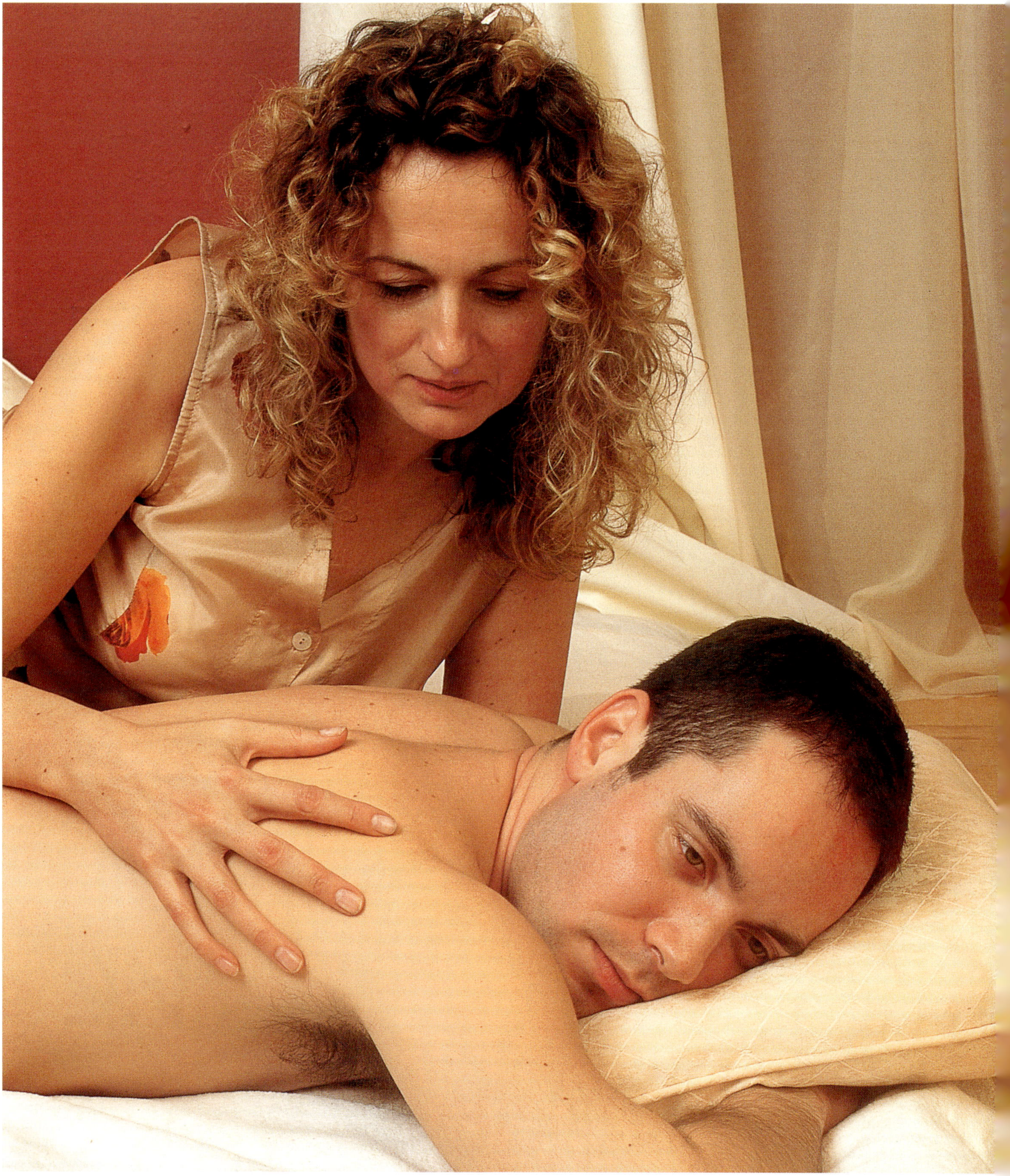

ARM- UND HANDMASSAGE

Unsere Arme und Hände werden täglich stark beansprucht. Wir bringen viele Emotionen mit Armen und Händen zum Ausdruck wie zum Beispiel Liebe und Mitgefühl, wenn wir andere Menschen umarmen und Freunde trösten. Wir benutzen unsere Arme und Hände aber auch, um den Sinn unserer Worte zu unterstreichen und negative Gefühlen wie Ärger oder Frustration auszudrücken. Eine Arm- und Handmassage kann helfen, unterdrückte Gefühle an die Oberfläche zu bringen.
Der ganze Körper profitiert von der Arm- und Handmassage, denn die Behandlung wirkt auf den gesamten Körper im Sinne der Handreflexzonentherapie, die besagt, dass die Hände eine „Miniaturlandkarte" des Körpers darstellen. Alle Organe, Muskeln und Drüsen des Körpers findet man an den Händen wieder.

SCHRITT 1 EINSTIMMUNG

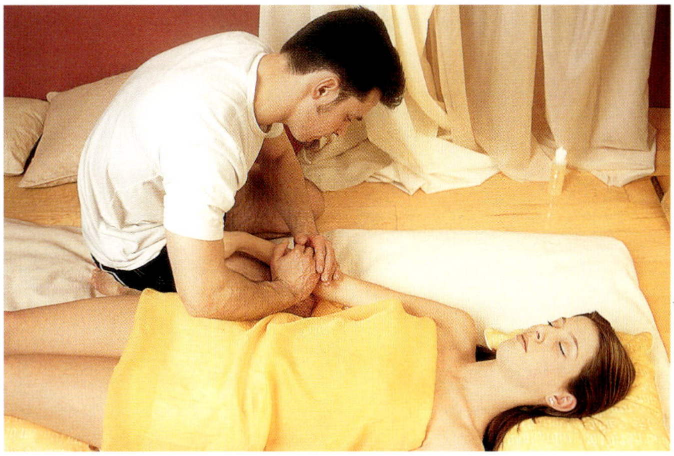

Knien sie sich neben Ihren Partner und legen Sie beide Hände sanft auf seinen Unterarm. Atmen Sie mehrere Male tief durch, um zu entspannen. Fühlen Sie, wie die Spannung im Arm Ihres Partners nachlässt.

SCHRITT 2 LANGE STREICHUNG DES ARMS

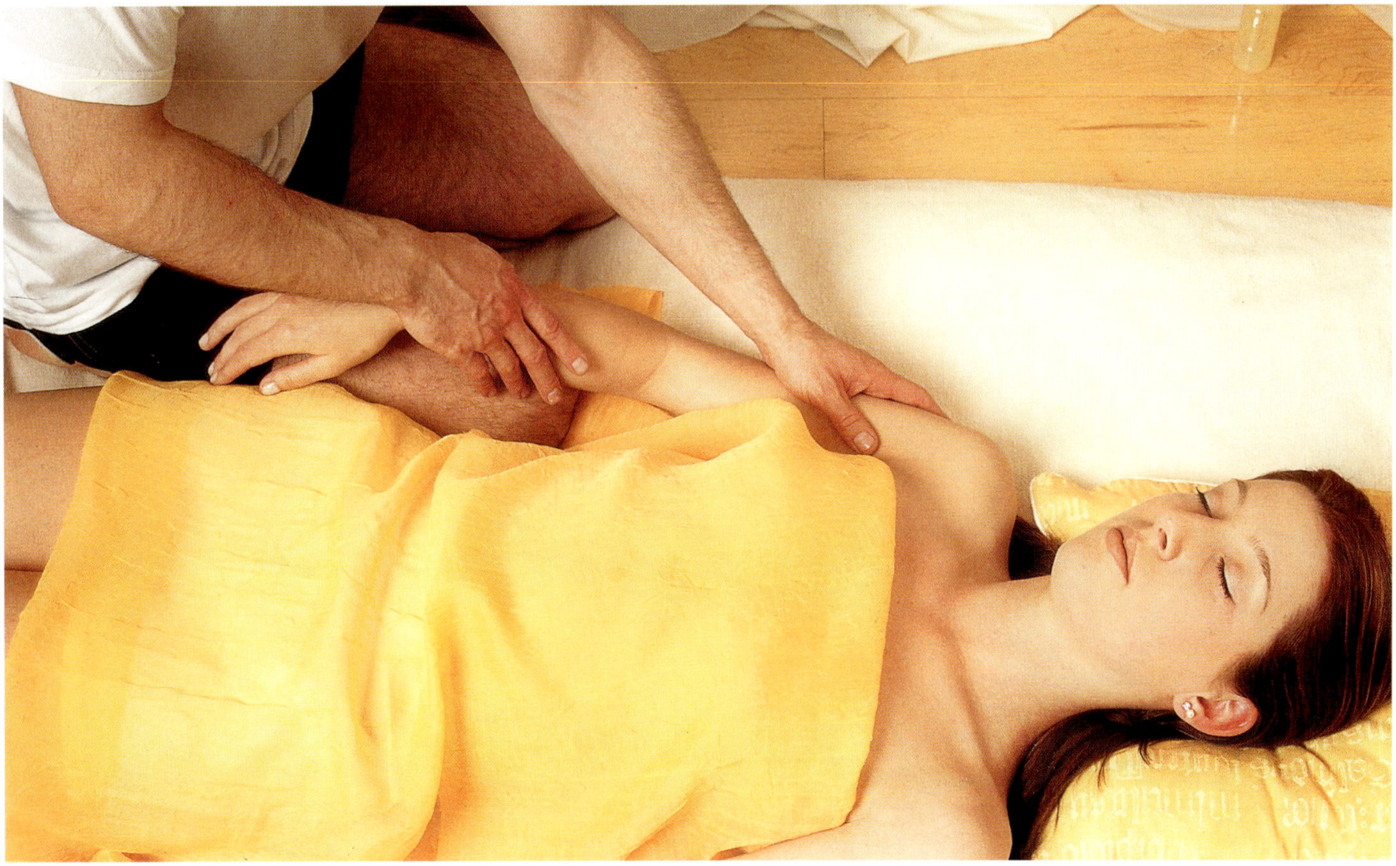

Legen Sie die Hände hintereinander über das Handgelenk Ihres Partners und streichen Sie kräftig am Arm entlang bis zum Schulteransatz. Gleiten Sie dann an den Seiten des Arms sanft in die Ausgangsposition zurück.

SCHRITT 3 DEN OBERARM KNETEN

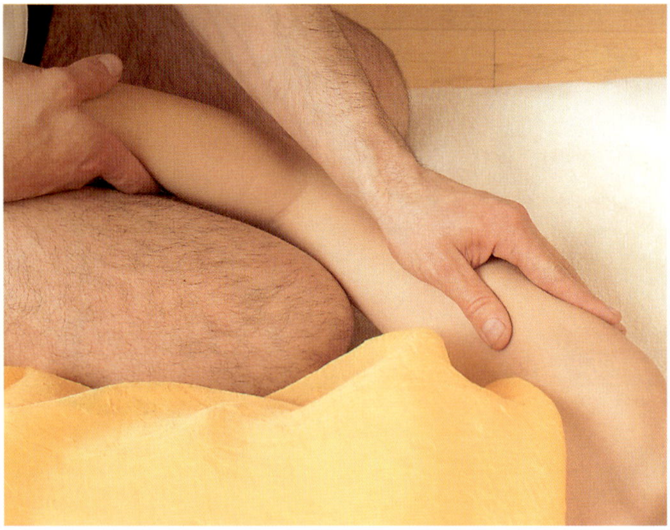

Kneten Sie die Muskeln am Oberarm abwechselnd mit beiden Händen.

SCHRITT 4 DEN UNTERARM KNETEN

Legen Sie den Unterarm Ihres Partners auf Ihren Oberschenkel. Unterstützen Sie sein Handgelenk mit einer Hand und kneten Sie den Arm mit der anderen Hand vom Handgelenk bis zum Ellbogen.

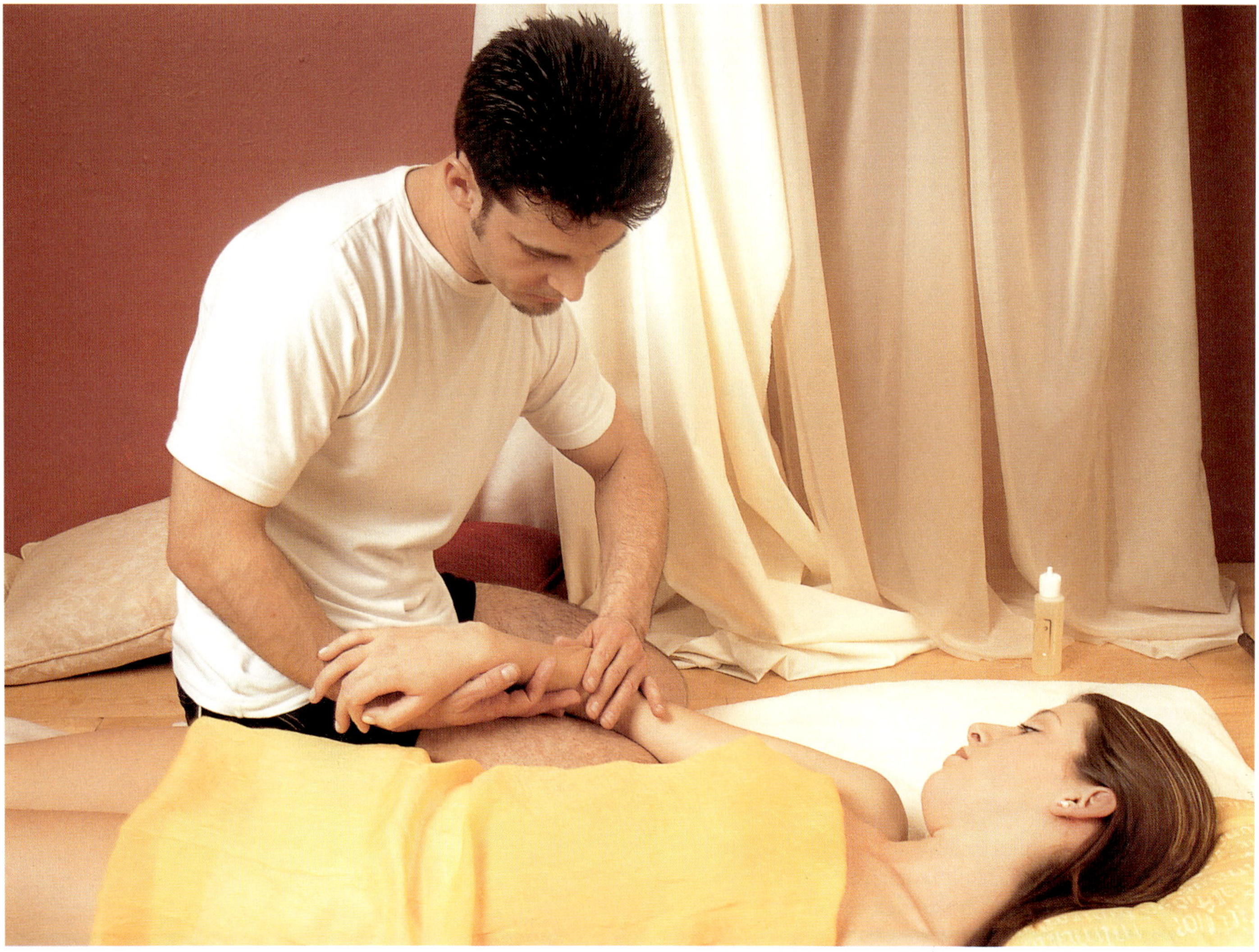

SCHRITT 5 DAUMENKREISEN AM HANDGELENK

Umfassen Sie die Hand Ihres Partners mit beiden Händen und kreisen Sie behutsam mit den Daumen über die Innenseite des Handgelenks.
Drehen Sie anschließend den Arm und führen Sie die Daumenkreise an der anderen Seite des Handgelenks durch.
Mit dieser Technik lockern Sie das Handgelenk.

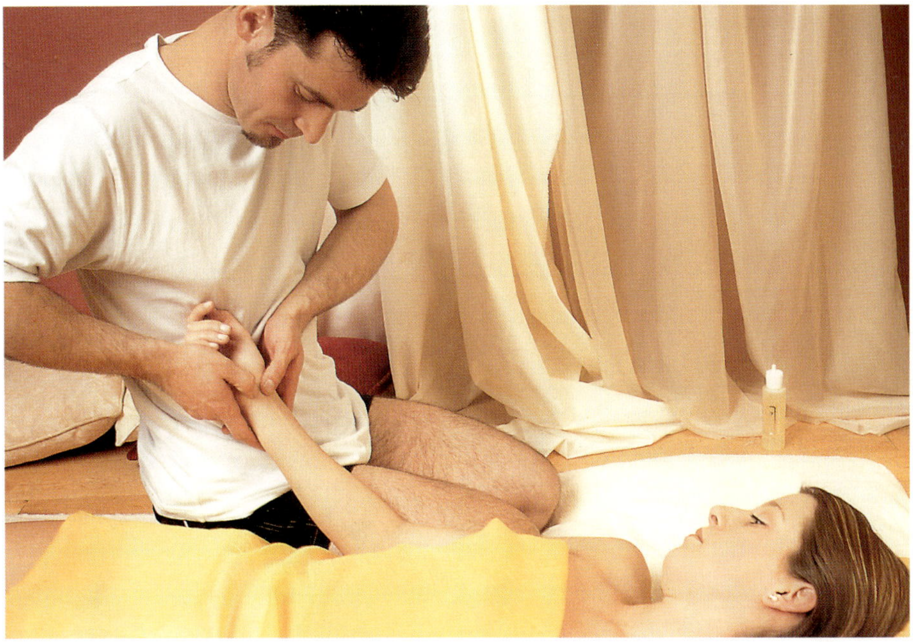

SCHRITT 6 HANDKREISEN

Verschränken Sie Ihre Finger mit den Fingern Ihres Partners und kreisen Sie seine Hand im und gegen den Uhrzeigersinn.

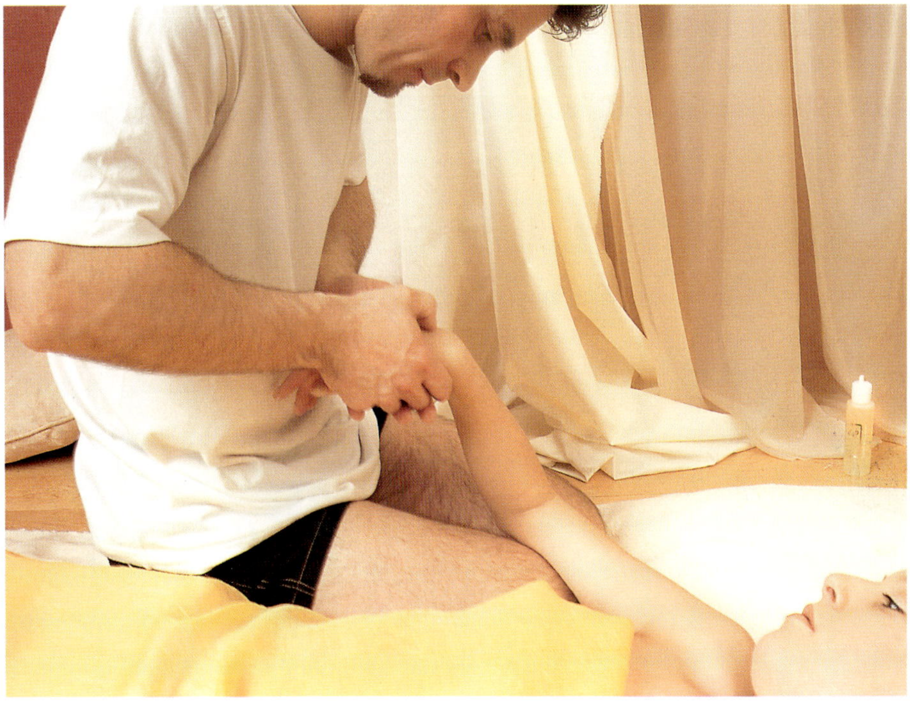

SCHRITT 7 STREICHUNG DER HAND

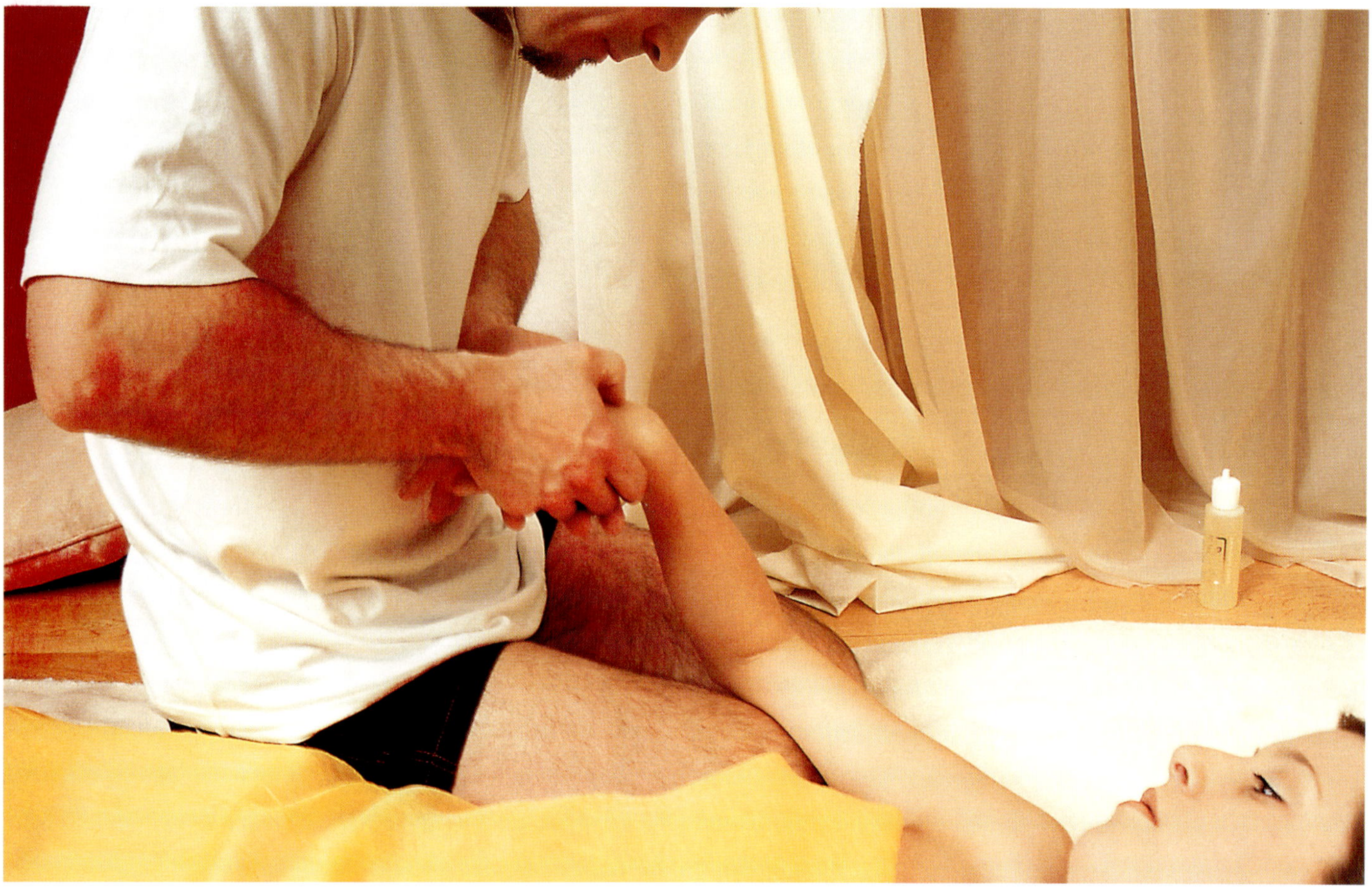

Umfassen Sie die Hand Ihres Partners mit beiden Händen und streichen Sie vom Handgelenk bis zu den Fingerspitzen über den Handrücken. Wiederholen Sie die Streichung anschließend an der Handfläche.

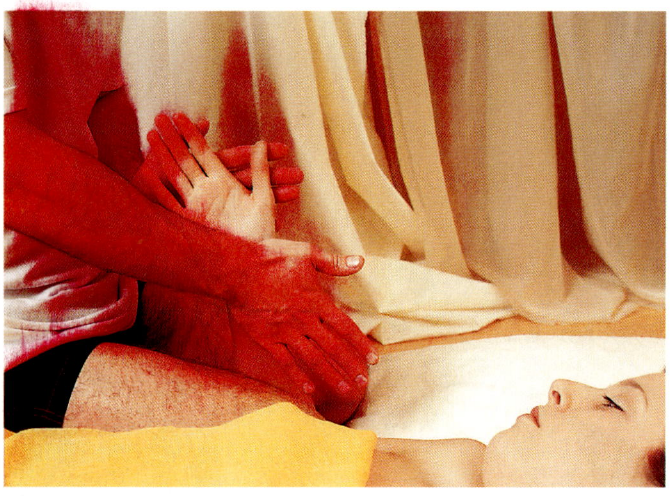

Sie können die Streichung auch mit dem Handballen durchführen.

SCHRITT 8 HANDSPREIZEN

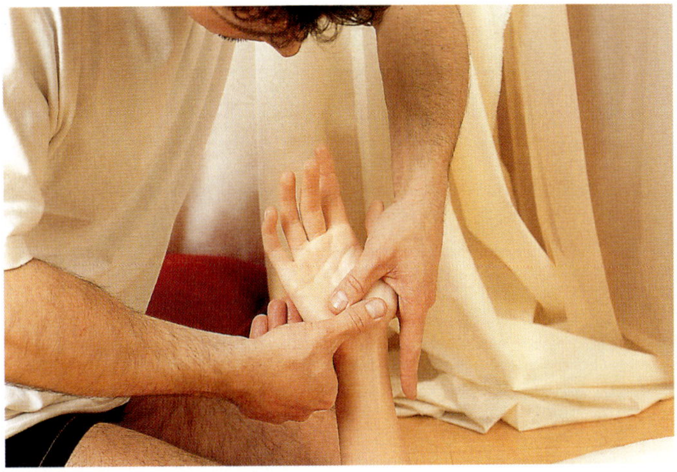

Umfassen Sie die Hände Ihres Partners mit beiden Händen. Ihre Daumen liegen hintereinander auf der Handfläche, die Finger am Handrücken. Ziehen Sie die Daumen aneinander vorbei zur Handaußen- beziehungsweise zur Handinnenseite und kehren Sie dann langsam wieder zur Handmitte zurück.

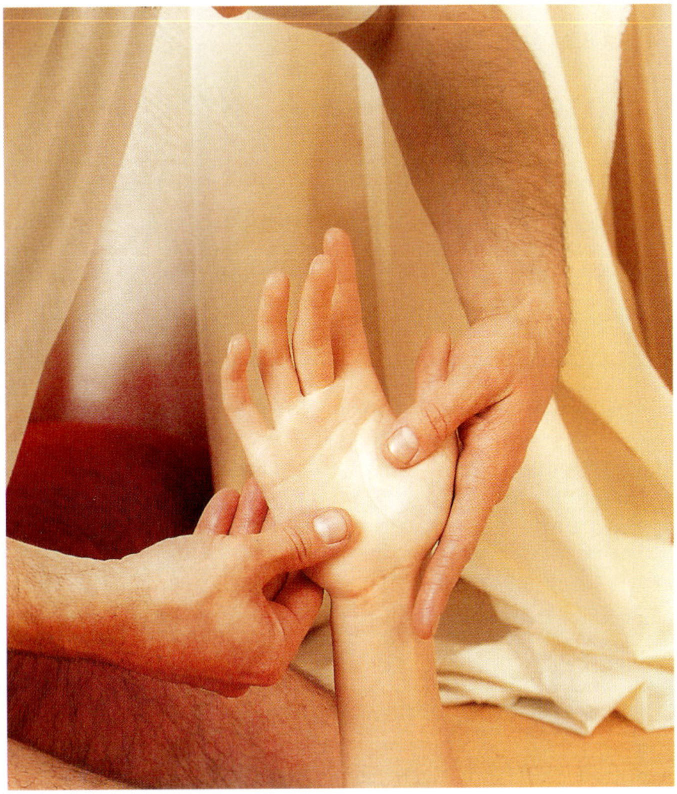

Führen Sie diese Zickzackbewegungen mit den Daumen vom Handballen bis zur Basis der Finger aus, sodass Sie die Hand dadurch langsam etwas spreizen.

SCHRITT 9 FINGER- UND DAUMENDEHNEN

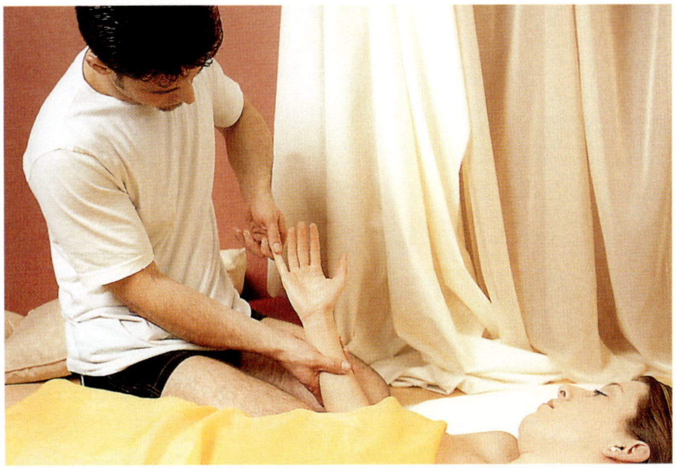

Umfassen Sie das Handgelenk Ihres Partners mit einer Hand. Dehnen und kneten Sie behutsam mit Daumen und Zeigefinger der anderen Hand den Daumen und die Finger einzeln, wobei Sie von der Basis der Finger zur Spitze wandern.

SCHRITT 10 FINGER- UND DAUMENKREISEN

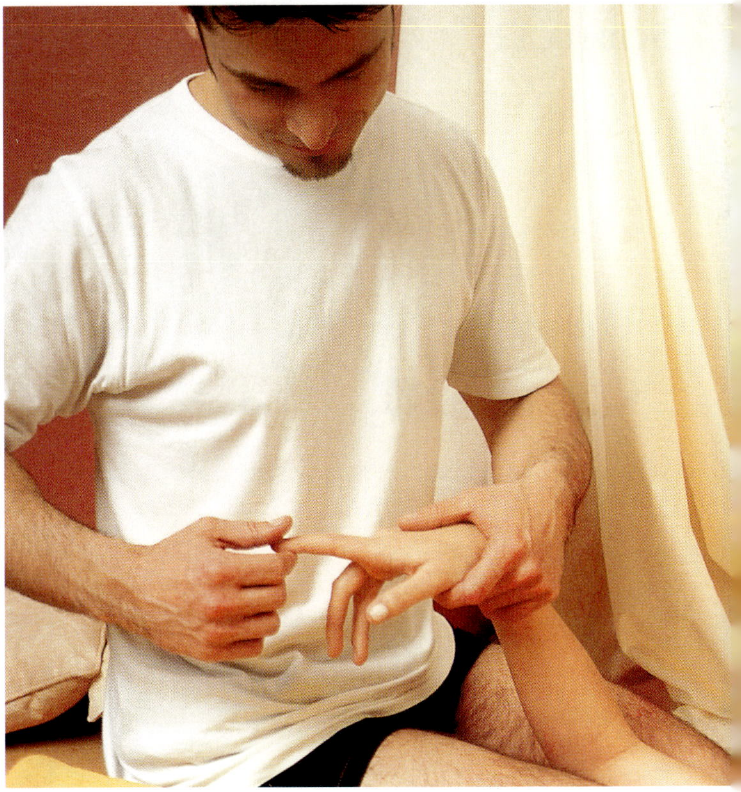

Kreisen Sie die Finger und den Daumen Ihres Partners einzeln im und gegen den Uhrzeigersinn.

SCHRITT 11 STREICHUNG DER HAND MIT DEN FINGERSPITZEN

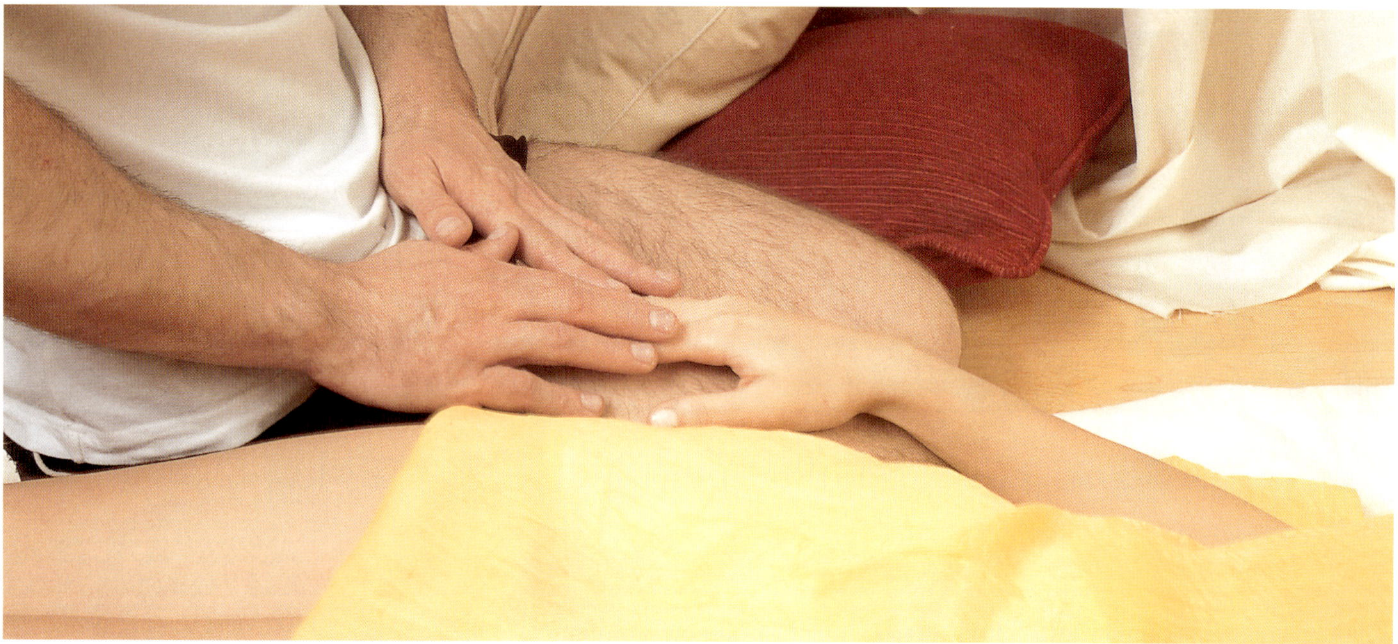

Streichen Sie mit den Fingerspitzen federleicht vom Handgelenk Ihres Partners zu den Fingerspitzen.

SCHRITT 12 ABSCHLUSS – STREICHUNG DES ARMS MIT DEN FINGERSPITZEN

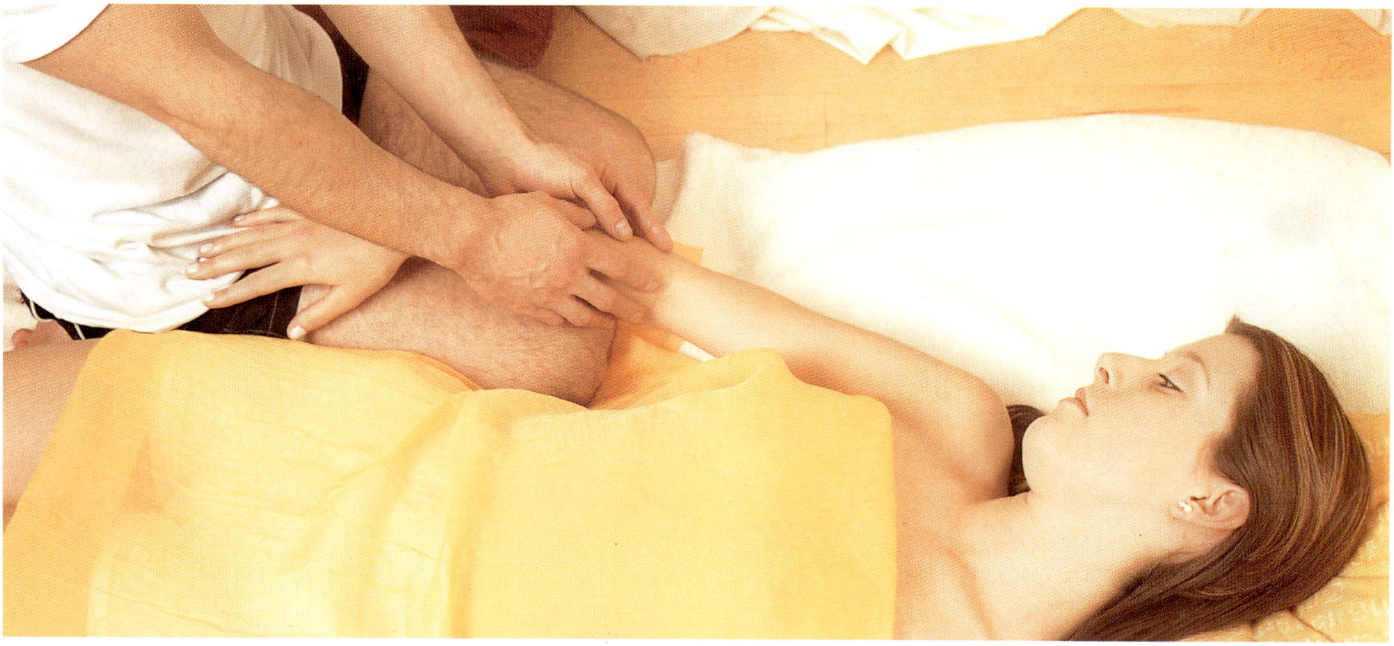

Streichen Sie mit den Fingerspitzen mehrmals federleicht über den Arm und die Hand. Nach der letzten Streichung nehmen Sie die Hand Ihres Partners in Ihre Hände und kneten sie vorsichtig. Wiederholen Sie alle Schritte der Arm- und Handmassage am anderen Arm.

BRUST- UND NACKENMASSAGE

Der Brustbereich ist oft sehr verspannt und mit Blut überfüllt. Das kann an einer schlechten Haltung oder an einer falschen Atemtechnik liegen, denn viele Menschen atmen aus der Brust heraus, nicht aus dem Bauch.
Oft setzen sich unterdrückte Gefühle im Brustbereich fest. Mit einer Brustmassage werden diese Gefühle an die Oberfläche gebracht und Sie können den Brustkorb weiten und entspannen.
Viele Menschen leiden unter Nackenverspannungen, die Kopfschmerzen und Migräne verursachen können. Mit einer behutsamen Nackenmassage können Sie solche Verspannungen lösen.

SCHRITT 1 EINSTIMMUNG

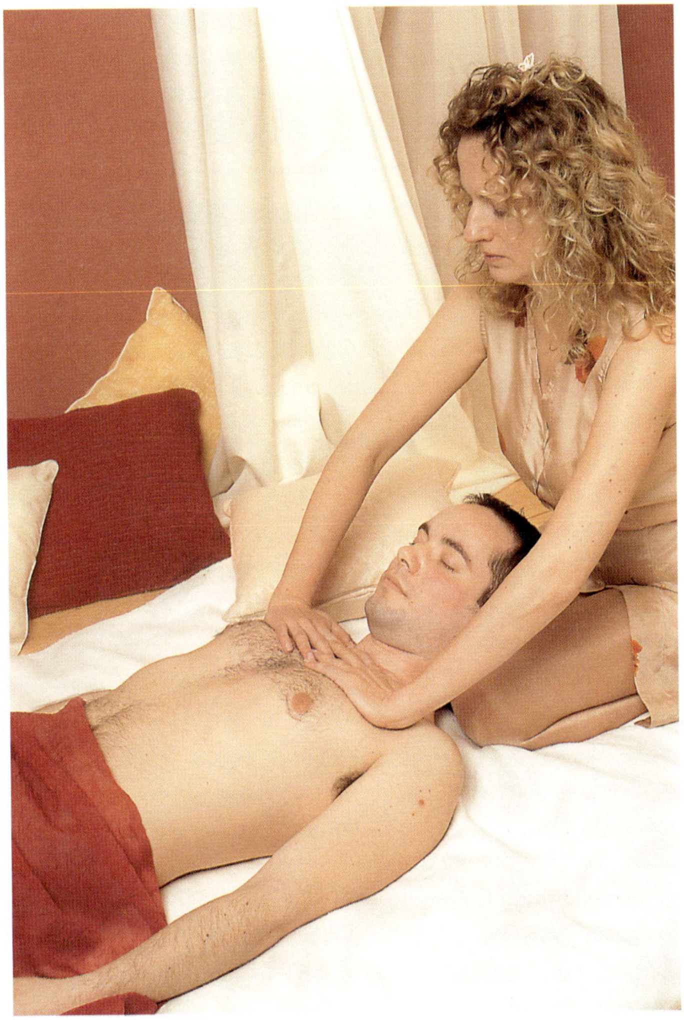

Knien Sie sich vor Ihren Partner. Legen Sie beide Hände sanft auf seine Schultern und atmen Sie mehrmals tief durch, um zu entspannen und sich auf die Atmung Ihres Partners einzustellen. Legen Sie nun beide Hände in die Mitte oberhalb der Brust, sodass die Fingerspitzen zueinander zeigen.

SCHRITT 2 DEN BRUSTKORB WEITEN

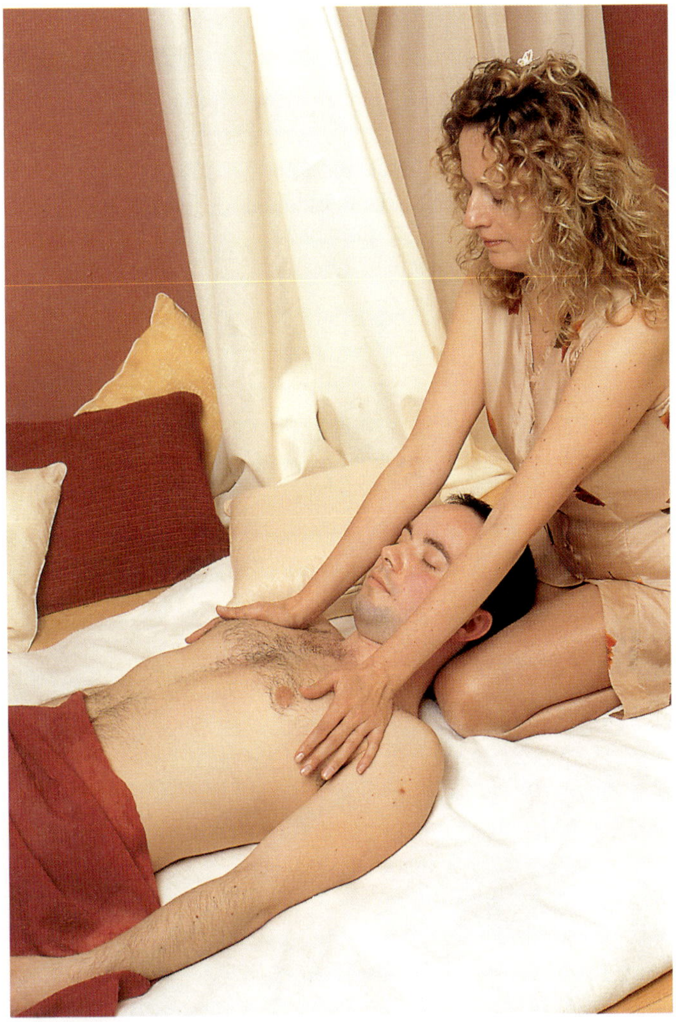

Streichen Sie mit beiden Handflächen nach außen über die Schultern und über den gesamten Brustkorb. Gleiten Sie dann sanft in die Ausgangsposition zurück.

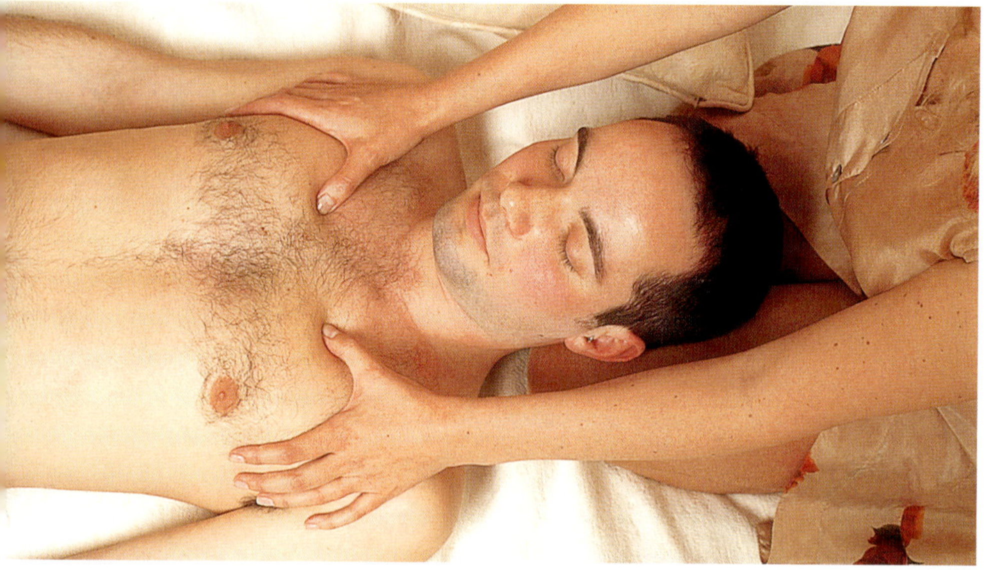

SCHRITT 3 DAUMENKREISEN AM SCHLÜSSELBEIN

Legen Sie die Daumen in die Mitte der Brust, knapp unterhalb des Schlüsselbeins. Führen Sie kleine behutsame Daumenkreise über dem Schlüsselbein durch, wobei Sie in einer vertikalen Linie bis zu den Schultern wandern.

SCHRITT 4 FAUSTKREISEN AM BRUSTKORB

Ballen Sie die Hände zu lockeren Fäusten und legen Sie sie auf die Schultern Ihres Partners. Kreisen Sie nun behutsam mit den Fingerknöcheln über den Brustkorb.

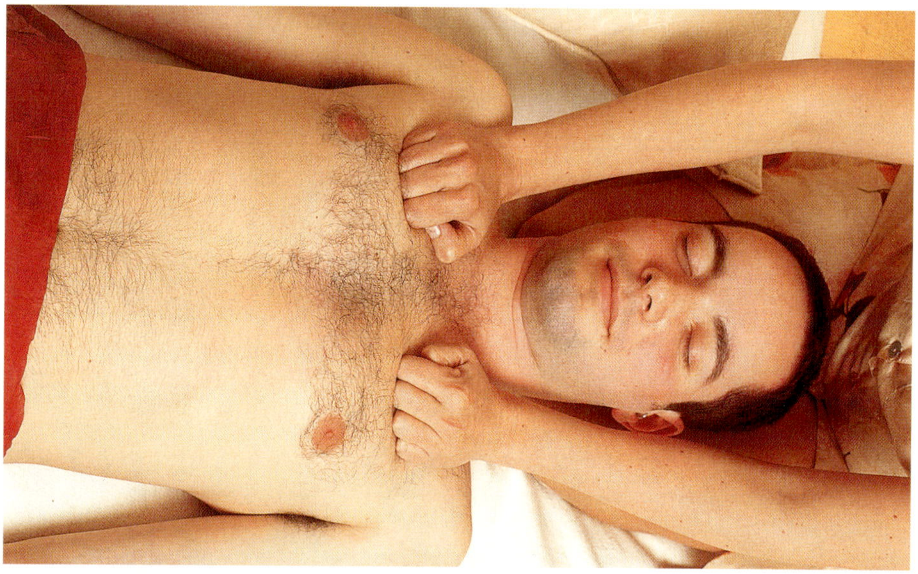

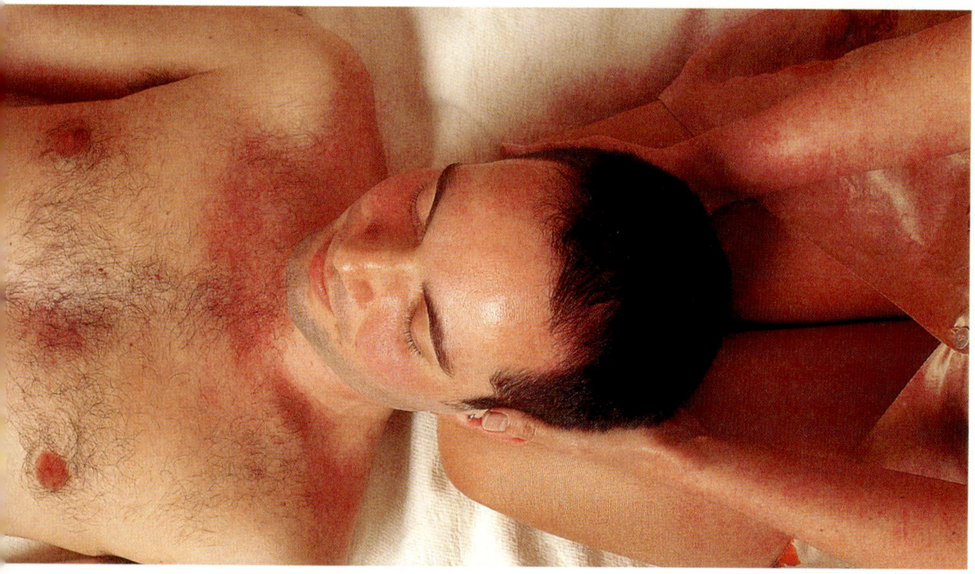

SCHRITT 5 DEN NACKEN DEHNEN

Legen Sie die Hände an den Hinterkopf Ihres Partners. Ziehen Sie den Kopf sehr behutsam und langsam zu sich hin, um den Nacken zu dehnen.
Mit dieser Technik können Sie Nackenverspannungen lösen.

SCHRITT 6 STREICHUNG DES NACKENS

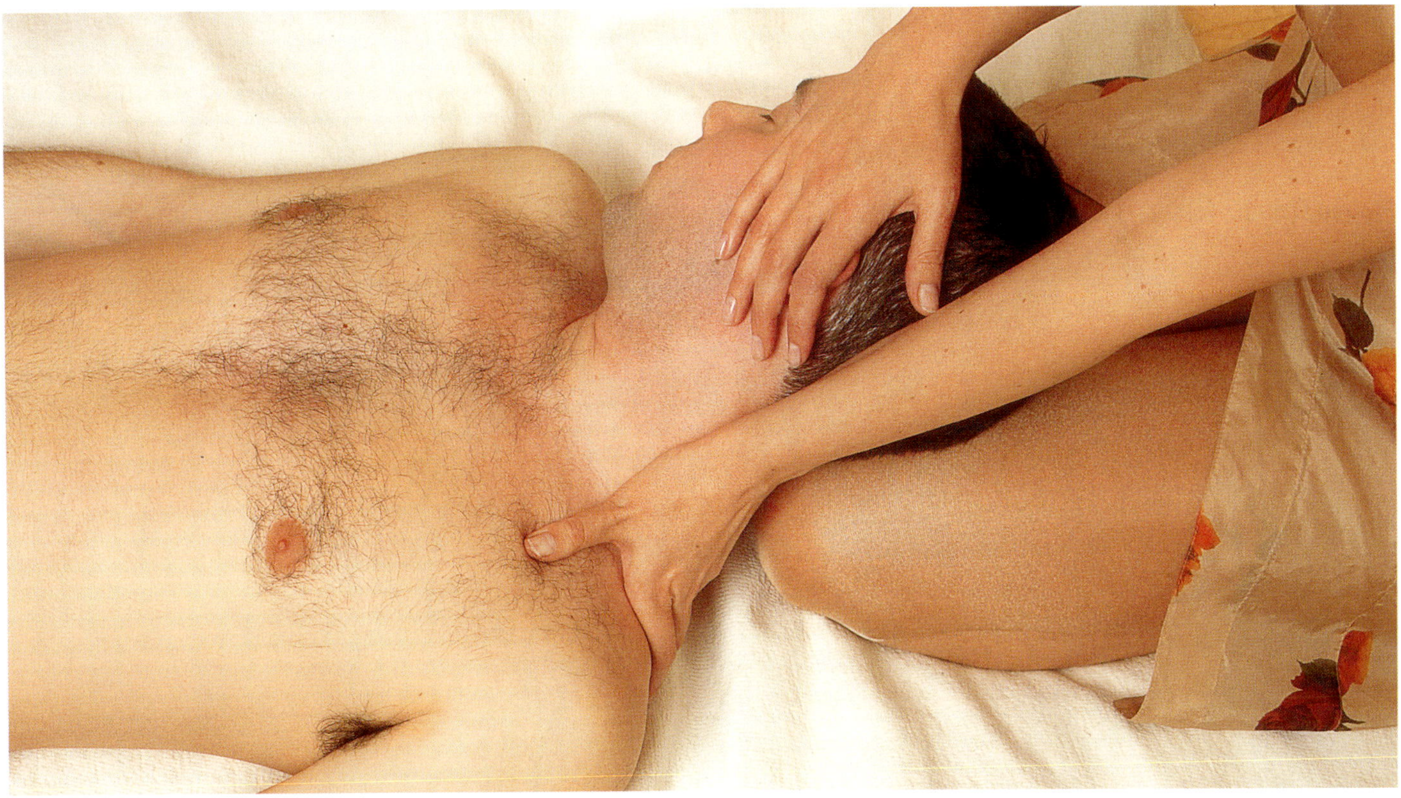

Bitten Sie Ihren Partner den Kopf zur Seite zu drehen. Legen Sie eine Hand über sein Ohr und streichen Sie mit der anderen an der Seite des Nackens entlang bis zur Schulter.
Wiederholen Sie diese Technik anschließend mit der anderen Hand und an der anderen Seite des Nackens.

SCHRITT 7
ABSCHLUSS – STREICHUNG MIT DEM HANDRÜCKEN

Legen Sie die Handrücken sanft in die Mitte des oberen Brustbereichs und streichen Sie mit den Fingerspitzen federleicht über den gesamten Brustkorb von innen nach außen.
Wenden Sie diese Technik anschließend an den Seiten des Nackens an, wobei Sie von oben nach unten streichen.

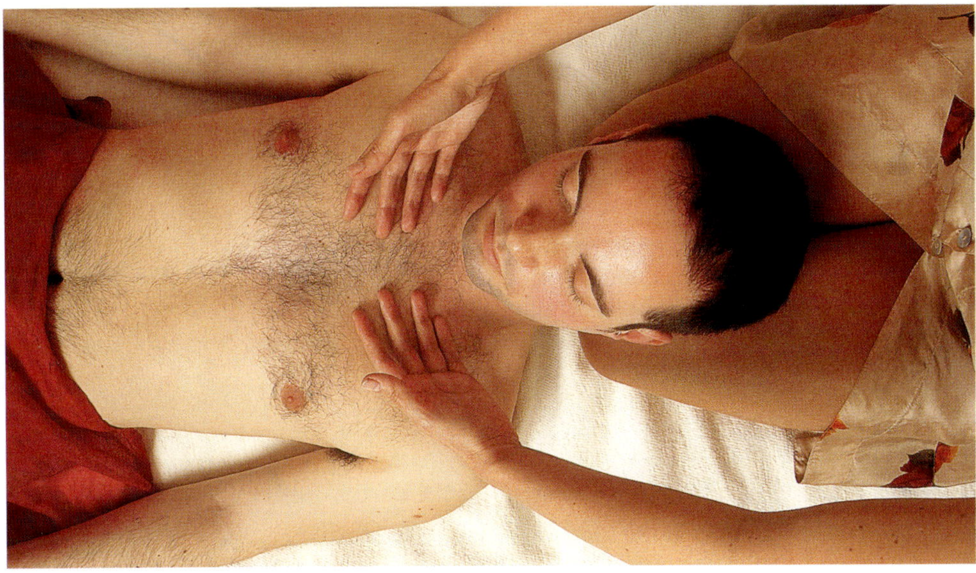

GESICHTSMASSAGE

Die Gesichtsmassage verspricht eine sehr intime und sinnliche Erfahrung. Sie hat eine verjüngende Wirkung, denn Fältchen, die sich aufgrund von Stress und Spannungen bilden, können abgebaut werden. Außerdem wird die Durchblutung angeregt, sodass das Gesicht eine gesunde Farbe annimmt.

SCHRITT 1 EINSTIMMUNG

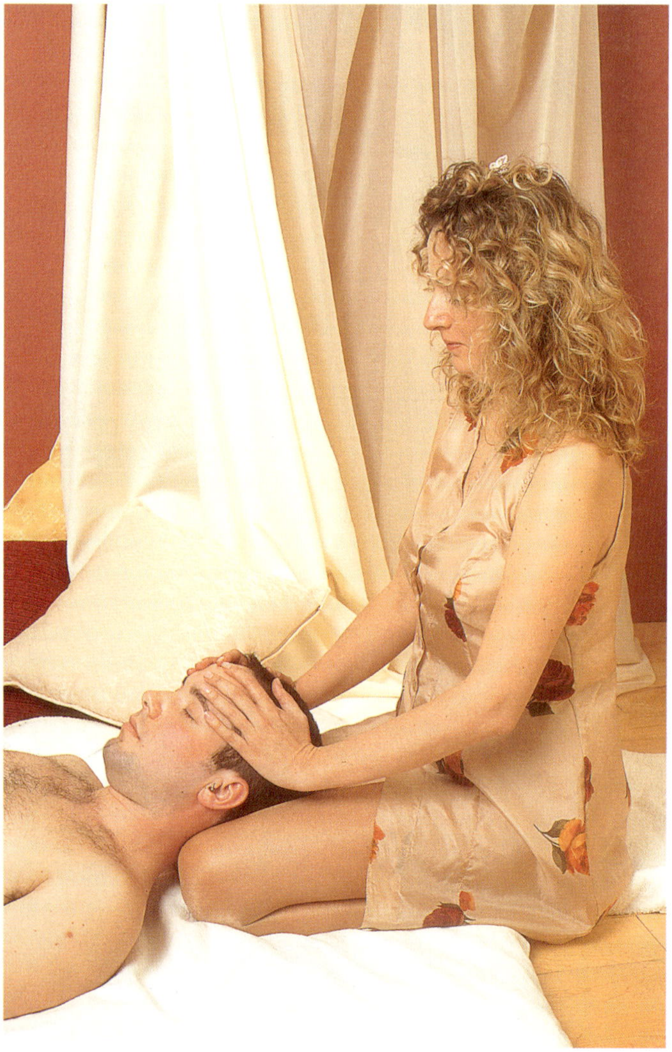

Legen Sie die Hände sanft auf die Stirn Ihres Partners und atmen Sie mehrmals tief durch, um zu entspannen. Fühlen Sie wie die Spannung aus dem Gesicht Ihres Partners weicht.

SCHRITT 2 STREICHUNG DER STIRN

Verschränken Sie die Finger und ziehen Sie die Hände langsam auseinander, wobei Sie kräftig bis zu den Schläfen streichen (Abbildung 1).

1

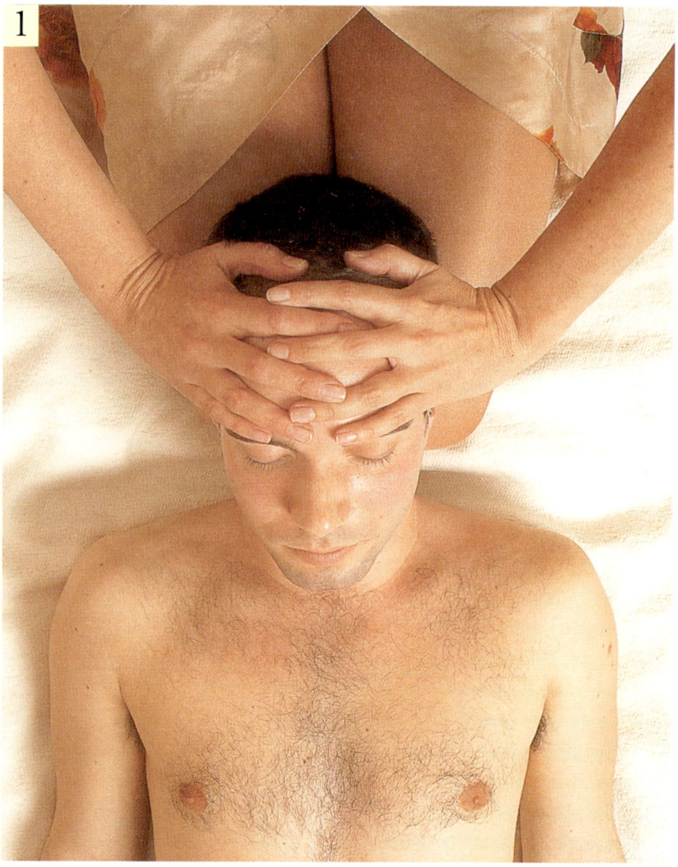

Gleiten Sie dann sanft in die Ausgangsposition zurück (Abbildung 2). Mit dieser Technik können Sie Kopfschmerzen lindern und Spannungen abbauen.

2

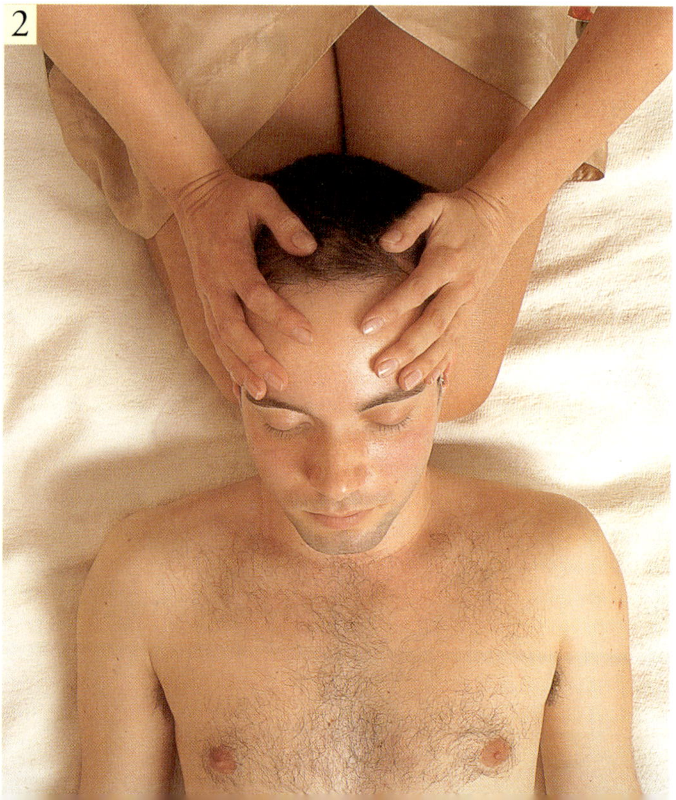

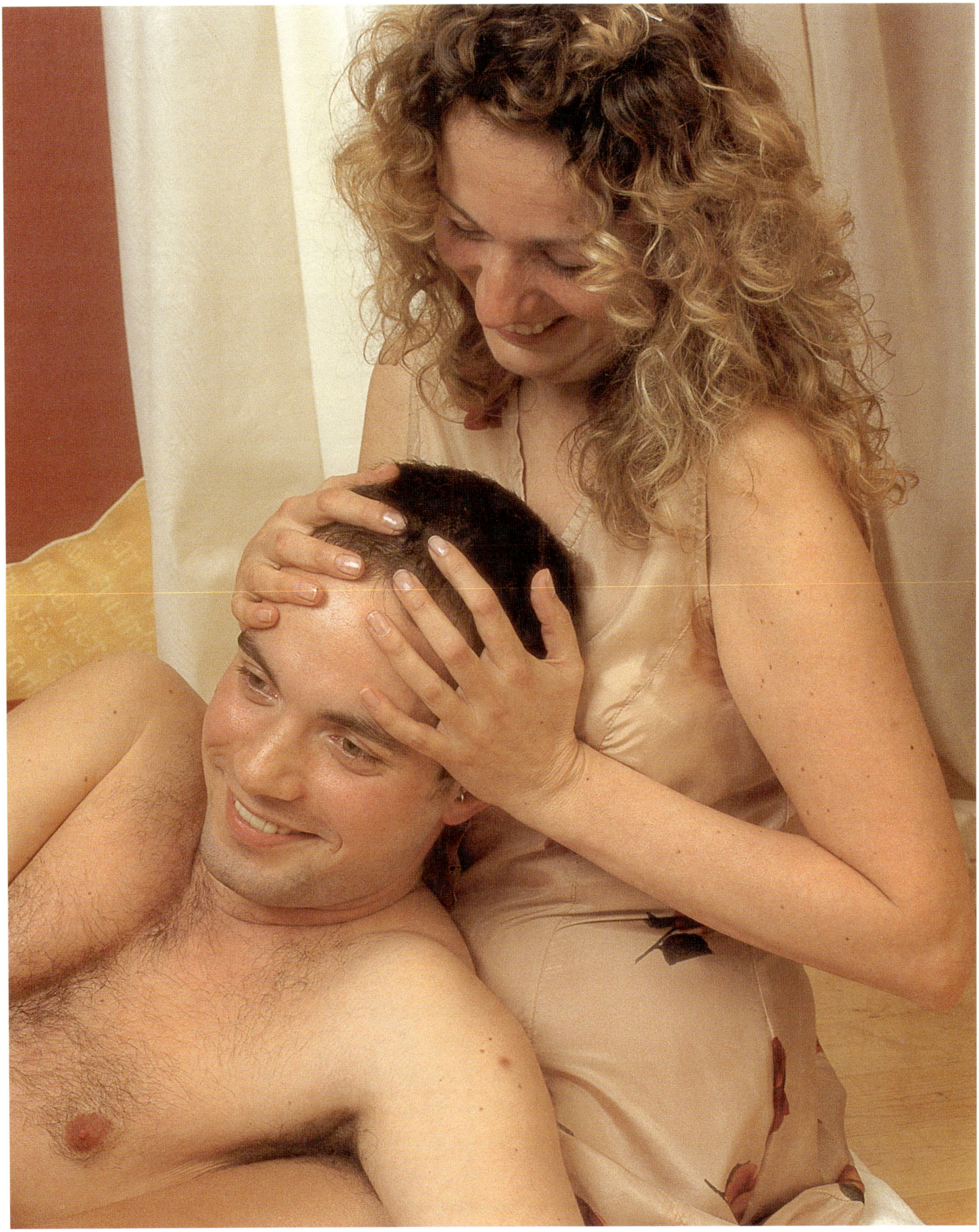

SCHRITT 3 STREICHUNG DER WANGEN

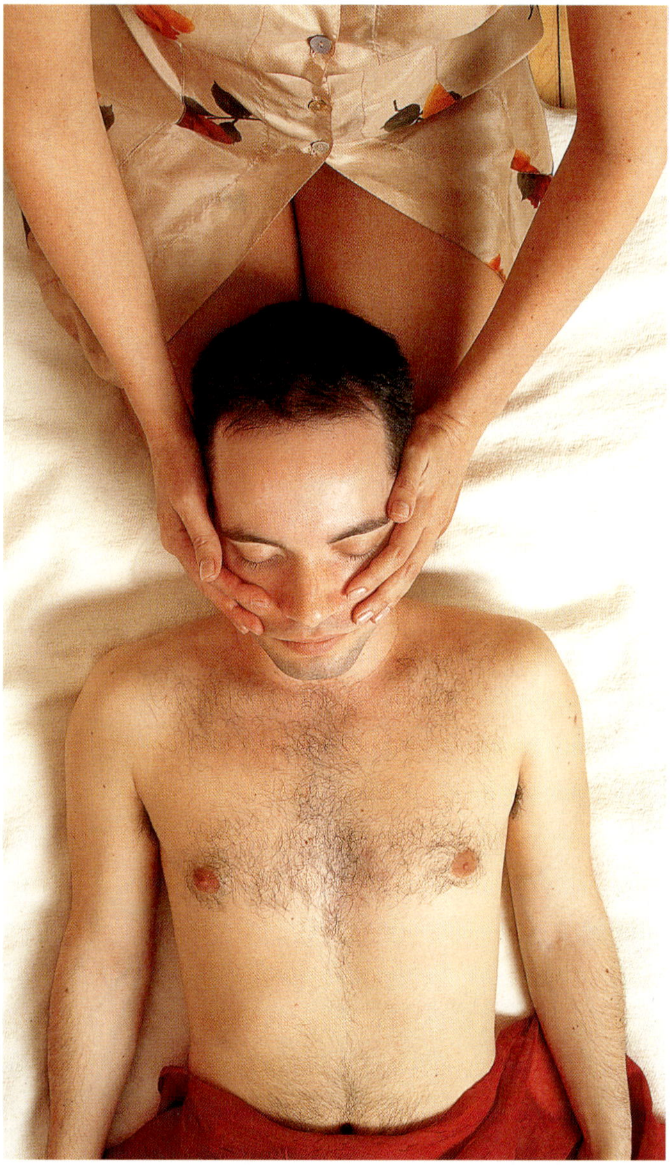

Legen Sie die Hände auf die Wangen Ihres Partners. Streichen Sie mit den Handflächen und den Fingerspitzen nach außen über die Wangen.

SCHRITT 4 STREICHUNG DES KINNS

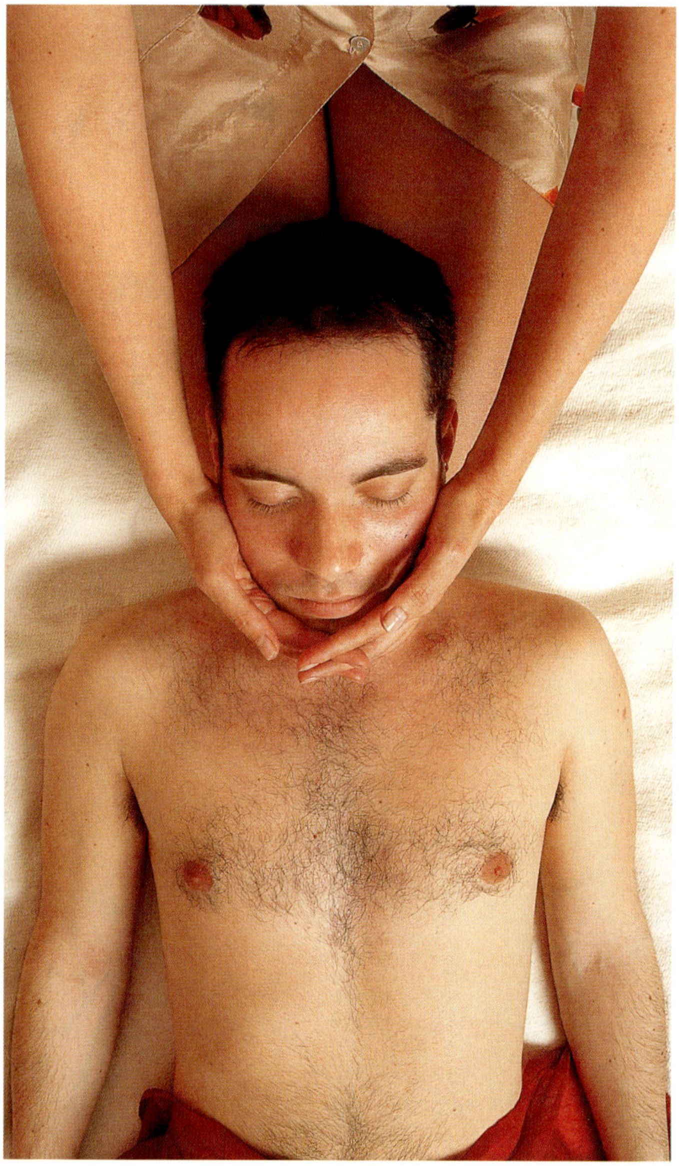

Verschränken Sie die Hände unter dem Kinn Ihres Partners, sodass die Handflächen schräg nach oben zeigen. Streichen Sie nun nach außen über das Kinn, wobei Sie die Hände den Konturen des Gesichts anpassen.

SCHRITT 5
DAUMENKREISEN ÜBER DAS GESICHT

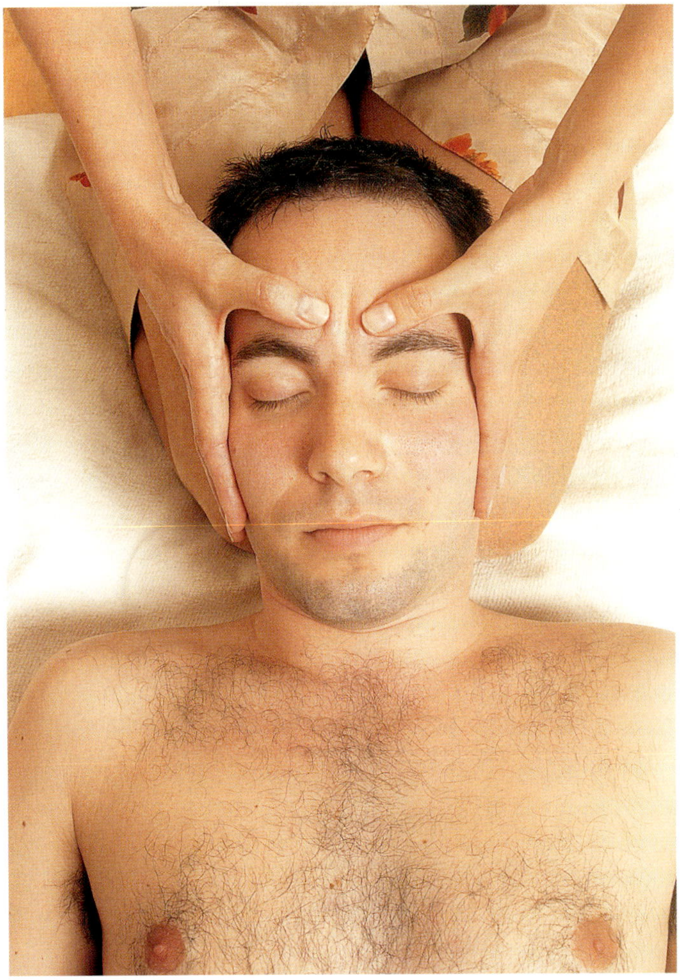

Legen Sie die Daumen in die Mitte der Stirn Ihres Partners, unmittelbar unterhalb des Haaransatzes. Kreisen Sie behutsam in einer horizontalen Linie nach außen. Legen Sie nun die Daumen etwas tiefer in die Mitte der Stirn und ziehen Sie eine zweite Linie darüber. Wiederholen Sie diese Bewegung bis zu den Augenbrauen.

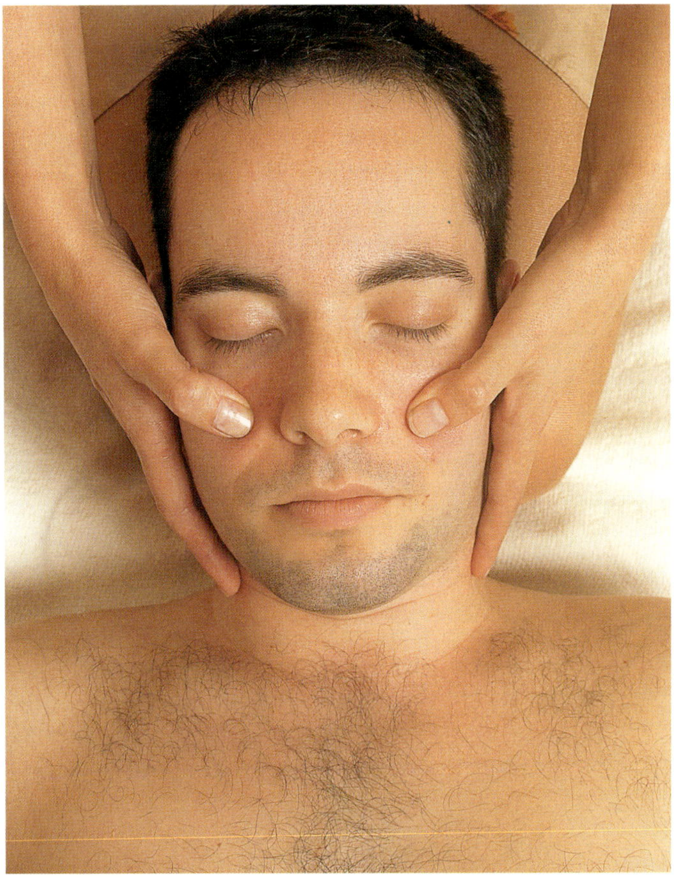

Wiederholen Sie Schritt 5 an den Wangen. Beginnen Sie unmittelbar unter den Augen und kreisen Sie bis zu den Kinnbacken.

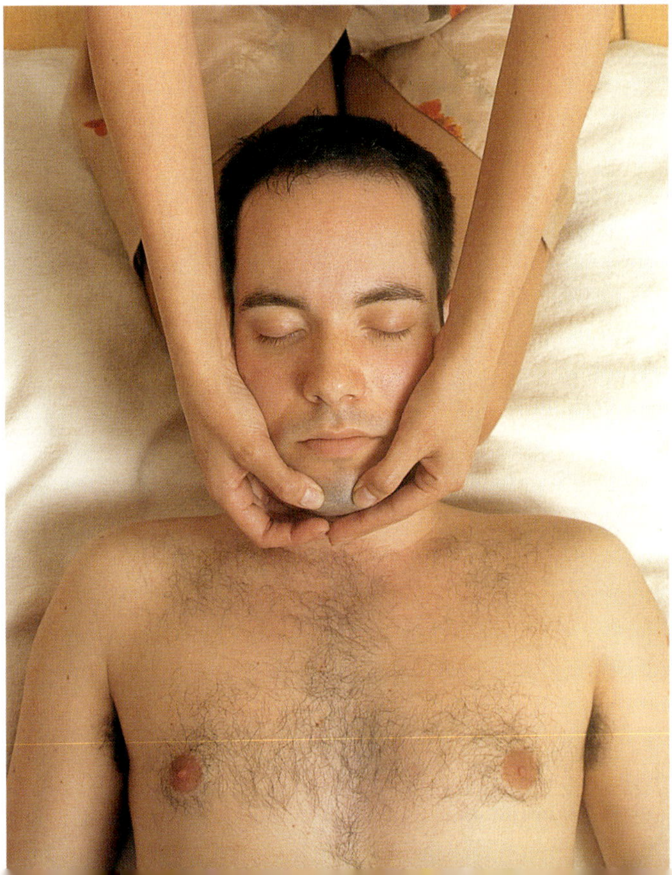

Legen Sie nun die Daumen in die Mitte des Unterkiefers und wiederholen Sie Schritt 5, wobei Sie unmittelbar unter dem Mund beginnen und bis zur Kinnspitze kreisen.

SCHRITT 6 OHRMASSAGE

Kneten Sie die Ohren vorsichtig zwischen Daumen und Zeigefinger. Anschließend dehnen und entspannen Sie die Ohren behutsam.
Ihr Partner wird diese Massage genießen, denn auch an den Ohren befinden sich erogene Zonen.

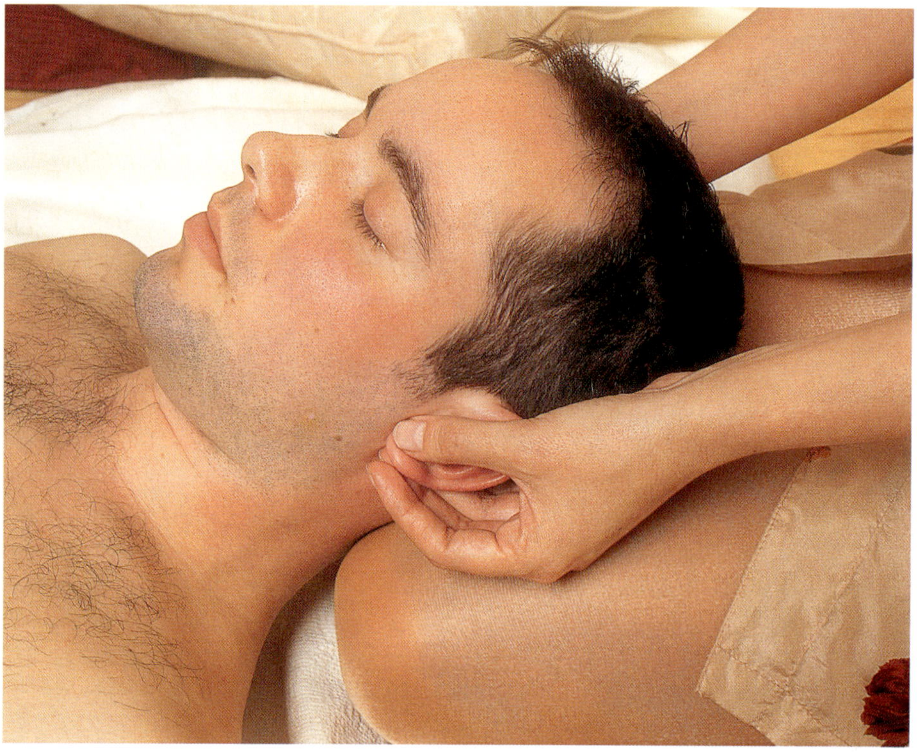

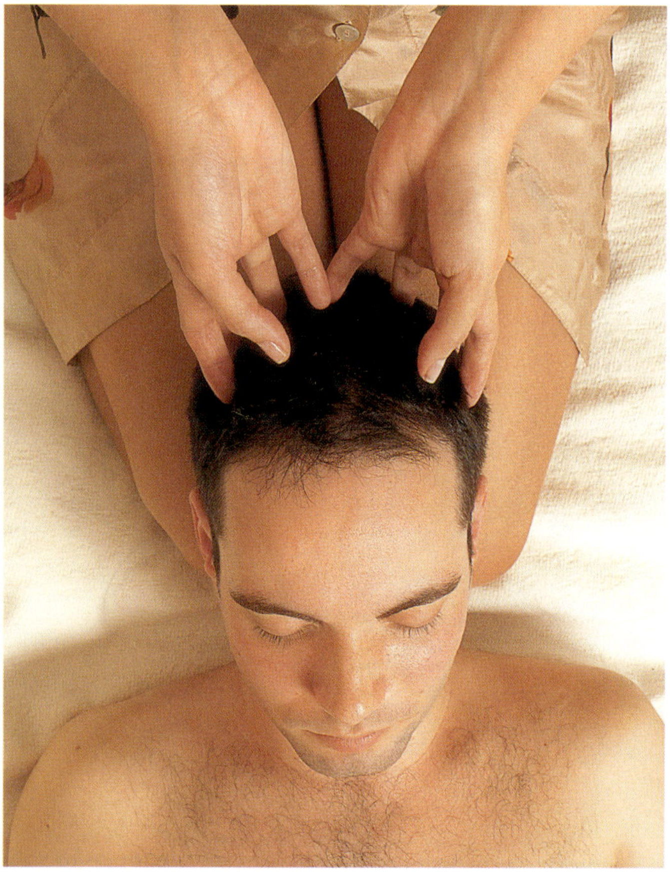

SCHRITT 7
ABSCHLUSS – STREICHUNG DES KOPFS

Führen Sie mit den Fingerspitzen sanfte Kreisbewegungen auf der Kopfhaut aus. Gehen Sie dabei langsam vom Haaransatz bis zur Mitte der Schädeldecke.
Mit dieser Technik lindern Sie Kopfschmerzen, lösen Verspannungen und regen den Haarwuchs an.

Die Behandlungen im Überblick

Rücken-, Po- und Schultermassage

1. Einstimmung
2. Lange Streichung des Rückens
3. Streichung des Rückens in entgegengesetzter Richtung
4. Kreisende Streichung des Rückens
5. Den Rücken mit den Händen dehnen
6. Den Rücken mit den Unterarmen dehnen
7. Die Seiten nach oben ziehen
8. Die Seiten kneten
9. Daumenkreisen entlang der Wirbelsäule
10. Die Seiten nach unten drücken
11. Kreisende Streichung des Pos
12. Den Po kneten
13. Daumenkreisen am Po
14. Faustkreisen am Po
15. Den Po zupfen
16. Kreisende Streichung über die Schulterblätter (mit beiden Händen)
17. Kreisende Streichung über das Schulterblatt (die Hände liegen übereinander)
18. Daumenkreisen um das Schulterblatt

Wiederholen Sie Schritt 17 und 18 am anderen Schulterblatt.

19. Die Schultern kneten
20. Den Nacken kneten
21. Lange Streichung
22. Diagonale Streichung
23. Streichung der Wirbelsäule
24. Streichung mit dem Handrücken
25. Abschluss – Streichung mit den Fingerspitzen

Beinmassage (Rückseite der Beine)

1. Einstimmung
2. Streichung beider Beine
3. Das Bein kneten
4. Streichung mit dem Handballen
5. Faustkreisen am Oberschenkel
6. Den Oberschenkel zupfen
7. Abschluss – Streichung mit den Fingerspitzen

Wiederholen Sie Schritt 3–7 am anderen Bein.

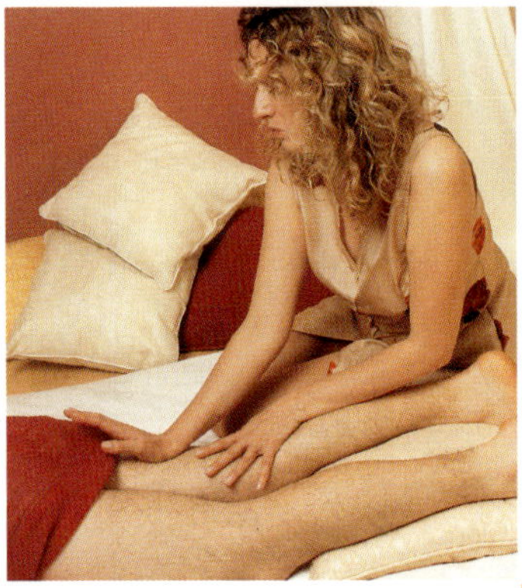

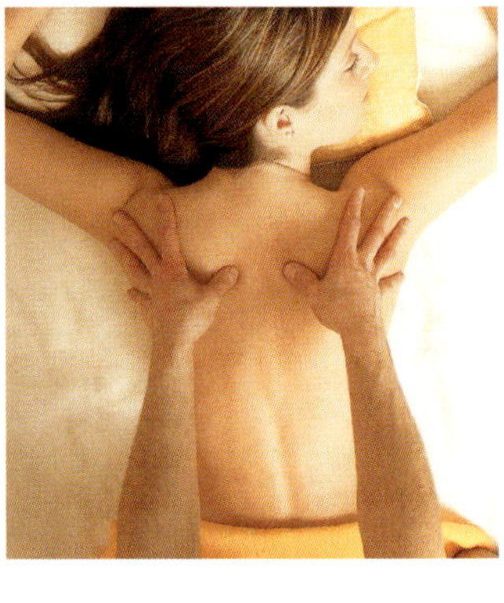

Die Vorderseite des Körpers

Massage der Füsse und der Vorderseite der Beine

1. Einstimmung
2. Streichung des Fußes
3. Faustkreisen an der Fußsohle
4. Fußspreizen
5. Fußschaukeln
6. Zehendehnen und -kreisen
7. Fußkreisen
8. Lange Streichung des Beins
9. Den Oberschenkel kneten
10. Daumenkreisen am Oberschenkel
11. Abschluss – Streichung mit den Fingerspitzen

Wiederholen Sie alle Schritte am anderen Bein.

Arm- und Handmassage

1. Einstimmung
2. Lange Streichung des Arms
3. Den Oberarm kneten
4. Den Unterarm kneten
5. Daumenkreisen am Handgelenk
6. Handkreisen
7. Streichung der Hand
8. Handspreizen
9. Finger- und Daumendehnen
10. Finger- und Daumenkreisen
11. Streichung der Hand mit den Fingerspitzen
12. Abschluss – Streichung des Arms mit den Fingerspitzen

Wiederholen Sie alle Schritte am anderen Arm.

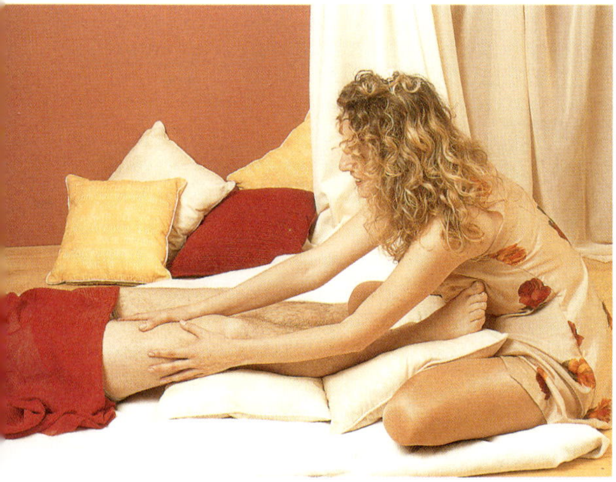

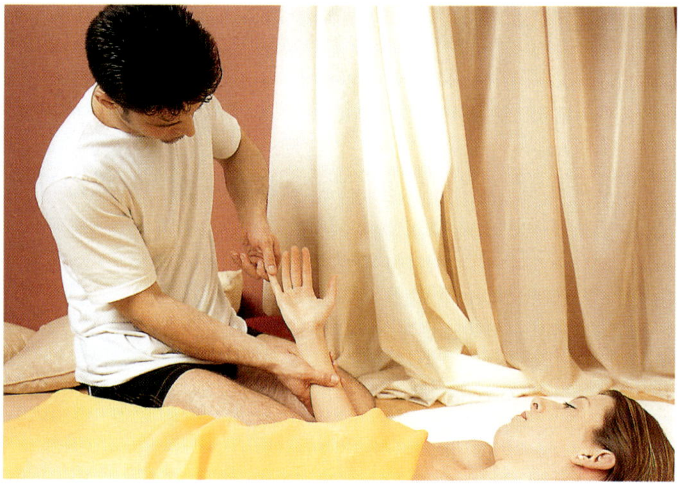

Brust- und Nackenmassage

1. Einstimmung
2. Den Brustkorb weiten
3. Daumenkreisen am Schlüsselbein
4. Faustkreisen am Brustkorb
5. Den Nacken dehnen
6. Streichung des Nackens
7. Abschluss – Streichung mit dem Handrücken

Gesichtsmassage

1. Einstimmung
2. Streichung der Stirn
3. Streichung der Wangen
4. Streichung des Kinns
5. Daumenkreisen über das Gesicht
6. Ohrmassage
7. Abschluss – Streichung des Kopfs

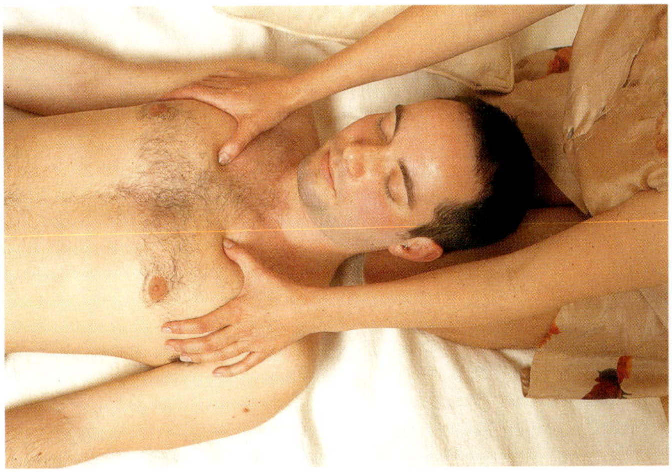

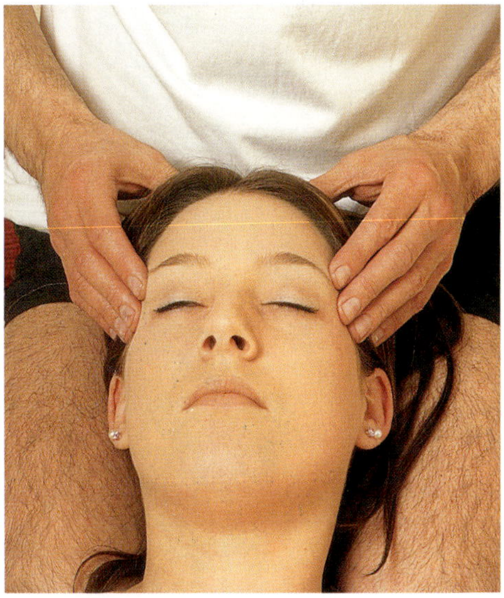

Bauchmassage

1. Einstimmung
2. Kreisende Streichung über den Nabel
3. Kreisende Streichung um den Nabel
4. Die Seiten nach oben ziehen
5. Den Bauch kneten
6. Abschluss – Streichung mit den Fingerspitzen

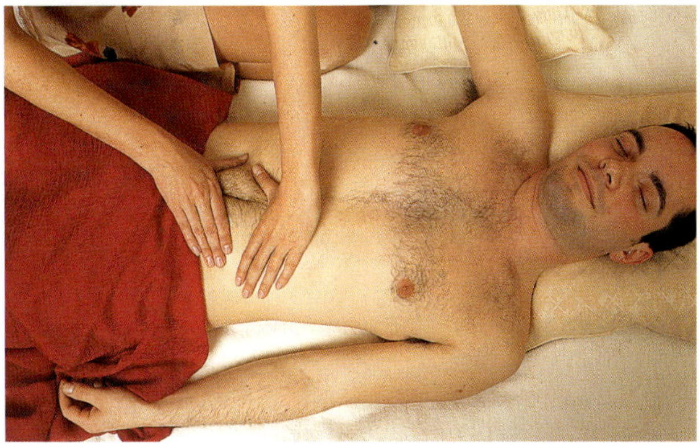

Partnermassage gegen häufige Beschwerden

Liebe ist die schönste Sache der Welt, doch es können auch in einer harmonischen Beziehung Probleme auftreten, die dem Paar die Lust am Sex rauben. In diesem Kapitel erfahren Sie, wie Sie mithilfe einer sinnlichen Partnermassage und entsprechenden Massageölen neuen Schwung in Ihr Liebesleben bringen.

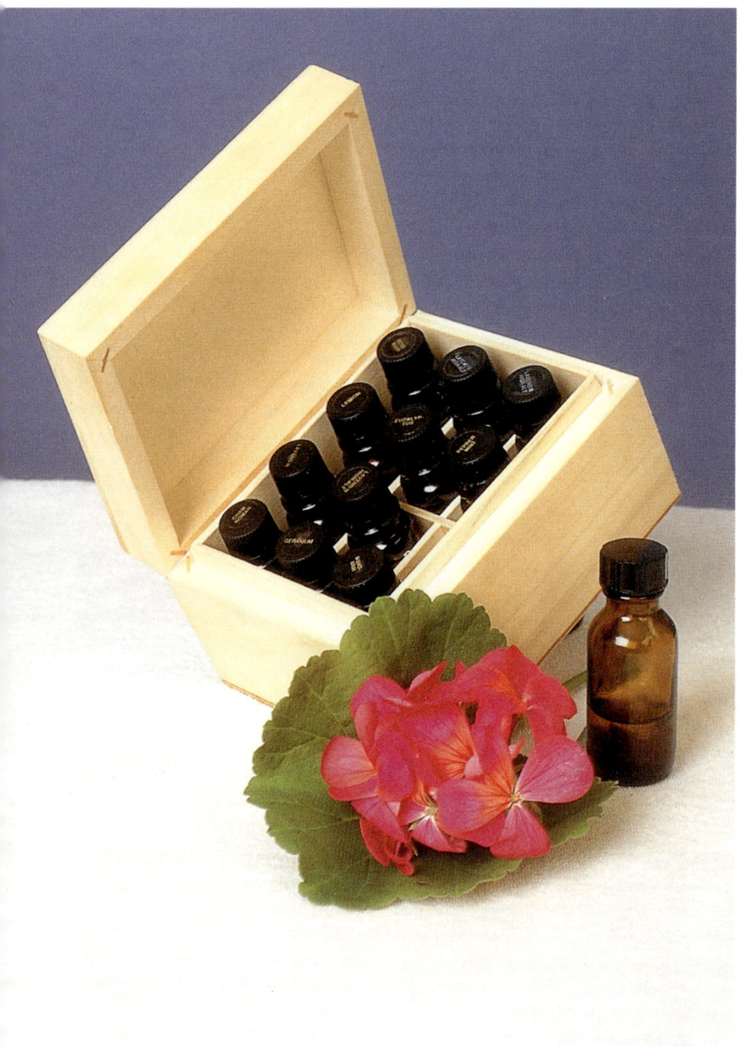

Frauen

Spannungen im Brustbereich

Viele Frauen sind mit Ihrer Brust unzufrieden. Das kann zu einer regelrechten Besessenheit führen. Sie finden ihren Busen zu klein oder zu schlaff und wünschen sich eine größere straffe Brust. Das folgende Rezept macht den Busen zwar nicht größer, es strafft jedoch das Gewebe und verleiht ihm somit ein attraktiveres Aussehen.

Mischen Sie 10 ml (zwei Teelöffel) Basisöl mit:
1 Tropfen Geraniumöl
1 Tropfen Fenchelöl
1 Tropfen Muskatellersalbeiöl

ODER

Mischen Sie 10 ml (zwei Teelöffel) Basisöl mit:
1 Tropfen Geraniumöl
1 Tropfen Lemongrasöl
1 Tropfen Rosenöl

Massieren Sie Ihre Brüste von der Mitte nach außen in Richtung Unterarme mit kreisenden Bewegungen. Wenn Sie diese Technik täglich anwenden, werden Sie schon nach wenigen Monaten feststellen, dass ihr Busen straffer geworden ist.

Geraniumöl ist hervorragend geeignet, um die Brust zu straffen.

UNFRUCHTBARKEIT

Unfruchtbarkeit kann mit Massagen erfolgreich behandelt werden. Wenn ein ernsthaftes körperliches Problem Ursache der Unfruchtbarkeit ist, können ätherische Öle natürlich keine Heilung bringen. Oft ist es jedoch so, dass Frauen unfruchtbar sind, ohne dass dafür eine körperliche Ursache zu erkennen ist. Mit sinnlichen Partnermassagen können Stress und Ängste, die zum Beispiel aufgrund des intensiven Wunschs nach einem Baby auftreten, abgebaut werden. Am Erfolg versprechendsten ist Rosenöl, das die Empfängnisbereitschaft erhöht.

Massieren Sie den unteren Rückenbereich (siehe Abbildung unten) und den Bauch täglich mit einer Ölmischung entsprechend den nebenstehenden Rezepturen. Sie sollten diese Mischungen auch während des Vorspiels einsetzen, vor allem zum Zeitpunkt des Eisprungs.

Mischen Sie 10 ml (zwei Teelöffel) Basisöl mit:
1 Tropfen Rosenöl
2 Tropfen Geraniumöl

ODER

Mischen Sie 10 ml (zwei Teelöffel) Basisöl mit:
2 Tropfen Muskatellersalbeiöl
1 Tropfen Melissenöl

Eine behutsame Massage des unteren Rückenbereichs ist eine Erfolg versprechende Methode, um die Empfängnisbereitschaft zu steigern.

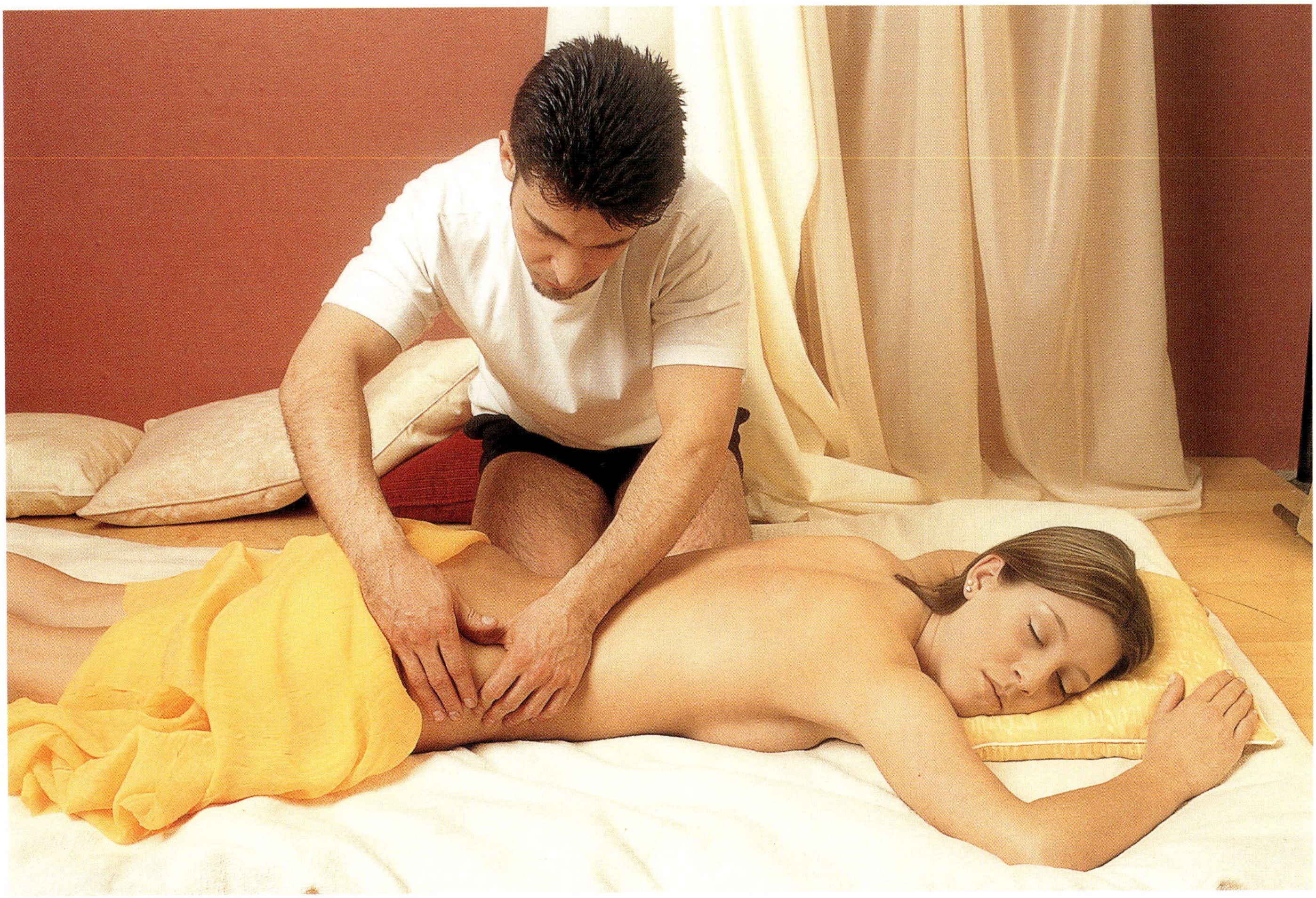

Sexuelle Unlust

Wenn Sie Ihre Libido steigern möchten, kann eine sinnliche Partnermassage wahre Wunder wirken. Bei Frauen liegen die Ursachen für sexuelle Unlust oftmals in alltäglichen Stresssituationen. Die Arbeit, der Haushalt, die Kinder oder finanzielle Probleme können die Lust am Sex verleiden, aber auch Unzufriedenheit, die aufgrund von Langeweile auftritt, kann sich negativ auf das Liebesleben auswirken.

Eine sinnliche Partnermassage kann hier helfen. Wenn Sie die Massage mit ätherischen Ölen unterstützen, sind die Erfolgsaussichten noch größer. Vor allem Bergamott-, Jasmin-, Muskatellersalbei-, Myrten-, Neroli-, Patschuli-, Rosen-, Sandelholz-, Weihrauch- und Ylang-Ylangöl sind gut geeignet, um die sexuelle Lust einer Frau zu stimulieren. Wählen Sie die Öle aus, deren Duft Ihnen und Ihrem Partner am meisten zusagt.

Verwenden Sie eine der nachfolgend genannten Mischungen und führen Sie über einen Zeitraum von mindestens 14 Tagen täglich eine sinnliche Partnermassage durch. Widmen Sie dabei den Ohren, dem Bauch, den Oberschenkeln, dem unteren Rückenbereich und dem Po besondere Aufmerksamkeit, damit Sie alle erogenen Zonen berücksichtigen.

Mischen Sie 10 ml (zwei Teelöffel) Basisöl mit:
2 Tropfen Bergamottöl
1 Tropfen Neroliöl

ODER

Mischen Sie 10 ml (zwei Teelöffel) Basisöl mit:
2 Tropfen Myrtenöl
1 Rosenöl

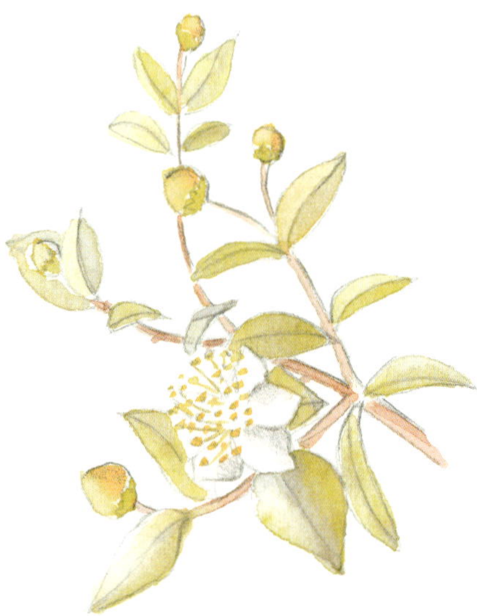

Myrte- und Ylang-Ylangöl sind hervorragend geeignet, um die Libido zu stimulieren.

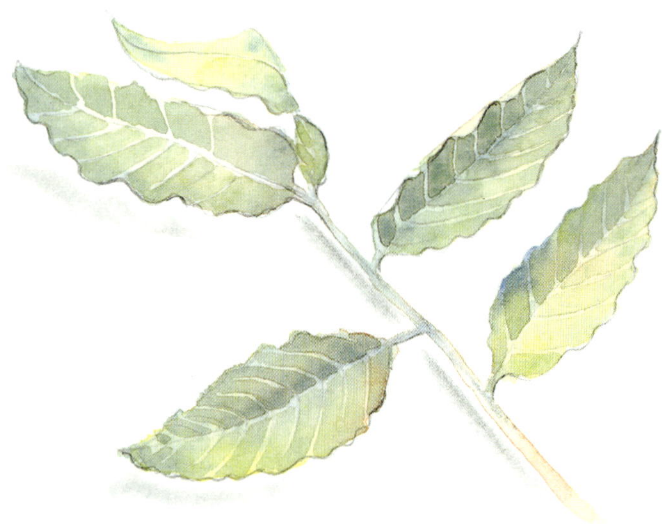

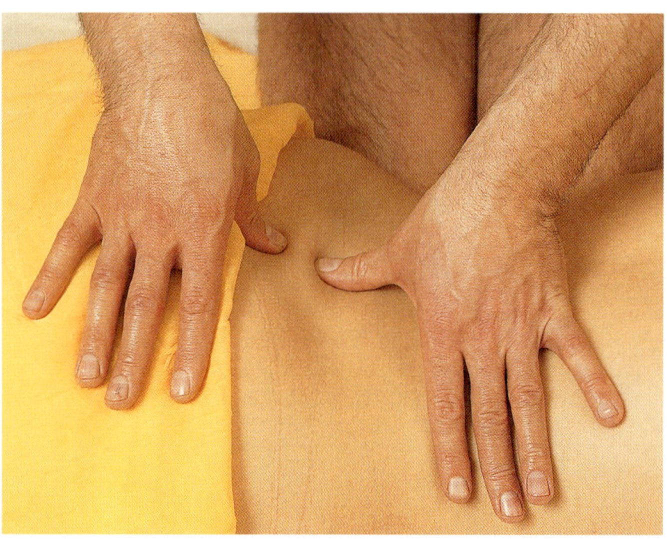

Eine sinnliche Massage der erogenen Zonen zum Beispiel am Po oder an den Oberschenkeln kann die sexuelle Lust steigern.

Probleme im Vaginalbereich

Wenn sich zu wenig Scheidensekret bildet, kann dies dazu führen, dass der Geschlechtsverkehr schmerzhaft oder sogar unmöglich wird. Das liegt in der Regeln nicht daran, dass eine Frau ihren Partner nicht anziehend findet, Ursachen sind vielmehr häufig Angstzustände oder die Menopause.
Wenn Sie zeitweise vor dem Geschlechtsverkehr etwas Jojobaöl auf die Vagina auftragen, kann dies oft schon helfen. Noch wirksamer ist es jedoch, täglich ein Bad zu nehmen, dem Sie eine der im Folgenden angegebenen Ölmischungen zufügen.

Geben Sie zu Ihrem Badewasser:
3 Tropfen Muskatellersalbeiöl
2 Tropfen Geraniumöl
1 Tropfen Rosenöl

ODER

1 Tropfen Melissenöl
2 Tropfen Neroliöl
3 Tropfen Sandelholzöl

Sie können auch regelmäßige Massagen anwenden, deren Effekt Sie mit folgender Ölmischung unterstützen können.

Mischen Sie 10 ml (zwei Teelöffel) Basisöl mit:
1 Tropfen Geraniumöl
1 Tropfen Neroliöl
1 Tropfen Sandelholzöl

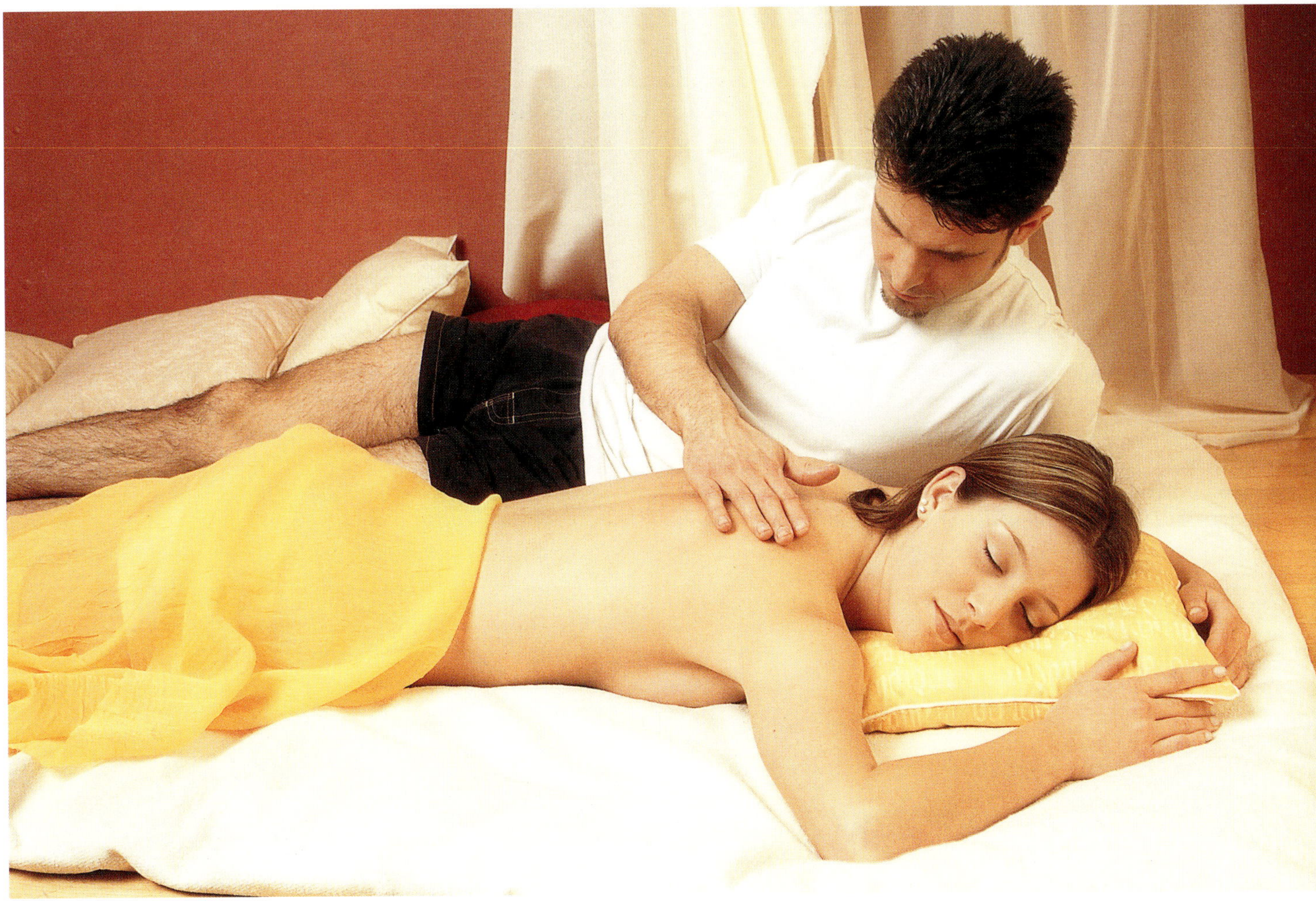

Regelmäßige Massagen oder Bäder mit speziellen Ölmischungen können Frauenleiden lindern.

Männer

Impotenz

Viele Männer leiden unter Impotenz. Hierbei kann es sich um eine vorübergehende Erscheinung handeln, der psychische Ursachen zugrunde liegen wie Stress, Selbstzweifel, Schuldgefühle oder Depressionen. Auch die Einnahme von bestimmten Medikamenten wie Antidepressiva, harntreibenden Mitteln und Tabletten zur Regulierung des Blutdrucks kann Impotenz verursachen und natürlich kann auch eine Krankheit wie Diabetes verantwortlich sein.
Sie können Ihr Sexualleben zwar mit potenzsteigernden Mitteln unterstützen, müssen jedoch stets bedenken, dass solche Präparate unerwünschte Nebenwirkungen haben können. Die sinnliche Partnermassage stellt dagegen eine natürliche Methode dar, um sexuelle Unlust oder Impotenz zu überwinden. Eine sinnliche Massage der erogenen Zonen an Bauch, Oberschenkeln und Rücken, unterstützt mit verschiedenen ätherischen Ölen, kann sehr effektiv sein. Sie dürfen jedoch keine unmittelbaren Resultate erwarten, es kann zwei Wochen oder zwei Monate dauern, bis sich der Erfolg einstellt.

Mischen Sie 10 ml (zwei Teelöffel) Basisöl mit:
1 Tropfen Pfefferöl
1 Tropfen Atlaszedernöl
1 Tropfen Ingweröl

ODER

Mischen Sie 10 ml (zwei Teelöffel) Basisöl mit:
1 Tropfen Neroliöl
1 Tropfen Ingweröl
1 Tropfen Sandelholzöl

Nehmen Sie außerdem täglich ein Bad, dem Sie eines oder mehrere der folgenden ätherischen Öle beimengen: Atlaszeder, Ingwer, Jasmin, Muskatellersalbei, Neroli, Rose, Sandelholz, Schwarzer Pfeffer, Weihrauch oder Ylang-Ylang.

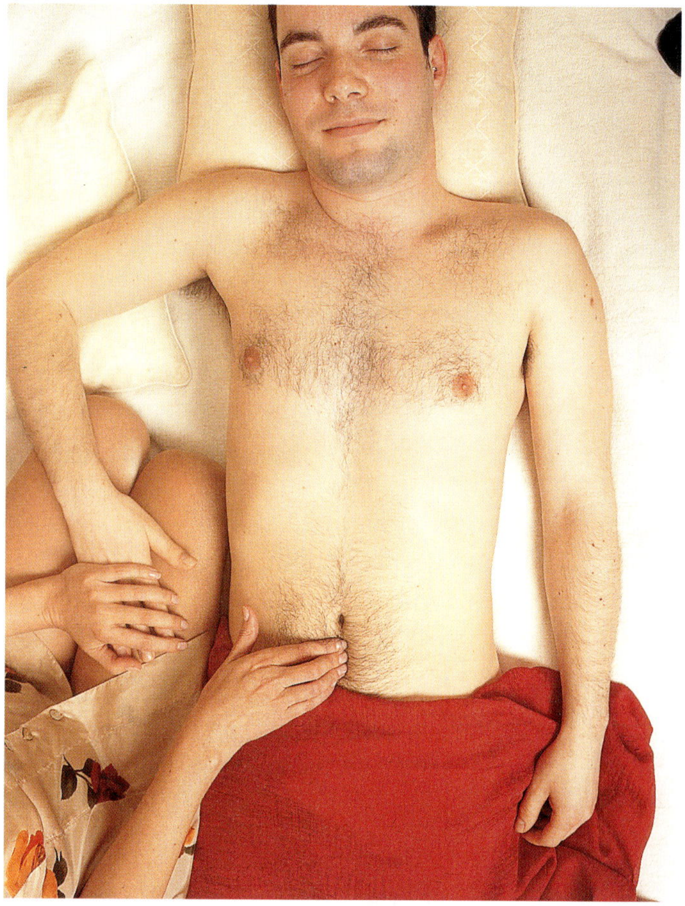

Eine sinnliche Massage der erogenen Zonen zum Beispiel am Bauch kann bei Impotenz hilfreich sein.

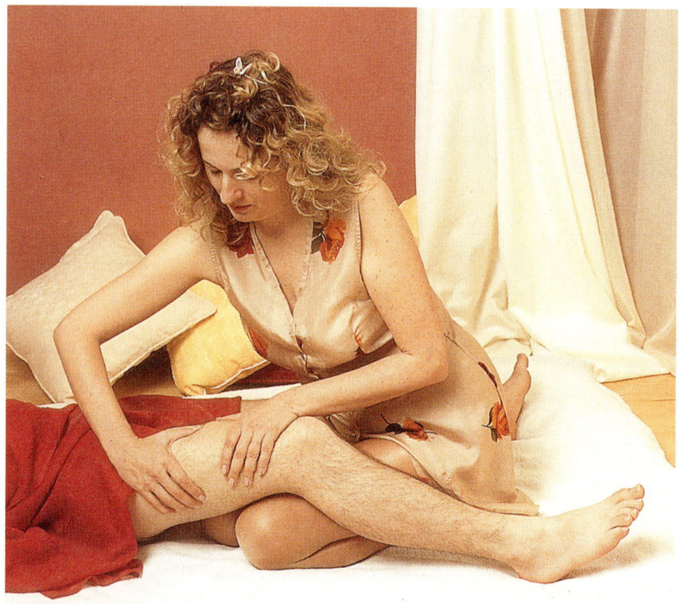

Auch eine Massage der Oberschenkel, vor allem der empfindsamen Innenseiten, kann die sexuelle Lust anregen.

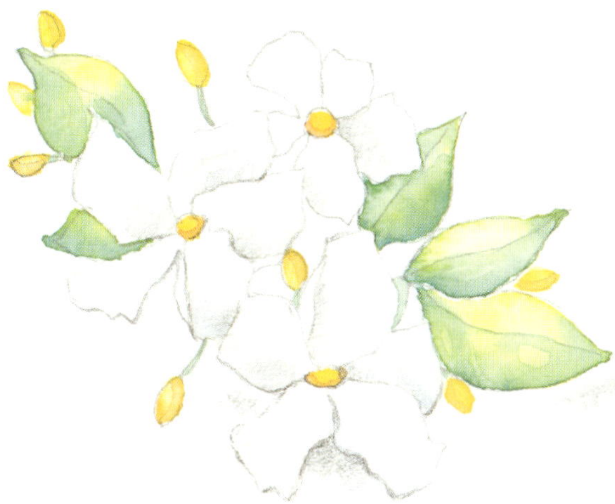

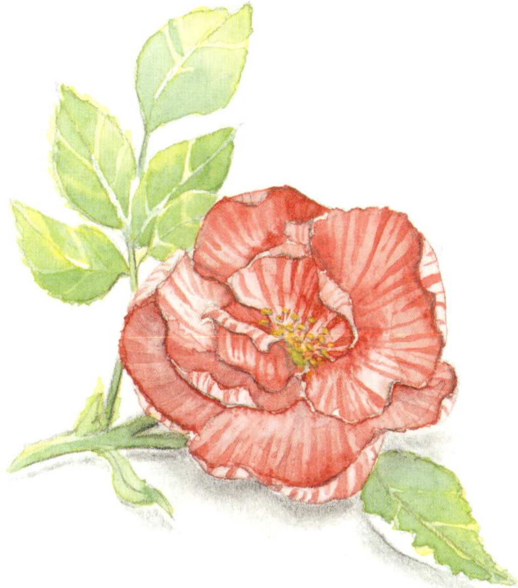

Jasmin- und Rosenöl scheinen besonders wirksam zu sein, um die Samenproduktion anzuregen.

EINGESCHRÄNKTE SAMENPRODUKTION

Sowohl eine verminderte Qualität als auch Quantität des Spermas kann zu Unfruchtbarkeit führen. Es bieten sich verschiedene Möglichkeiten, um dieses Problem zu bekämpfen.

1. Es gibt mehrere ätherische Öle, mit deren Hilfe die Samenproduktion gesteigert werden kann. Am effektivsten sind Jasmin- und Rosenöl. Mischen Sie 10 ml (zwei Teelöffel) Basisöl mit zwei Tropfen Jasminöl und einem Tropfen Rosenöl und massieren Sie vor allem den unteren Rückenbereich und den Unterbauch, um die Samenproduktion anzuregen.

2. Die optimale Temperatur für die Spermienproduktion liegt bei 35 °C. Wenn die Hoden zu warm sind, kann die Samenproduktion vermindert werden. Männer, die unter einer eingeschränkten Samenproduktion leiden, sollten deshalb keine eng anliegende Unterwäsche tragen, keine heiße Bäder nehmen und auf Saunabesuche verzichten. Die Produktion von Spermien soll auch dadurch angeregt werden, dass man das Scrotum (Hodensack) zweimal täglich für mindestens 10 Minuten in kaltes Wasser taucht.

3. Rauchen und übermäßiger Alkoholgenuss können sowohl die Qualität als auch die Quantität der Spermien beeinträchtigen.

5. Auch die Ernährung spielt eine Rolle. Obst und Gemüse enthalten viele Vitamine, vor allem Vitamin C und E, Selen und Zink und sollten deshalb täglich auf dem Speiseplan stehen.

6. Eine nicht zu unterschätzende Ursache für eine verminderte Qualität der Spermien kann Stress sein. Eine regelmäßige Massage, die mindestens zweimal pro Woche angewendet wird, kann hier hilfreich sein.

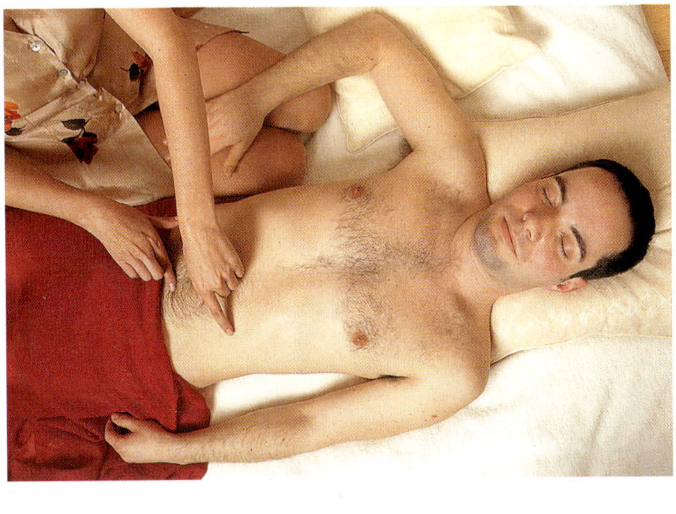

Eine Massage der erogenen Zonen am Unterbauch, kann die Samenproduktion anregen.

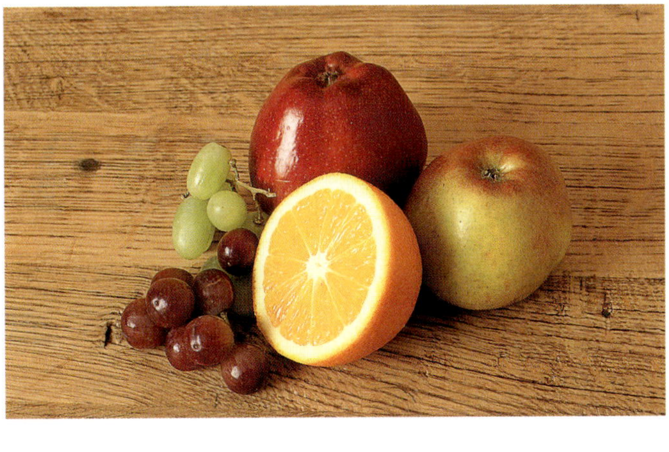

Die Ernährung spielt eine wichtige Rolle bei der Behandlung von Unfruchtbarkeit. Nehmen Sie deshalb täglich frisches Obst und Gemüse zu sich.

Pflanzliche Heilmittel

Blütenessenzen können dazu beitragen, das sexuelle Potenzial voll auszuschöpfen und sexuelle Probleme zu lösen. Diese Heilmittel kommen aus aller Welt und bringen Körper, Geist und Seele in Einklang.
Im Folgenden finden Sie einige Essenzen, mit deren Hilfe Sie sexuelle Blockaden überwinden können.

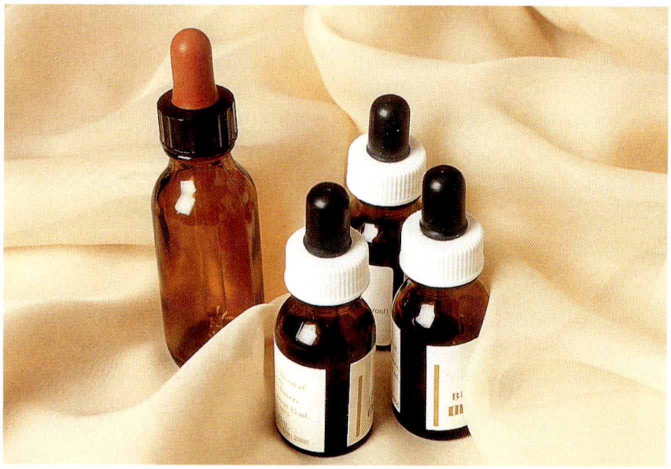

Ebenso wie ätherische Öle unterstützen auch Blütenessenzen die Behandlung von Krankheiten.

Australische Blütenessenzen

Die Aborigines nutzen seit Jahrtausenden Blüten, um physische und psychische Beschwerden zu heilen. In Australien findet man die ältesten und die meisten blühenden Pflanzen der Welt.

Billy Goat Plum
Zum Abbau von Ekel vor Sex. Dieses Heilmittel entspannt und hilft, Sex zu genießen.

Flannel Flower
Für Menschen, die sich vor Berührungen fürchten. Dieses Heilmittel steigert die Empfindsamkeit und die Sinnlichkeit.

Kängurubaum (She-Oak)
Bei Unfruchtbarkeit, vor allem wenn keine erkennbare körperliche Ursache vorliegt.

Glyzine
Für Frauen, die sich vor Intimitäten fürchten und an Frigidität leiden. Ein Grund für dieses Verhalten kann sexueller Missbrauch sein. Dieses Heilmittel kann zu einer erfüllten sexuellen Beziehung beitragen.

Blütenessenzen mischen

Sie benötigen eine Tropfflasche mit einem Inhalt von 30 ml, Leitungswasser und etwas Weinbrand. Füllen Sie die Flasche fast vollständig mit Quellwasser und geben Sie einen Teelöffel Weinbrand hinzu, um das Heilmittel haltbar zu machen. Anstelle des Weinbrands können Sie auch Apfelessig verwenden. Fügen Sie außerdem jeweils zwei Tropfen der Blütenessenzen, die Sie ausgewählt haben, hinzu.

Anwendung

Nehmen Sie dreimal täglich über einen Zeitraum von zehn bis 14 Tagen sieben Tropfen des Heilmittels zu sich. Sie können es pur einnehmen oder mit einem Glas Wasser, Fruchtsaft oder Kräutertee. Bei chronischen Krankheiten können Sie das Heilmittel auch über einen längeren Zeitraum einnehmen.

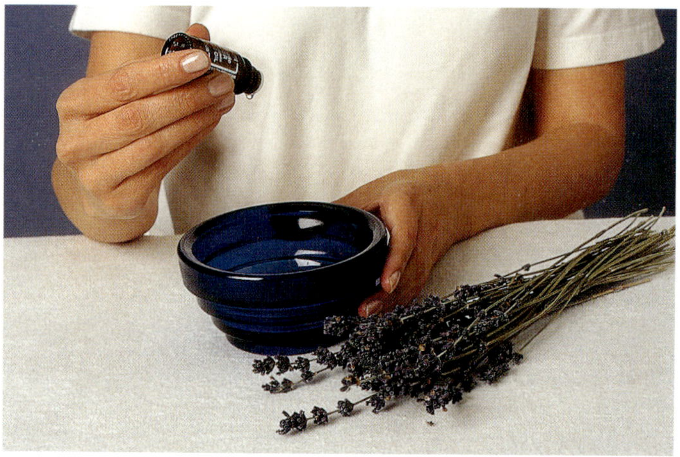

Bachblütenessenzen

Holzapfel
Die Reinigungsblüte. Sie hilft bei Ekel vor sich selbst. Traumata, deren Wurzeln in der Vergangenheit liegen wie sexueller Missbrauch, können mit diesem Heilmittel gelöst werden.

Lärche
Die Selbstvertrauensblüte. Sie stärkt das Selbstvertrauen, zerstreut Unzulänglichkeitsgefühle und kann bei Impotenz, Frigidität sowie vorzeitiger Ejakulation helfen.

Olive
Die Regenerationsblüte. Sie vertreibt Ermüdung und Erschöpfung und steigert die Libido.

Gefleckte Gauklerblume (Mimulus)
Die Tapferkeitsblüte. Sie vertreibt Versagensängste zum Beispiel die Angst vor einer vorzeitigen Ejakulation, vor dem Liebesakt und vor Intimitäten.

Rosskastanie
Die Gedankenblüte. Sie hilft bei sexuellen Blockaden, die sich im Kopf abspielen.

Indische Blütenessenzen

Cannon Ball Tree
Bei Frigidität, wenn Frauen Angst vor dem Liebesakt haben.

Ixora
Für Paare, die die sexuelle Lust aneinander verloren haben. Dieses Heilmittel stimuliert die sexuelle Lust.

Meenalih
Für Menschen, die ihre Sexualität unterdrücken, weil sie glauben, Sex sei Sünde.

Rippy Hillox
Für Menschen, die aufgrund negativer Erfahrungen wie Vergewaltigung oder Inzest Angst vor dem Geschlechtsverkehr haben.

Seerose
Bei sexuellen Hemmungen.

Nordamerikanische Blütenessenzen

Schwarzäugige Susanne
Für Menschen, die traumatische Erfahrungen auf sexuellem Gebiet gemacht haben wie Vergewaltigung oder Inzest.

Osterlilie
Für Menschen, die Sex für schmutzig halten.

Hibiskus
Für Frauen, die Sex aufgrund negativer Erfahrungen ablehnen.

Gauklerblume
Für Menschen, die Angst vor Intimitäten haben.

Hawaiianische Blütenessenzen

Schwertpflanze
Zum Abbau emotionaler Blockaden.

Avocado
Bei Berührungsängsten. Dieses Heilmittel entspannt und steigert die Freude am Sex.

Seerose (am Tag blühend)
Für Menschen aufgrund von Schuldgefühlen oder Unzulänglichkeitsgefühlendie Angst vor Sex haben. Dieses Heilmittel unterstützt ein erfülltes Sexualleben.

Eisenholzbaum
Zur Steigerung der Sinnlichkeit bei Mann und Frau.

Seerose (in der Nacht blühend)
Dieses Heilmittel unterstützt ein erfülltes Sexualleben.

Spinnenlilie
Für Männer, die Angst vor Beziehungen haben.

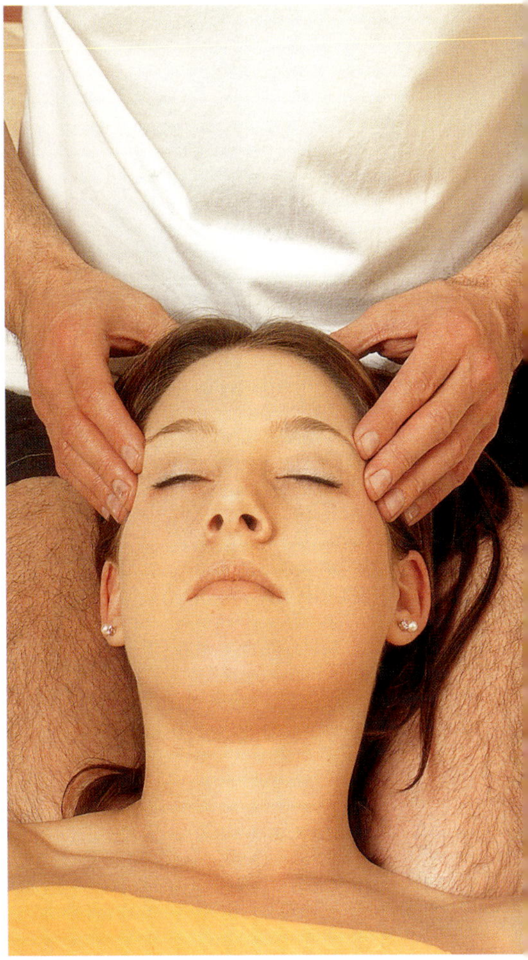

Geben Sie einen Tropfen Ihrer Lieblingsessenz zu Ihrer Massageölmischung, um sexuelle Blockaden zu lösen.

Ein Wort zum Schluss

Nun ist die Reise über den Körper beendet. Sie haben die Freuden der sinnlichen Partnermassage kennen und hoffentlich schätzen gelernt. Sie sollte Harmonie und Vertrauen in Ihrer Partnerschaft gestärkt haben. Vielleicht haben Sie sogar schon eigene Techniken und Stellungen ausprobiert, mit denen Sie die Massage noch angenehmer gestalten können.
Vielleicht hat die erotische Massage auch eine neue Sinnlichkeit in Ihre Partnerschaft gebracht und die Lust aufeinander neu entfacht.

Ein kleiner Tipp zum Schluss: Beschränken Sie die Massage nicht nur auf Ihre Hände. Unglaublich erregend können zum Beispiel zarte Streicheleinheiten mit einer Feder oder mit den Haaren sein. Zärtliche Küsse und sanfte Berührungen steigern die Lust auf die Liebe.
Seien Sie kreativ und intuitiv! Verleihen Sie Ihrer Phantasie Flügel, um sich und Ihrem Partner unvergessliche Stunden zu bereiten.

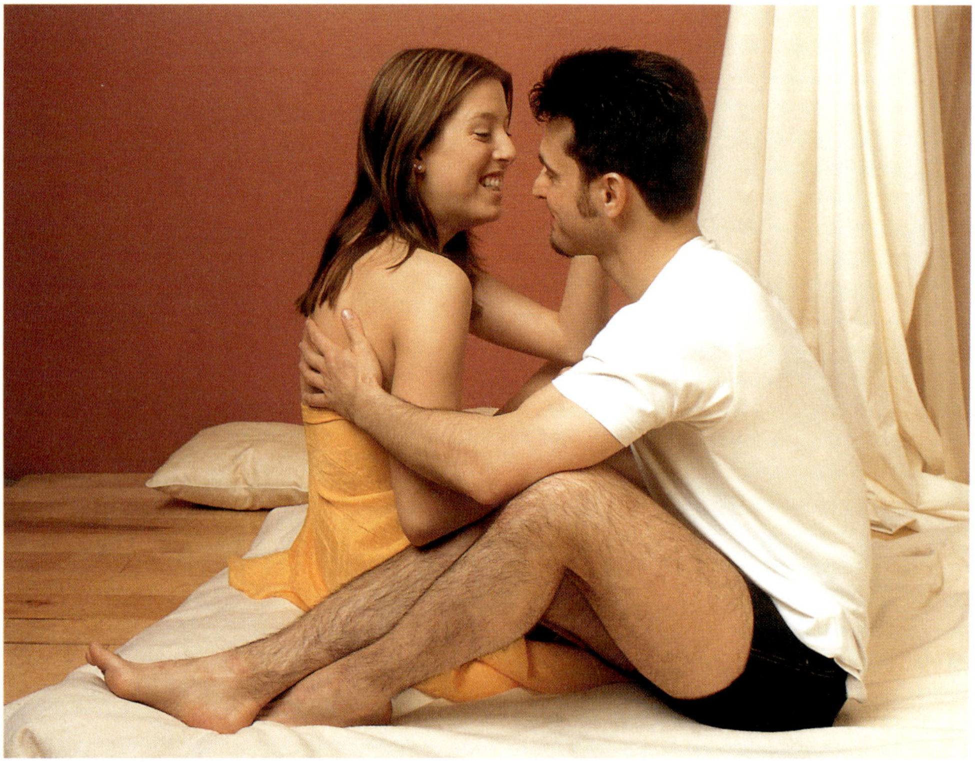

Die sinnliche Partnermassage kann zu einem erotischen Erlebnis für Sie und Ihren Partner werden. Genießen Sie die zärtlichen Berührungen und die Nähe zu Ihrem Partner.

Im Herbst 1999 bzw. Frühjahr 2000 erscheinen im Karl Müller Verlag weitere Bücher zum Thema alternative Behandlungsmethoden:

Aromatherapie (3-86070-846-5)
Handreflexzonenmassage (3-86070-819-8)
Fußreflexzonenmassage (3-86070-818-X)
Klassische Massage (3-86070-847-3)
Tai Chi (3-86070-817-1)

Register

Bildnachweis:
Quarto Publishing, E.T. Archive Seite 7 und 9
ACE Photo Agency Seite 10–11

Vielen Dank den Modellen:
Adam, Paula und Bruno